消化系统急症诊治指南

主　编　汪丽燕　王新红　刘明娜

科学出版社

北　京

内 容 简 介

本书是针对临床工作中遇到的消化系统急症患者，总结其相应疾病诊断、鉴别诊断和治疗方法及流程所编写的一部专著。本书以消化系统急症为切入点，既详细介绍了消化系统常见急症的诊断及治疗流程，又辅以临床典型病例，结合常见病的基础知识进行临床思维解析。本书以流程图、表格的形式展示重点内容，将理论知识与临床实践紧密联系起来，强调实用性，突出重点，增加可读性。

本书通过总结消化系统急症的临床特点，力求帮助临床一线医师对疾病诊治作出快速、正确的决策。对初学者及低年资医师来说，是一本重要的实用指南。

图书在版编目（CIP）数据

消化系统急症诊治指南 / 汪丽燕，王新红，刘明娜主编.—北京：科学出版社，2020.8

ISBN 978-7-03-066003-9

Ⅰ.①消… Ⅱ.①汪… ②王… ③刘… Ⅲ.①消化系统疾病-急性病-诊疗-指南 Ⅳ.①R570.597-62

中国版本图书馆 CIP 数据核字（2020）第 169282 号

责任编辑：丁慧颖/ 责任校对：张小霞

责任印制：肖 兴 / 封面设计：吴朝洪

科学出版社 出版

北京东黄城根北街 16 号

邮政编码：100717

http://www.sciencep.com

北京华宇信诺印刷有限公司印刷

科学出版社发行 各地新华书店经销

*

2020 年 8 月第 一 版 开本：787×1092 1/16

2024 年 9 月第二次印刷 印张：16 1/2

字数：380 000

定价：88.00 元

（如有印装质量问题，我社负责调换）

《消化系统急症诊治指南》编写人员

主　编　汪丽燕　王新红　刘明娜

编　者　（按姓氏笔画排序）

王　爽　王洪岩　王新红　宁丹丹

吕成倩　刘　静　刘明娜　李莞盈

汪丽燕　张　旭　邵　晶　赵　磊

耿欣宇　徐睿玲　崔　琳　褚艳杰

前　言

消化系统是临床上发生急危重症最多的系统之一。消化系统急症的诊治通常给临床医师带来严峻挑战，为了帮助临床医师对这些急症进行成功、有效的紧急诊治，有必要编写一部关于消化系统急症诊治的专著。在消化科临床一线工作中，每日都会遇到急症患者，能否及时、有效地救治，关系到患者的安危。急症的正确诊断和合理治疗至关重要，这不是仅仅通过阅读医学书籍或进行课堂学习就能做到的，而是需要医师临床经验的不断积累和在临床工作中的不断磨练。住院医师、研究生及规培医师等均需要掌握这些消化系统急症的诊断及治疗的相关内容和经验，以增加临床技能，从而更加从容地面对临床紧急或突发情况。

目前，消化系统各类急症的相关诊治指南较多，但缺少对其进行系统地归纳、总结。本书编写人员均为富有临床经验的消化科医师，以消化系统常见急症为框架，包括消化道出血、急性腹痛、意识障碍、发热、黄疸、恶心及呕吐、腹胀、腹泻、便秘。每章以接诊患者入手，将需要掌握的重点知识、疾病的鉴别诊断、相关指南等融会贯通，以图表的形式简单明了地展示，一目了然、通俗易懂。医师可以通过症状、体征等临床表现，迅速查找相关急症的诊治流程及相关内容，有助于在临床诊疗工作中作出快速、正确的决策。本书强调实用性，注重理论联系实际，并且在典型病例中附有病情分析，能很好地锻炼医师的临床思维，更可提高中低年资的消化科及相关科室临床医师发现问题、分析问题及解决问题的能力，使其胜任消化系统急症诊疗的工作。

本书由桂林医学院的汪丽燕和哈尔滨医科大学附属第二医院的王新红、刘明娜主编，哈尔滨医科大学附属第二医院的王爽、王洪岩、宁丹丹、吕成倩、刘静、李莞盈、张旭、邵晶、赵磊、耿欣宇、徐睿玲、崔琳、褚艳杰参与编写。在主编的精心设计、筹备和组织安排下，本着科学、系统、实用、新颖的原则，全体编写人员集思广益共同完成了本书，但难免有疏漏之处，敬请广大读者多提宝贵意见和建议，以便今后进一步完善本书。

汪丽燕　王新红　刘明娜

2020 年 6 月

目　录

第一章　消化道出血 ······ 1
第一节　上消化道出血 ······ 6
第二节　中消化道出血 ······ 15
第三节　下消化道出血 ······ 19
第四节　全身疾病引起的消化道出血 ······ 24
第二章　急性腹痛 ······ 28
第一节　上腹痛 ······ 33
第二节　右上腹痛 ······ 43
第三节　左上腹痛 ······ 48
第四节　中腹痛 ······ 52
第五节　左右侧腹痛 ······ 56
第六节　下腹痛 ······ 61
第七节　左右下腹痛 ······ 64
第三章　意识障碍 ······ 68
第一节　消化系统疾病引起的意识障碍 ······ 71
第二节　神经系统疾病引起的意识障碍 ······ 79
第三节　内分泌系统疾病引起的意识障碍 ······ 83
第四节　心肺系统疾病引起的意识障碍 ······ 87
第五节　水电解质及酸碱平衡紊乱引起的意识障碍 ······ 91
第六节　其他疾病引起的意识障碍 ······ 94
第四章　发热 ······ 100
第一节　感染性发热 ······ 103
第二节　非感染性发热 ······ 115
第五章　黄疸 ······ 121
第一节　肝细胞性黄疸 ······ 124
第二节　胆汁淤积性黄疸 ······ 132

第三节 溶血性黄疸 …… 140
第六章 恶心与呕吐 …… 142
第一节 消化系统疾病引起的恶心与呕吐 …… 144
第二节 神经系统疾病引起的恶心与呕吐 …… 153
第三节 前庭功能障碍性疾病引起的恶心与呕吐 …… 157
第四节 全身性系统疾病引起的恶心与呕吐 …… 158
第七章 腹胀 …… 167
第一节 腹水引起的腹胀 …… 171
第二节 腹内积气引起的腹胀 …… 185
第三节 腹腔包块引起的腹胀 …… 189
第八章 腹泻 …… 203
第一节 急性腹泻 …… 208
第二节 慢性腹泻 …… 213
第九章 便秘 …… 224
第一节 器质性便秘 …… 229
第二节 功能疾病相关性便秘 …… 237
参考文献 …… 244
附录 消化系统常用药物的用法及用量 …… 246

第一章　消化道出血

消化道出血是消化系统最常见的急症之一，短时间内消化道大量出血超过 1000ml 称为消化道大出血，常伴有急性周围循环障碍，死亡率约为 10%。消化道出血最常见的症状是呕血及便血。轻者无明显症状，重者伴头晕、心慌、大汗、一过性意识丧失，甚至休克，危及生命。

一、概述

1. 消化道出血　是指从食管到肛门之间的消化道出血，按照出血部位可分为上、中、下消化道出血。其中，60%～70%的消化道出血源自上消化道，临床表现为呕血及便血等。

（1）呕血是指上消化道（十二指肠悬韧带以上的消化道，包括食管、胃、十二指肠、肝、胆、胰及胃空肠吻合术后的空肠上段）疾病或全身性疾病所致的上消化道出血，血液经口腔呕出，常伴有黑便，严重时可有急性周围循环衰竭的表现。其病因见表 1-1。

（2）便血是指血液经肛门排出。便血颜色可呈鲜红、暗红或黑色。其病因见表 1-2。

消化道出血具有不同的临床表现和特点（表 1-3），其临床表现主要取决于出血量和速度、出血的部位及性质，以及患者的年龄及循环功能的代偿能力。除了呕血、便血，消化道出血临床表现还包括失血性周围循环衰竭、贫血和血象变化及发热与氮质血症等。

表 1-1　呕血的病因

部位	疾病
上消化道疾病	食管疾病；胃及十二指肠疾病；门静脉高压引起的食管胃底静脉曲张破裂或门静脉高压性胃病出血等
上消化道邻近器官或组织的疾病	胆道结石、胆道蛔虫、胆囊癌、胆管癌及壶腹癌出血；急慢性胰腺炎；胰腺癌合并脓肿破裂；主动脉瘤破入上消化道，纵隔肿瘤破入食管等
全身性疾病	血液系统疾病、感染性疾病、结缔组织病、尿毒症、肺源性心脏病、呼吸衰竭等

表 1-2　便血的病因

部位	疾病
下消化道疾病	结肠疾病、直肠肛管疾病、血管病变等
中消化道疾病	小肠疾病
上消化道疾病	与呕血的病因相同，因出血量与速度的不同，可表现为便血的颜色不同
全身性疾病	血液系统疾病、传染病、严重的肝脏疾病、维生素 K 缺乏症、尿毒症等

表 1-3 消化道出血的临床表现和特点

症状及实验室检查	临床表现和特点
黑便	多见于上消化道出血，高位小肠出血及右半结肠出血
便血	多见于中或下消化道出血，上消化道出血量＞1000ml
失血性周围循环衰竭	多见于急性大量出血
血象（血常规）变化	早期无变化，3～4 小时出现贫血，24～72 小时血液稀释到最大限度
发热	部分患者 24 小时内可出现低热，持续 3～5 日后降至正常，其机制可能与循环衰竭、影响体温调节中枢有关
血尿素氮	一般出血后数小时血尿素氮开始升高，24～48 小时达到高峰，3～4 日降至正常，多因循环血容量降低，肾前性肾功能不全所致。由于大量血液蛋白质的消化产物在肠道被吸收，血尿素氮浓度可暂时增高，这称为肠源性氮质血症

二、问诊要点

1. 时间 症状出现的时间，以及是否为第一次出血。

2. 出血量 根据便潜血、黑便及呕血等可估计出血量，详见“知识点”中表 1-5。急性大量出血时可导致失血性周围循环衰竭，如大汗、四肢湿冷、一过性意识丧失甚至昏迷等。

3. 诱因 可由不同诱因引起，如药物、干硬食物、应激等。详细了解诱因对疾病的诊断十分重要，如口服非甾体抗炎药导致的呕血，多可考虑消化性溃疡引起出血；肝硬化的患者进食干硬食物后呕血，多可考虑食管胃底静脉曲张破裂出血；大量饮酒后呕血，多可考虑急性糜烂出血性胃炎；剧烈恶心、呕吐后呕血，需要注意食管贲门黏膜撕裂综合征。

4. 伴随症状 不同的患者可伴随腹痛、肝脾肿大、黄疸、皮肤黏膜出血、里急后重、腹部肿块、发热、全身出血倾向等。详细询问伴随症状有助于疾病的诊断，患者若伴随上腹痛、反酸、烧心等，多考虑消化性溃疡引起的出血；若伴随黄疸、皮肤散在瘀斑等，多考虑肝硬化门静脉高压导致的食管胃底静脉曲张破裂出血。

三、诊治流程

在临床上遇到消化道出血的患者，应该首先重点询问病史（呕血或便血的时间、量、颜色、伴随症状及既往史等），重点查体（生命体征、贫血程度，如结膜是否苍白、巩膜是否黄染等），判断患者是否有消化道出血及病情的轻重缓急。若为消化道出血的重症患者，立即监测生命体征，吸氧，建立静脉通路，给予晶体液和胶体液静脉滴注扩容，止血，必要时输血，并急查血常规、血型、血样、凝血象、肝功能、肾功能、离子、血糖、肝炎系列、梅毒抗体、人类免疫缺陷病毒（HIV）抗体、心肌酶及肌钙蛋白等，然后详细询问病史及查体，以判断可能的病因，给予相应的处理。若为消化道出血的轻症，可详细询问病史及查体，然后给予相应的检查及治疗。诊治流程见图 1-1。

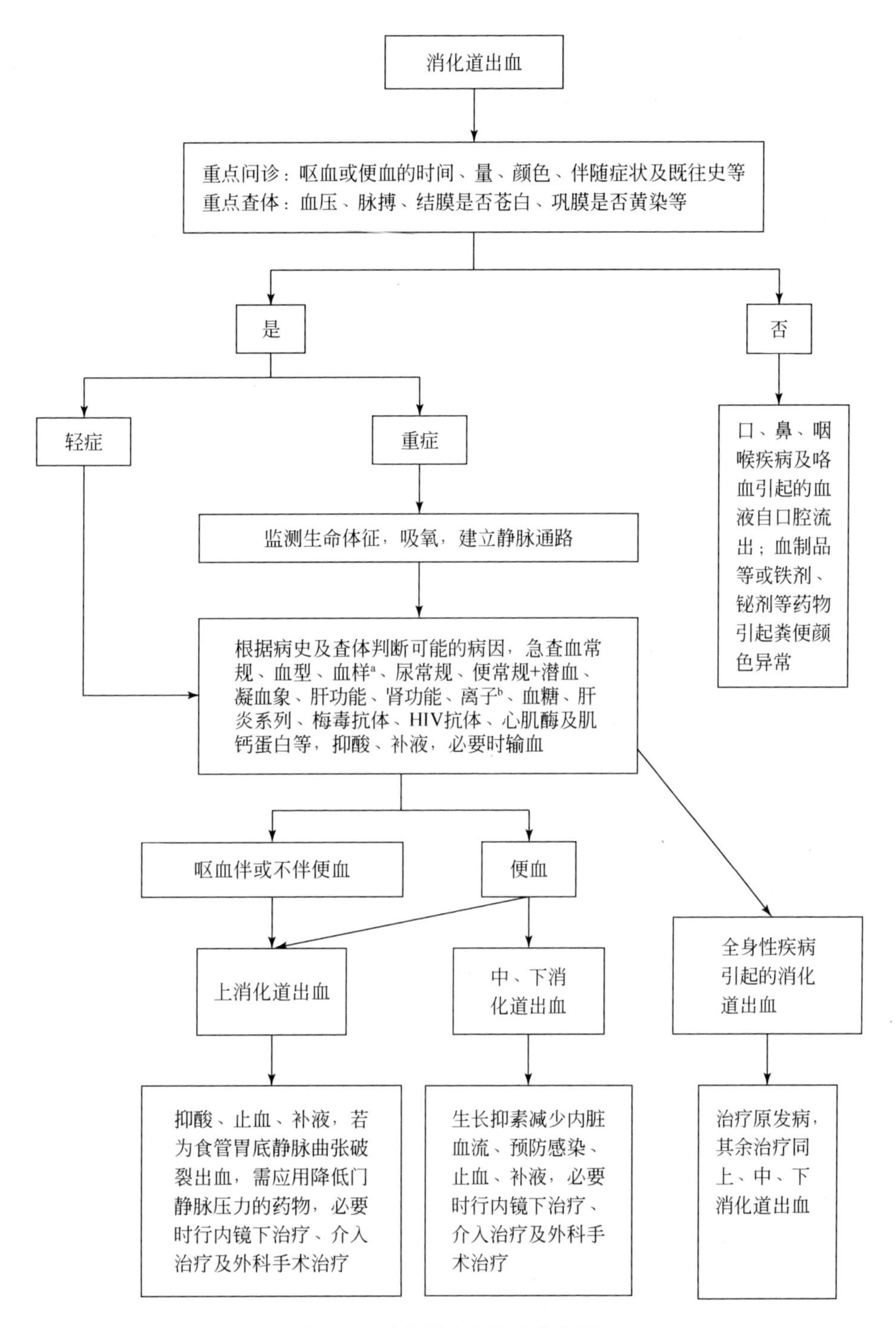

图 1-1　消化道出血的诊治流程

a. 血样（输血时交叉配血用）；b. 离子（通常包括钾、钠、氯、钙、镁、无机磷离子）

［注意］ 如患者静脉采血困难，可只采血常规、血型、备血样本，待扩容后再完善其他采血；食管胃底静脉曲张引起的上消化道出血患者不宜置入胃管；消化道出血患者禁用脂肪乳；中、下消化道出血若由缺血性肠病引起，不宜应用生长抑素及止血药治疗，否则容易加重病情；糖皮质激素及5-氨基水杨酸类药物可用于炎症性肠病导致的中、下消化道出血。

四、知识点

1. 确定消化道出血必须除外消化道以外的因素

（1）鉴别咯血与呕血（表1-4）。

（2）口、鼻、咽喉部出血，需仔细询问病史和专科检查。

（3）食物及药物引起的黑便，如动物血制品、铋剂、铁剂或碳粉等，需详细询问病史后鉴别。

表1-4 咯血与呕血的鉴别

	咯血	呕血
病因	肺结核、支气管扩张、肺炎、支气管肺癌、心脏病等	消化性溃疡、肝硬化、急性胃黏膜病变、胆道出血、胃癌等
出血前症状	咽部痒感、胸闷、咳嗽等	恶心、呕吐、上腹部不适等
出血方式	咯出	呕出，可为喷射状
出血的颜色	鲜红色	暗红色、咖啡色，有时为鲜红色
血中混有物	痰、泡沫	食物残渣、胃液
酸碱反应	碱性	酸性
黑便	无，若咽下血液量较多时可有	有，可为柏油样便，呕血停止后仍可持续数日
出血后痰的性状	常有血痰数日	无痰

2. 消化道出血量的估计 见表1-5。

表1-5 消化道出血量的估计

症状、体征、实验室检查	出血量的估计
粪便潜血（+）	出血量＞5ml/d
黑便	出血量＞50ml/d
呕血	胃内积血量＞250ml
未引起全身症状	一次出血量＜400ml
头晕、乏力、心悸等	一次出血量＞400ml

3. 出现下列情况考虑有活动性出血或再出血

（1）呕血或黑便次数增多，稀便，颜色发红，肠鸣音活跃。

（2）周围循环状态经充分补液及输血后未见明显改善，或好转后又恶化。

（3）血红蛋白浓度、红细胞计数与血细胞比容继续下降。

（4）补液与尿量足够的情况下，血尿素氮持续或再次升高。

4. 输浓缩红细胞的指征

（1）收缩压＜90mmHg，或较基础收缩压降低＞30mmHg。

（2）心率增加（＞120 次/分）。

（3）血红蛋白＜70g/L 或血细胞比容＜25%，输血以使血红蛋白达到 70g/L 左右为宜。

5. 重要的辅助检查　在面临复杂的病因和捉摸不定的出血部位时，病史及体格检查对诊断至关重要。在此基础上，选择恰当的检查方法获得客观证据，才能更高效、准确地完成诊断。

（1）胃镜和结肠镜：是查明上消化道出血和下消化道出血病因、部位和出血情况的首选方法。它不仅能直视病变、取活体标本进行病理检测，而且对于出血病灶可进行及时、准确的止血治疗。内镜检查多主张在出血后 24～48 小时进行，称为急诊内镜（包括胃镜和结肠镜）检查。这是因为急性糜烂出血性胃炎可在短短几日愈合而不留痕迹，而且血管畸形等异常多在活动性出血或近期出血时才被发现。但急诊胃镜和结肠镜检查也存在着一定的风险，需要选择合适的适应证。在检查前需先补充血容量，纠正休克，改善贫血，使用相应药物进行治疗。在体循环相对稳定时，及时进行内镜检查，根据病变特点行内镜下止血治疗，有利于及时逆转病情，减少输血量及缩短住院时间。

（2）胶囊内镜及小肠镜：胶囊内镜是诊断中消化道出血的一线检查方法。十二指肠降段远端小肠病变所致的消化道出血因胃肠镜难以到达，以往是内镜诊断的“盲区”。该检查在出血活动期或稳定期均可进行，对小肠病变诊断阳性率在 60%～70%。如果胶囊内镜发现病变，可进一步用小肠镜从口侧或肛侧进入小肠，进行活体标本检查或内镜治疗，也可直接用小肠镜进行检查。但因小肠镜的操作比较困难且有一定的风险，所以在临床上不像胃肠镜检查那么普遍。

（3）影像学：X 线消化道造影有助于发现食管、胃、十二指肠及肠道憩室、较大的隆起或凹陷样肿瘤，但在急性消化道出血期间不宜选择此检查，原因为其准确率低，可能影响之后的 CT（computed tomography）、内镜、血管造影检查及手术治疗，更重要的是可能会加重消化道出血。腹部 CT 对于有腹部包块、肠梗阻征象的患者有一定的诊断价值。当内镜下不能止血或出血部位及原因不明，估计有消化道动脉性出血时，可行数字减影血管造影（digital subtraction angiography，DSA），但通常出血速率＞0.5ml/min 才有阳性发现。若见造影剂外溢，则是消化道出血最可靠的征象，可立即给予栓塞止血治疗。DSA 栓塞止血治疗后需密切观察病情变化，如怀疑肠管缺血坏死，需请普通外科医师会诊，必要时外科手术治疗。腹部超声、CT、磁共振胰胆管成像（magnetic resonance cholangiopancreatography，MRCP）及内镜下逆行胰胆管造影（endoscopic retrograde cholangiopancreatography，ERCP）有助于了解肝内胆管、胆总管及胰管病变，是诊断胆道出血的常用方法。

（4）手术探查：在临床上，如果遇到消化道大出血的患者，以上各种检查不能明确出血原因，出现持续大出血危及患者生命时，如患者家属能够接受外科手术风险，可行剖腹探查手术。

第一节 上消化道出血

一、概述

上消化道出血（upper gastrointestinal bleeding，UGIB）是指十二指肠悬韧带以上的消化道，包括食管、胃、十二指肠、胆管和胰管等病变引起的出血。上消化道出血最常见的病因是消化性溃疡、食管胃底静脉曲张破裂、急性糜烂出血性胃炎和上消化道肿瘤（图 1-2）。其他病因还包括：①食管疾病，如食管贲门黏膜撕裂综合征、反流性食管炎等；②胃、十二指肠疾病，如息肉、恒径动脉破裂等；③胆道出血；④胰腺疾病累及十二指肠；⑤全身性疾病，如过敏性紫癜、血友病、原发性血小板减少性紫癜、白血病等。

上消化道出血的临床表现包括呕血、便血、失血性周围循环衰竭、贫血和血象变化及发热与氮质血症等。

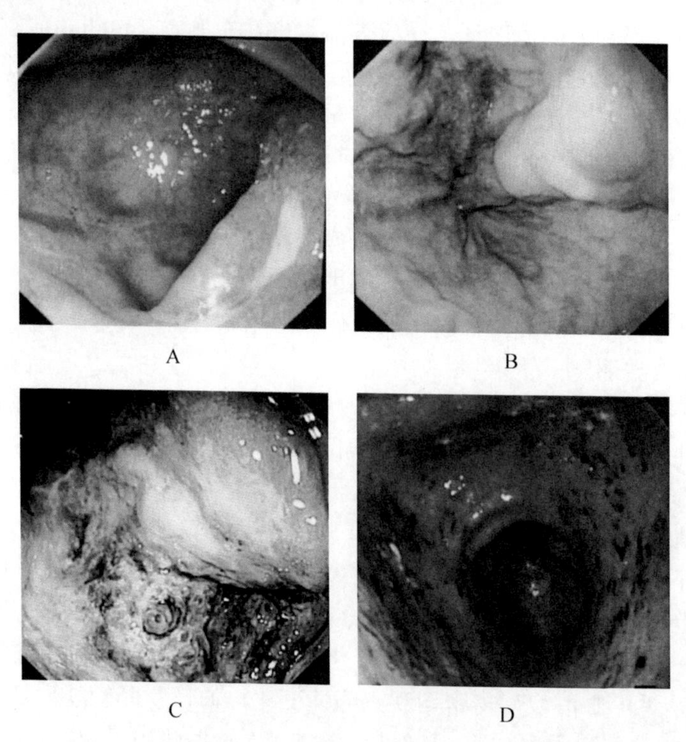

图 1-2 上消化道出血最常见的病因

A. 十二指肠球部溃疡；B. 食管静脉曲张；C. 胃癌；D. 急性糜烂出血性胃炎

二、诊治流程

在临床上遇到上消化道出血的患者，医师需要通过问诊和查体，来判断可能的出血原因。首先需要鉴别是门静脉高压性出血，还是非门静脉高压性出血，然后再逐步寻找病因，并根据具体的病因进行治疗。诊治流程见图 1-3。

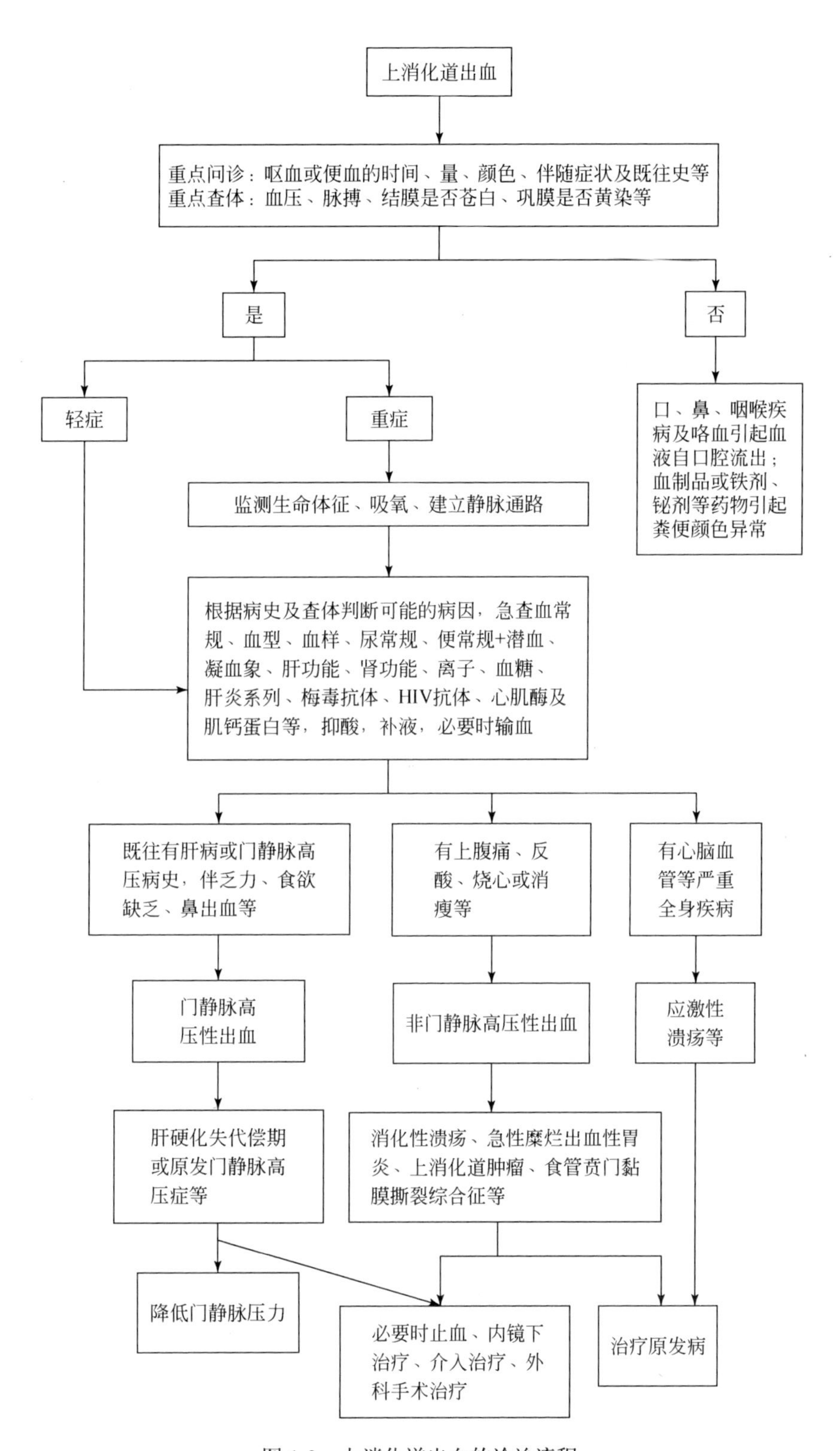

图 1-3　上消化道出血的诊治流程

［注意］ 非门静脉高压性出血若出血不止，可加用生长抑素减少内脏出血，但在指南中不作为常规推荐。虽然常见疾病中的某一种疾病已明确诊断，但不一定是本次出血的原因。例如，在肝硬化门静脉高压症患者中，10%～15%的大出血可能是消化性溃疡所致，20%～30%的大出血可能是由门静脉高压性胃病引起。另外，部分十二指肠溃疡或胃癌患者，因长期口服非甾体抗炎药，临床上常无腹痛症状，多以消化道出血为首发症状，应予以仔细鉴别。如患者在上消化道出血前有剧烈呕吐，应考虑为食管贲门黏膜撕裂综合征（Mallory-Weiss syndrome）。

三、临床推荐处理措施

上消化道出血临床推荐处理措施（包括常用医嘱和治疗方法）见表 1-6～表 1-8 及图 1-4。

表 1-6　上消化道非门静脉高压性出血常用医嘱

消化内科入院常规
一级护理
禁食禁水
必要时吸氧
急查血常规+血型、尿常规、便常规及潜血、凝血象、生化系列、肝炎系列、梅毒抗体、HIV 抗体，必要时查心肌酶、肌钙蛋白及备血样
床旁心电监护
抑酸：0.9%氯化钠溶液 100ml+埃索美拉唑 40mg qd 或 tid 静脉滴注（根据病情调整频次）。危重症患者可用 808 方案（埃索美拉唑首次 80mg，以后 8mg/h 持续静脉滴注，维持 48～72 小时后调为常规用法）
必要时止血：如无禁忌可用血凝酶 1 单位肌内注射和（或）静脉推注；云南白药 0.5g，每日 3 次口服等
必要时补液：0.9%氯化钠注射液、5%葡萄糖注射液、羟乙基淀粉 130/0.4 氯化钠注射液（万汶）、氨基酸等
对症及治疗原发病：如黏膜保护剂等
待病情允许，行胃镜检查，必要时内镜下治疗、介入或外科手术治疗

注：嘱患者卧床休息，监测生命体征。有血栓病史的患者，应用止血药物时要慎重。

表 1-7　上消化道门静脉高压性出血常用医嘱

消化内科入院常规
一级护理
禁食禁水
必要时吸氧
急查血常规+血型、尿常规、便常规及潜血、凝血象、生化系列、肝炎系列、梅毒抗体、HIV 抗体，必要时查心肌酶、肌钙蛋白及备血样
床旁心电监护
抑酸：0.9%氯化钠溶液 100ml+埃索美拉唑 40mg，每日 1～3 次静脉滴注，根据病情调整频次
降低门静脉压力：生长抑素持续 24 小时缓慢静脉滴注，如 0.9%氯化钠注射液 250ml+生长抑素八肽 0.3mg q12h 持续静脉滴注
必要时止血：如无禁忌，可用血凝酶 1 单位肌内注射和（或）静脉推注；云南白药 0.5g，每日 3 次口服等

续表

必要时补液：0.9%氯化钠注射液、5%葡萄糖注射液、羟乙基淀粉130/0.4氯化钠注射液（万汶）、氨基酸等。若有肝性脑病，则不能用复方氨基酸，需用六合氨基酸
对症及治疗原发病：既往有肝病病史患者可应用保肝药物，如血氨升高可用六合氨基酸、门冬氨酸鸟氨酸注射液（雅博司）等
待病情允许，行胃镜、肝胆超声或CT等检查，必要时行内镜下治疗、介入治疗或外科手术治疗

表 1-8　内镜下常用止血方法

止血方法	适用范围
内镜下药物喷洒法	常用的药物有去甲肾上腺素、巴曲酶、凝血酶等。本法适用于较浅的黏膜糜烂面或溃疡面出血，不适用于喷射状的活动性出血
内镜下局部注射法	出血血管周围注入组织胶、肾上腺素、凝血酶等。本法适用于局限性出血病灶，不适用于弥漫性出血灶、广泛的血管畸形、结肠血管发育不良、大而深的胃溃疡和十二指肠球部溃疡
热探头止血法	热探头压迫和凝固血管的方法。本法适用于非静脉曲张性活动性出血及可见血管残端的消化性溃疡、食管贲门黏膜撕裂综合征，不适用于弥漫性黏膜出血、深大溃疡合并或疑似穿孔者
高频电凝止血法	采用高频电流的热效应，止血率达 87%～96%。本法适用于喷射状出血、局限的活动性出血，以及有凝血块或血栓头覆着、裸露的小血管及散在的出血点出血，不适用于出血合并穿孔的消化性溃疡
微波凝固法	微波产生热凝固。本法适用于血管暴露性出血和有血管残端的出血性病灶，不适用于大直径的动脉性出血、深大溃疡合并或疑似穿孔者
放置止血夹法	本法适用于消化性溃疡、急性胃黏膜病变的止血，尤其适用于小动脉出血，不适用于>2mm 动脉性出血、弥漫性黏膜出血
内镜下食管静脉曲张结扎术	本法适用于食管静脉曲张破裂出血
内镜下静脉曲张硬化术	本法适用于食管、胃底静脉曲张破裂出血

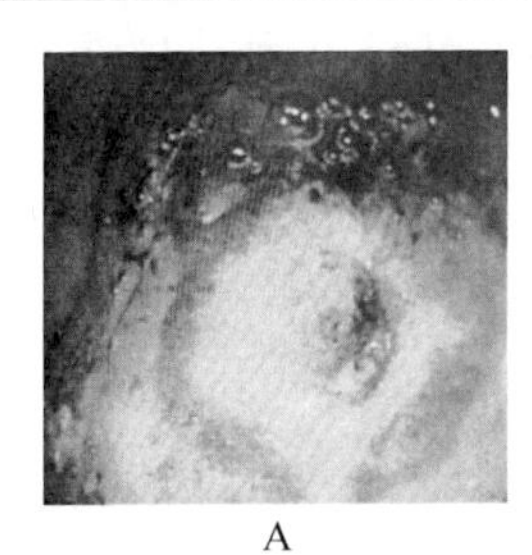
A

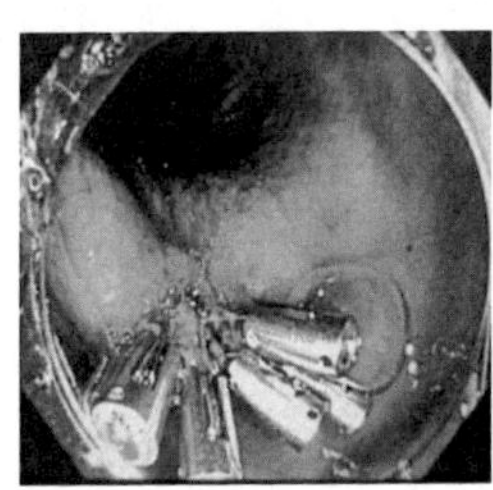
B

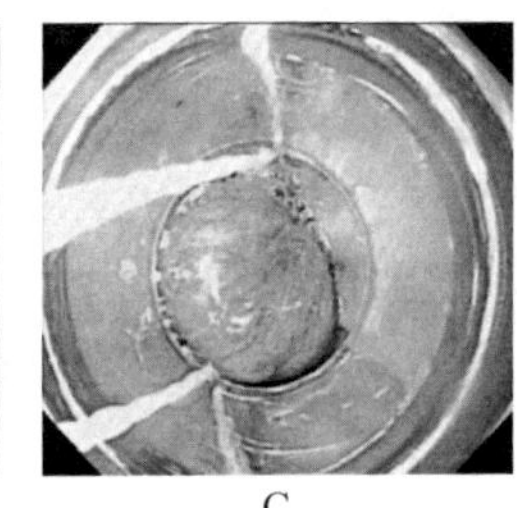
C

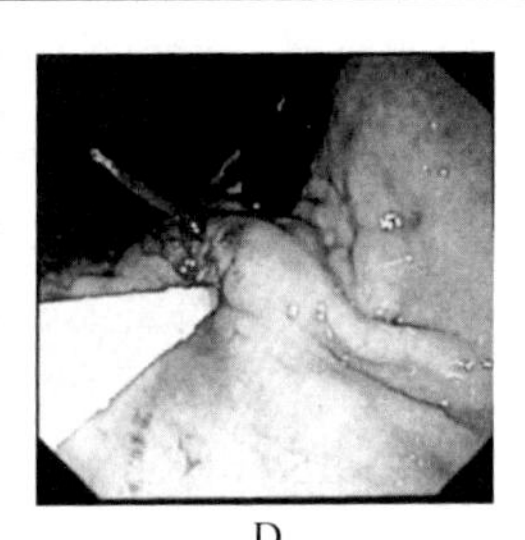
D

图 1-4　内镜下止血方法

A. 高频电凝止血后创面；B. 金属夹钳夹止血；C. 内镜下食管静脉曲张结扎术（endoscopic esophageal variceal ligation，EVL）；D. 内镜下静脉曲张硬化术（endoscopic variceal sclerosis，EVS）

四、常见疾病

（一）消化性溃疡

消化性溃疡包括胃溃疡和十二指肠溃疡。

［病因］　①幽门螺杆菌感染；②非甾体抗炎药；③胃酸和胃蛋白酶；④其他因素，

如吸烟、遗传、急性应激等。

［临床特点］ ①慢性过程、反复发作。②发作具有季节性和周期性，季节交替时好发。③发作时上腹部疼痛具有节律性：胃溃疡为进食后疼痛，十二指肠溃疡为空腹痛和夜间痛。④腹痛可被抑酸剂或抗酸剂缓解。对做过胃部分切除的患者，应考虑有吻合口溃疡的可能。

［临床表现］ ①痛：上腹部间断性疼痛，多为隐痛、胀痛、绞痛等。疼痛多与饮食有关。②酸：伴有反酸、烧心。③其他：嗳气、打嗝、腹胀等。④查体：可无明显体征，严重时上腹部压痛阳性，无反跳痛。

［并发症］ 出血、穿孔、幽门梗阻和癌变。

［主要辅助检查］ 胃镜是诊断本病的首选检查。X 线上消化道造影也有助于诊断本病，但在出血期间不宜进行，以免加重出血。消化性溃疡并发上消化道出血时血常规中可有血红蛋白下降、一过性氮质血症。

［诊断］ 病因+临床表现+辅助检查。

［鉴别诊断］ ①急性胰腺炎：有大量饮酒、暴饮暴食、肥胖或高脂血症等病因；出现持续性上腹剧痛，疼痛向腰背部放射，伴或不伴恶心、呕吐、腹胀等；查体时上腹部压痛呈阳性，有或没有反跳痛；胰腺 CT 及血尿淀粉酶检测有助于鉴别。②急性胆囊炎：有进食油腻食物等诱因；出现持续性右上腹部疼痛，伴或不伴发热、恶心、呕吐、腹胀等；查体时墨菲征阳性；血常规、肝胆脾超声或 CT 检查有助于鉴别。

［治疗］ ①一般治疗：改善饮食规律，戒烟、酒，避免浓茶和咖啡，服用 NSAID 者尽可能停用，避免情绪紧张等。②药物治疗：a. 抑酸，可选用 H_2 受体拮抗剂或质子泵抑制剂，后者抑酸效果更好。b. 胃黏膜保护剂，可选用磷酸铝凝胶、铋剂、复方谷氨酰胺颗粒等，要注意铋剂容易使患者出现黑便，消化道出血时慎用，磷酸铝凝胶易导致便秘，不宜长期使用。c. 根除幽门螺杆菌，可选用四联疗法（质子泵抑制剂和铋剂+2 种抗生素），抗生素可选择克拉霉素、阿莫西林、甲硝唑、左氧氟沙星等。③如有消化性溃疡合并大出血：禁食禁水，抑酸，止血，补液，必要时输血和应用胃黏膜保护剂；如有幽门螺杆菌感染，待出血稳定后需行根除幽门螺杆菌治疗。④外科手术指征：消化道大出血经药物、胃镜及血管介入治疗无效；急性穿孔、慢性穿透溃疡；瘢痕性幽门梗阻，内镜治疗无效；胃溃疡疑似癌变。

（二）肝硬化失代偿期（参考第七章第一节中的“常见疾病”）

［病因］ ①病毒性肝炎：乙型和丙型病毒性肝炎可迁延引起肝硬化，甲型和戊型肝炎为急性肝炎，很少引起肝硬化；②酒精；③胆汁淤积；④循环障碍；⑤药物或化学毒物；⑥免疫疾病；⑦寄生虫感染；⑧遗传和代谢性疾病；⑨营养障碍；⑩原因不明。

［临床表现］ ①肝功能减退：消化吸收不良，如食欲减退、恶心、腹胀等；营养不良，如消瘦、乏力等；黄疸，如皮肤、巩膜黄染，尿色深；出血和贫血，如鼻腔、牙龈出血及皮肤黏膜瘀斑。②门静脉高压：门-体侧支循环开放，如食管胃底静脉曲张、腹壁静脉曲张和痔静脉曲张等，脾大，脾功能亢进，腹水等。

［主要辅助检查］ ①肝胆脾超声或 CT 提示有肝硬化门静脉高压、脾大、腹水；②肝功能测定转氨酶、胆红素及白蛋白异常；③凝血象异常；④胃镜检查示食管胃底静脉曲张；

⑤脾功能亢进时血常规中红细胞、白细胞及血小板计数减少。

［诊断］　病因+临床表现+辅助检查。

［鉴别诊断］　①肝脾肿大：常有血液病、代谢性疾病等，骨髓穿刺和肝穿刺活体标本病理检查有助于鉴别。②原发性肝癌：患者常有肝区疼痛，消瘦等症状，AFP、肝增强CT或肝穿刺活检有助于鉴别诊断。

［治疗］　①一般治疗：注意饮食、休息，支持对症治疗。②药物治疗：保肝药，如水飞蓟宾等；抗病毒治疗；利尿剂，如呋塞米和螺内酯口服，根据尿量调整利尿剂的量，口服利尿剂时注意补钾；补充白蛋白等。③改善凝血功能，凝血酶原时间（PT）活动度低于40%建议输血浆。④食管胃底静脉曲张破裂出血：禁食禁水，止血，抑酸，降低门静脉压，补液，必要时输血和行内镜下诊疗、介入治疗及外科手术治疗。

（三）急性糜烂出血性胃炎

［病因］　与饮酒过度、应用非甾体抗炎药、脏器功能衰竭及机体应激状态等因素有关。

［临床表现］　①黑便、呕血等；②剧烈腹痛。

［主要辅助检查］　①胃镜检查示急性糜烂出血性胃炎；②粪便隐血试验阳性；③合并上消化道出血时血常规中血红蛋白下降。

［诊断］　病因+临床表现+辅助检查。

［鉴别诊断］　①消化性溃疡：慢性过程、反复发作，发作具有季节性和周期性，季节交替时好发，发作时上腹部疼痛具有节律性，胃溃疡为进食后疼痛，十二指肠溃疡为空腹痛和夜间痛，胃镜有助于鉴别。②恒径动脉破裂：突然大呕血为首发症状，也有以黑便为主，反复发生不明原因的上消化道出血，胃镜有助于鉴别。

［治疗］　①禁食禁水，补液，必要时输血。②抑酸：可选用H_2受体拮抗剂或质子泵抑制剂，后者抑酸效果更好。③止血：可用血凝酶、云南白药等。④胃黏膜保护剂：可选用磷酸铝凝胶、铋剂、复方谷氨酰胺颗粒等。要注意铋剂容易使患者出现黑便，消化道出血时慎用，磷酸铝凝胶易导致便秘，不宜长期使用。

（四）上消化道肿瘤

上消化道肿瘤主要包括食管癌和胃癌。

［病因］　①环境和饮食因素：水、土中含硝酸盐过多，微量元素比例失调，经常食用霉变食品、咸菜、腌制或烟熏食品及过多摄入食盐等。②遗传因素：胃癌及食管癌均有明显的家族聚集倾向。③幽门螺杆菌感染：胃癌的发生与幽门螺杆菌感染密切相关。④胃癌的癌前状态：癌前疾病和癌前病变，其中癌前疾病如慢性萎缩性胃炎、胃息肉、胃溃疡和残胃炎；癌前病变如肠型化生和异型增生。

［临床表现］　①胃癌表现为腹痛，食管癌表现为胸痛；②贫血、消瘦；③不思饮食、乏力、恶心、呕吐等消化道症状；④食管癌患者吞咽时有哽噎感；⑤胃癌患者查体时上腹部可触及肿块，有远处淋巴结转移时可触及菲尔绍淋巴结（Virchow lymph node）。

［主要辅助检查］　①胃镜+病理检查可诊断胃癌及食管癌，如胃镜下观察到病变形态高度可疑癌变，但病理结果不支持内镜下诊断，可再次取病理；②部分胃癌患者幽门螺杆菌

检测为阳性；③合并上消化道出血时血常规中血红蛋白下降；④粪便隐血试验阳性。

［诊断］ 病因+临床表现+辅助检查。

［鉴别诊断］ ①胃良性肿瘤：常无腹痛、贫血及消瘦的临床表现，胃镜及病理检查有助于鉴别诊断。②食管良性肿瘤：常无胸痛、贫血及消瘦的临床表现，胃镜及病理检查有助于鉴别诊断。

［治疗］ ①以外科手术治疗和肿瘤科放化疗为主；②如患者一般状态差，不能耐受手术及放化疗，给予对症治疗；③如患者有消化道梗阻，且不能耐受手术及放化疗，可行内镜下支架置入术，以解除消化道梗阻；④如合并消化道出血，应禁食禁水、止血、抑酸、补液，必要时输血和应用胃黏膜保护剂，如有幽门螺杆菌感染，待出血稳定后需行根除幽门螺杆菌治疗，根除幽门螺杆菌的方法详见本节“常见疾病”中的“消化性溃疡”。

（五）食管贲门黏膜撕裂综合征

［病因］ 多数患者是因为腹内压或胃内压骤然增高引起食管贲门黏膜撕裂，故患者消化道出血前常有剧烈呕吐。

［临床表现］ ①首发症状多为频繁恶心、呕吐，呕吐物初为胃内容物，之后出现呕血，这是其特征性症状；②以呕血症状为主，部分患者合并便血，少数患者有腹痛症状。

［主要辅助检查］ ①胃镜检查示食管贲门黏膜撕裂；②消化道出血量较大时血常规中血红蛋白明显下降。

［诊断］ 病因+临床表现+辅助检查。

［鉴别诊断］ ①上消化道肿瘤：常有恶心、呕吐、腹痛及腹胀等消化道症状合并报警症状，如贫血、乏力、消瘦，查体可有腹部压痛或腹部包块，胃镜及病理检查有助于诊断。②消化性溃疡：慢性过程、反复发作，发作具有季节性和周期性，季节交替时好发，发作时上腹部疼痛具有节律性，胃溃疡为进食后疼痛，十二指肠溃疡为空腹痛和夜间痛，胃镜有助于鉴别。

［治疗］ ①禁食禁水；②抑酸，可选用 H_2 受体拮抗剂或质子泵抑制剂，后者抑酸效果更好；③止血，可用血凝酶、云南白药等；④如药物止血不理想，可行急诊内镜下止血治疗。

五、典型病例

病例一 患者，男，56 岁。

主诉：黑便伴头晕、乏力 1 周，呕血 3 小时。

现病史：患者 1 周前无明显诱因出现黑便，每日 2～3 次，呈柏油样，伴头晕、乏力。未给予特殊处置。3 小时前突然出现呕血 1 次，暗红色，量约 500ml，伴一过性意识丧失，为进一步诊治而就诊。

既往史：3 年前因冠心病行冠状动脉支架植入术，长期口服阿司匹林。

查体：T 为 36.3℃，P 为 106 次/分，R 为 20 次/分，BP 为 90/60mmHg，一般状态尚可，神清语明，结膜苍白。心肺无显著异常。腹部平软，肝脾未触及，全腹部无压痛及反跳痛，腹部叩诊呈鼓音，移动性浊音呈阴性，肠鸣音 6 次/分。

辅助检查：血常规检查示血红蛋白浓度为 60g/L。

［问诊和查体要点］

（1）是否因口、鼻、咽喉疾病出血及咯血吞咽而导致黑便？是否因进食血制品等或口服铁剂、铋剂等药物引起黑便？

（2）症状出现前是否有饮食不规律、情绪紧张及吸烟、饮酒史等？

（3）黑便及呕血持续时间、量、颜色以及周围循环情况，如头晕、心悸、有无一过性意识丧失等。是否伴有腹痛、腹胀、恶心等？是否伴有其他症状？

（4）外院诊治经过如何，或是否自行口服药物？

（5）查体时注意有无黄疸、蜘蛛痣？平时的基础血压如何？

［临床思路解析］

（1）患者有呕血及黑便，故考虑上消化道出血。

（2）患者呕血前无剧烈呕吐，故不考虑食管贲门黏膜撕裂；患者无肝病病史，故肝硬化失代偿期导致食管胃底静脉曲张破裂出血可能性小。

（3）因患者既往行冠状动脉支架植入术，长期口服阿司匹林。非甾体抗炎药是引起消化性溃疡的常见病因，故考虑患者为消化性溃疡导致的上消化道出血。

［处理措施］　立即给予静脉采血，急查血常规、血型、血样、凝血象、生化系列、肝炎系列、梅毒抗体、HIV 抗体、心肌酶及肌钙蛋白等，给予吸氧，建立静脉通路，抑酸，止血，补液，必要时输血治疗。待病情允许后进行胃镜检查，必要时行急诊内镜下治疗、介入治疗或外科手术治疗。

病例二　患者，男，25 岁，平素体健。

主诉：间断呕吐 3 小时，呕血 1 小时。

现病史：患者 3 小时前大量饮酒后出现呕吐，呕吐数次，呕吐物为胃内容物，此后出现呕吐鲜血 3 次，总量约 1000ml。伴乏力、头晕、出汗及一过性意识丧失。为进一步诊治而就诊。

既往史：无。

查体：T 为 36.0℃，P 为 110 次/分，R 为 20 次/分，BP 为 80/60mmHg，贫血外观，结膜苍白。心肺无显著异常。腹部平软，肝脾未触及，全腹部无压痛及反跳痛，腹部叩诊呈鼓音，移动性浊音呈阴性，肠鸣音 6 次/分。

辅助检查：血常规检查示血红蛋白浓度为 72g/L。

［问诊和查体要点］

（1）是否因进食血制品引起呕吐，呕吐物是否为鲜红色？

（2）平时是否口服索米痛片、阿司匹林或其他抗凝药？

（3）症状出现前是否有饮食不规律、情绪紧张及吸烟、饮酒史等？

（4）是否伴有便血、腹痛等？是否伴有其他症状？

（5）查体时注意有无肝脾肿大、黄疸、蜘蛛痣？平时的基础血压如何？

［临床思路解析］

（1）患者有呕血，故考虑上消化道出血。

（2）患者呕血前无慢性腹痛病史，故不考虑消化性溃疡；患者无肝病病史，故肝硬化失代偿期导致食管胃底静脉曲张破裂出血的可能性小。

（3）因患者既往无基础疾病及用药史。患者先剧烈呕吐，后出现呕血，故考虑患者为食管贲门黏膜撕裂导致的上消化道出血。

[处理措施] 立即给予静脉采血，急查血常规、血型、血样、凝血象、生化系列、肝炎系列、梅毒抗体、HIV 抗体等，给予吸氧、建立静脉通路，抑酸，止血，补液，必要时输血治疗。如药物止血不理想，可行急诊内镜下止血治疗。

病例三 患者，女，65 岁。

主诉：间断性黑便伴消瘦 1 月余。

现病史：患者 1 个多月前无明显诱因出现间断性黑便，多则每日 2～3 次，黑色稀便，伴消瘦，体重下降约 8kg，伴头晕、乏力，无一过性意识丧失，伴有间断性上腹胀痛，伴恶心、呕吐，呕吐物为咖啡渣样物质，为明确诊治而就诊。

既往史：胃病病史多年。

查体：T 为 36.8℃，P 为 88 次/分，R 为 14 次/分，BP 为 96/66mmHg，贫血外观，结膜苍白。心肺无显著异常。腹部平软，肝脾未触及，左上腹部压痛，无反跳痛及肌紧张，上腹部可触及 4cm×3cm 质硬肿块，腹部叩诊呈鼓音，移动性浊音呈阴性，肠鸣音 3 次/分。

辅助检查：血常规检查示血红蛋白浓度为 80g/L；腹部 CT 示胃占位性病变。

[问诊和查体要点]

（1）是否因吞咽口、鼻、咽喉疾病的出血及咯血导致黑便？是否因进食血制品等或口服铁剂、铋剂等引起黑便？

（2）平时是否口服索米痛片、阿司匹林或其他抗凝药？

（3）食欲情况及其他消化道症状如何？

（4）既往是否行胃镜检查，或是否自行口服药物？

（5）查体时注意有无肝脾肿大、黄疸、蜘蛛痣？平时的基础血压如何？

[临床思路解析]

（1）患者有黑便及呕吐咖啡渣样物质，故考虑上消化道出血。

（2）患者呕血前无剧烈呕吐，故不考虑食管贲门黏膜撕裂；患者无肝病病史，故肝硬化失代偿期导致食管胃底静脉曲张破裂出血可能性小。

（3）因患者体重下降 8kg 且上腹部可触及肿块，腹部 CT 示胃占位性病变。故考虑患者为胃恶性肿瘤导致的上消化道出血。

[处理措施] 立即给予静脉采血，急查血常规、血型、血样、凝血象、生化系列、肝炎系列、梅毒抗体、HIV 抗体、心肌酶及肌钙蛋白、肿瘤标志物等，给予吸氧，建立静脉通路，抑酸，止血，补液，必要时输血治疗。待出血稳定后行胃镜+病理检查，明确诊断后请肿瘤科及普外科会诊。

病例四 患者，男，62 岁。

主诉：间断呕血 3 小时。

现病史：患者 3 小时前无明显诱因出现呕血，为鲜红色，共 5 次，总量约 1000ml，伴头晕、乏力、出汗及一过性意识丧失，未给予特殊处置。为求进一步诊治而就诊。

既往史：慢性乙型病毒性肝炎及肝硬化病史。

查体：T 为 36.3℃，P 为 116 次/分，R 为 14 次/分，BP 为 85/50mmHg，肝病面容，贫血外观，有肝掌及蜘蛛痣，结膜苍白，巩膜黄染。心肺无显著异常。腹部平软，肝未触及，脾脏肋下 3cm 可触及，全腹部无压痛及反跳痛，移动性浊音呈阳性，肠鸣音 6 次/分。

辅助检查：血常规检查示血红蛋白浓度为60g/L；肝胆脾超声示肝硬化，门静脉高压，脾大，腹水。

［问诊和查体要点］

（1）呕血前是否进食了干硬的固体食物？

（2）平时是否口服索米痛片、阿司匹林或其他抗凝药？是否口服抗病毒药物？

（3）是否有吸烟、饮酒史？是否有相关疾病家族史？

（4）是否伴有便血、腹痛等？是否伴有其他症状？

（5）查体时注意有无蜘蛛痣、腹壁静脉曲张及脐疝？平时的基础血压如何？

［临床思路解析］

（1）患者有呕血，故考虑上消化道出血。

（2）患者呕血前无腹痛及消瘦病史，故不考虑上消化道肿瘤；患者呕血前无剧烈呕吐，故不考虑食管贲门黏膜撕裂综合征。

（3）患者既往有慢性乙型病毒性肝炎及肝硬化病史，查体有肝掌及蜘蛛痣，且巩膜黄染，移动性浊音呈阳性。肝胆脾超声示肝硬化，门静脉高压，脾大，腹水。故考虑患者为食管胃底静脉曲张破裂导致的上消化道出血。

［诊治措施］　立即给予静脉采血，急查血常规、血型、血样、凝血象、生化系列、肝炎系列、梅毒抗体、HIV抗体、心肌酶及肌钙蛋白、甲胎蛋白（AFP）等，给予吸氧，建立静脉通路，抑酸，止血，降低门静脉压，补液，保肝，必要时输血治疗。待病情允许后进行胃镜检查，必要时行急诊内镜下治疗、介入或外科手术治疗。

第二节　中消化道出血

一、概述

中消化道出血（mid-gastrointestinal bleeding，MGIB）是指十二指肠悬韧带至回盲部之间的小肠出血。其病因包括克罗恩病、非甾体抗炎类药物损伤、小肠血管畸形、小肠憩室、各种良恶性肿瘤（淋巴瘤、小肠间质瘤、神经内分泌肿瘤、腺癌）、缺血性肠病、肠系膜动脉栓塞、肠套叠及放射性肠炎等。

中消化道出血的主要临床表现为便血、失血性周围循环衰竭、贫血和血象变化及发热与氮质血症等，出血量小时也可表现为黑便，但不会呕血。

二、诊治流程

在临床上遇到中消化道出血的患者，首先进行重点问诊（包括便血的时间、量、颜色等）和重点查体（包括血压、脉搏、结膜是否苍白等），判断患者病情的轻重缓急。若为轻症，可进一步详细询问病史、查体，给予相应的检查及治疗。若为重症，立即给予静脉采血，急查血常规、血型、血样、凝血象、肝功能、肾功能、离子、血糖、肝炎系列、梅毒抗体、HIV抗体、便常规+潜血等，吸氧，建立静脉通路，给予止血，补液，必要时进行输血治疗。待病情允许后，行胃镜及结肠镜检查，除外上、下消化道出血，考虑为中消化道出血，并给予相应治疗。诊治流程见图1-5。

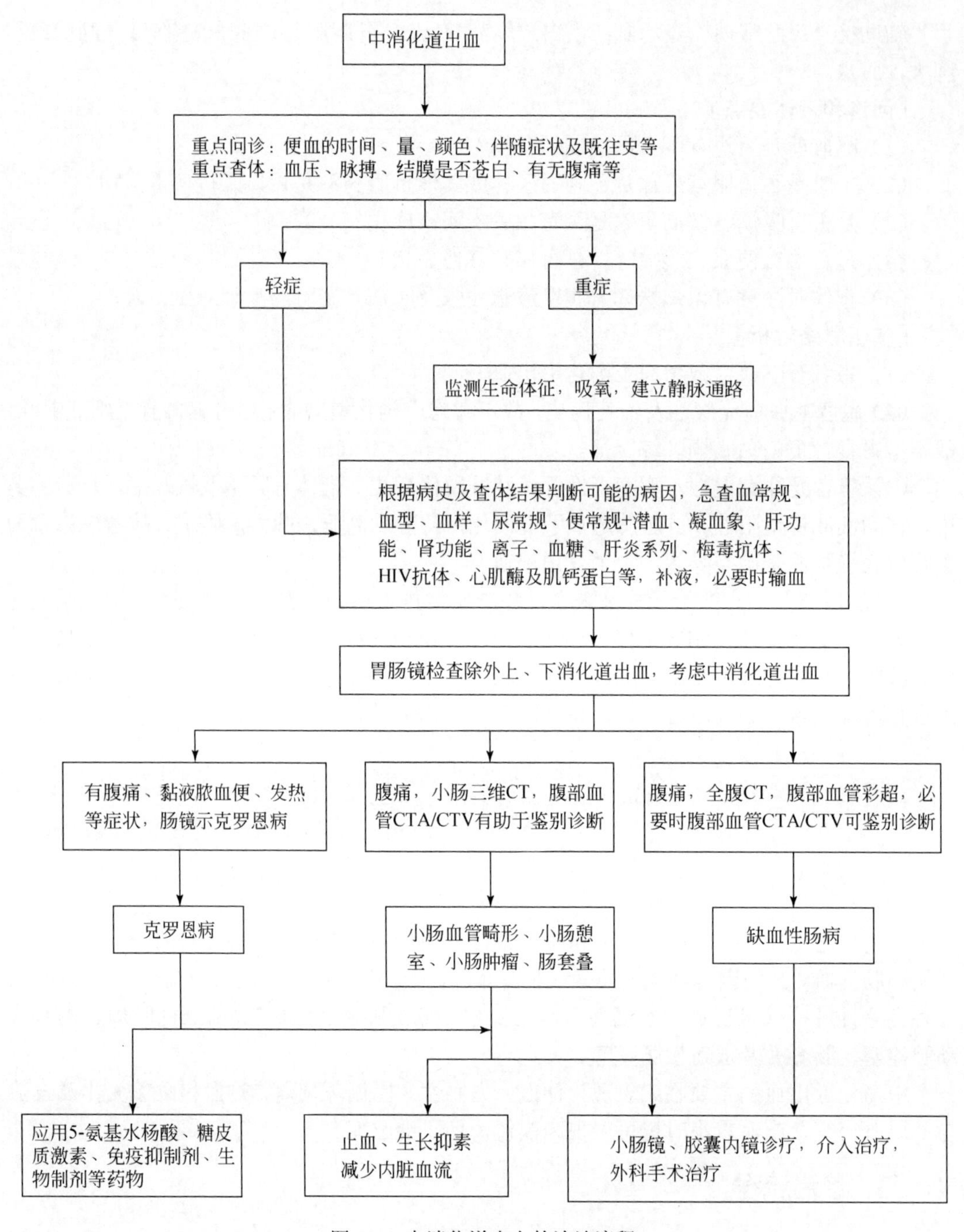

图 1-5 中消化道出血的诊治流程

［注意］ 中消化道出血若由缺血性肠病引起，则应适当应用扩血管药物，不宜应用生长抑素及止血药治疗，否则容易加重病情；中消化道出血若由全身性疾病引起，则需要治疗原发病、补液，必要时行止血、生长抑素治疗。中消化道出血行小肠镜检查，风险及费用高，但小肠镜下可行病理活体标本检查和相应的止血治疗；行胶囊内镜检查，风险及费用低，但容易漏诊一些疾病。

三、临床推荐处理措施

中消化道出血临床推荐处理措施见表 1-9。

表 1-9　中消化道出血常用医嘱

消化内科入院常规
一级护理
禁食禁水
必要时吸氧
急查血常规、血型、血样、凝血象、肝功能、肾功能、离子、血糖、肝炎系列、梅毒抗体、HIV 抗体、心肌酶、肌钙蛋白、尿常规、便常规及潜血
床旁心电监护
必要时止血：如无禁忌，可用血凝酶 1 单位肌内注射和（或）静脉推注；云南白药 0.5g，每日 3 次口服等
必要时补液：0.9%氯化钠注射液、5%葡萄糖注射液、羟乙基淀粉 130/0.4 氯化钠注射液（万汶）、氨基酸等
待病情允许，完善胃镜及肠镜检查排除上、下消化道出血，再行小肠镜或胶囊内镜明确病因，必要时内镜下治疗、介入治疗或外科手术治疗
生长抑素减少内脏血流：生长抑素持续 24 小时缓慢静脉滴注，如 0.9%氯化钠注射液 250ml+生长抑素八肽 0.3mg q12h 持续静脉滴注（缺血性肠病不宜应用）
糖皮质激素和 5-氨基水杨酸：炎症性肠病导致的中消化道出血可用
疏通血管药物：仅用于缺血性肠病导致的中消化道出血

四、常见疾病

克罗恩病、缺血性肠病见第八章第二节“常见疾病”；肠道憩室见本章第三节“常见疾病”。

（一）小肠血管畸形

［病因］　病因不明，可能与后天获得性血管退行性病变、先天性血管发育异常和慢性黏膜缺血有关。

［临床表现］　患者无明显诱因出现便血，当消化道出血量较大时，易出现贫血、休克等。

［主要辅助检查］　小肠镜、胶囊内镜、腹部血管 CTA/CTV 及 DSA 检查等可见小肠血管畸形。

［诊断］　病因+临床表现+辅助检查。

［鉴别诊断］　①小肠肿瘤：常有腹痛、腹部包块等临床表现，腹部 CT、小肠三维重建、胶囊内镜、小肠镜及病理检查等有助于鉴别诊断。②肠套叠：患者常有腹痛、呕吐、便血、腹部包块等临床表现，腹部超声、CT 及钡剂灌肠等有助于鉴别。

［治疗］　禁食禁水，止血，补液，必要时输血，行小肠镜诊疗、介入治疗及外科治疗。

（二）小肠肿瘤

［病因］ 病因不明。

［临床表现］ ①腹痛：如小肠肿瘤导致消化道梗阻时，表现为全腹痛，伴有腹胀、排便、排气减少或消失。②便血：小肠肿瘤破溃或侵犯周围血管可导致消化道出血。③腹部查体时可触及腹部包块等。

［主要辅助检查］ 全腹 CT（必要时腹部增强 CT）、小肠镜、小肠三维重建、胶囊内镜及 X 线钡剂检查等可见小肠肿瘤。注意：如患者小肠肿瘤导致消化道梗阻时，不宜行胶囊内镜及消化道钡剂造影检查。

［诊断］ 病因+临床表现+辅助检查。

［鉴别诊断］ ①小肠血管畸形：患者无明显诱因出现便血，常无腹痛的表现，全腹 CT、小肠镜、胶囊内镜及腹部血管 CTA/CTV 检查等有助于鉴别诊断。②肠套叠：患者常有剧烈腹痛、呕吐、便血等临床表现，腹部超声 CT 及 X 线钡剂检查等有助于鉴别。

［治疗］ 禁食禁水，止血，补液，必要时输血明确诊断后请普外科会诊。

（三）肠套叠

［病因］ ①原发性肠套叠多见于婴幼儿，与肠蠕动节律改变、强烈收缩形成痉挛有关。食物性质突然改变、食物过敏、腹泻等，可能促发肠套叠；②继发性肠套叠多见于成年人，肠壁或肠腔内病变，如创伤、肿瘤、炎症、手术、先天性畸形等，使肠蠕动节律失调，近端肠管将病变连同肠管送入远端肠管。

［临床表现］ ①腹痛：常表现为中腹部剧烈腹痛，排便后腹痛不缓解，伴或不伴呕吐。②便血：肠套叠较重时，肠管缺血坏死时出现。

［主要辅助检查］ 腹部超声、CT 及 X 线钡剂检查等提示肠套叠。

［诊断］ 病因+临床表现+辅助检查。

［鉴别诊断］ ①小肠肿瘤：常有腹痛、腹部包块等临床表现，腹部超声、CT、小肠三维重建、小肠镜、胶囊内镜及 X 线钡剂检查等有助于鉴别诊断。②小肠血管畸形：患者无明显诱因出现便血，小肠镜、胶囊内镜及腹部血管 CTA/CTV 检查等有助于鉴别诊断。

［治疗］ 原发病，如为息肉引起可切除息肉，如为肿瘤引起且分期偏早应行肿瘤根治术等。合并肠梗阻、肠坏死表现的患者应行手术治疗。

五、典型病例

患者，女，71 岁。

主诉：持续性腹痛 4 日，便血 1 日。

现病史：患者 4 日前无明显诱因出现持续性腹部胀痛，上腹部及脐周为重。1 日前便血 1 次，暗红色，总量约 200ml，无黏液及脓，伴头晕、乏力，无一过性意识丧失。

既往史：冠心病及心房颤动病史。

查体：T 为 36.3℃，P 为 110 次/分，R 为 14 次/分，BP 为 110/60mmHg，一般状态尚可，神清语明，结膜苍白。心律不齐。腹部平软，腹部压痛，上腹部、脐周为重，无反跳痛及肌紧张，肝脾未触及，腹部叩诊呈鼓音，移动性浊音呈阴性，肠鸣音6次/分。

辅助检查：血常规检查示血红蛋白浓度为100g/L；腹部血管彩超示肠系膜静脉血栓形成。

[问诊和查体要点]

（1）是否口服抗凝药？

（2）腹痛是否突然出现？排便后腹痛是否缓解？

（3）外院诊治经过，或是否自行口服药物？

（4）本次发病前是否出现过腹痛、便血、排便习惯及性状改变？

[临床思路解析]

（1）患者便伴有暗红色血，故考虑中消化道出血。

（2）患者无消瘦及腹部包块，故不考虑消化道肿瘤；患者无黏液脓血便，故炎症性肠病可能性小。

（3）患者既往有冠心病及心房颤动病史，故考虑患者是否有肠系膜动脉硬化血栓形成或心脏附壁血栓脱落。腹痛同时伴有便血，无黏液脓血便，腹部血管彩超示肠系膜静脉血栓形成，故考虑缺血性肠病导致的消化道出血，给予相应处理。

[处理措施]　立即给予静脉采血，急查血常规、血型、血样、凝血象、肝功能、肾功能、离子、血糖、肝炎系列、梅毒抗体、HIV抗体、心肌酶及肌钙蛋白、肿瘤标志物等，吸氧、建立静脉通路。禁食禁水，补液，行全腹CT、腹部血管彩超检查，必要时可行腹部血管CTA/CTV检查，明确有缺血性肠病后请血管外科会诊指导抗凝治疗，请普通外科会诊评估患者是否因缺血性肠病导致肠管缺血坏死及是否需要外科手术治疗。

第三节　下消化道出血

一、概述

下消化道出血（lower gastrointestinal bleeding，LGIB）是回盲部以下的结直肠出血。其病因包括痔、肛裂、肠息肉、结肠癌、神经内分泌肿瘤、溃疡性结肠炎、缺血性结肠炎、感染性肠炎、肠道憩室、血管病变、肠套叠及放射性肠炎等，其中痔和肛裂最为常见。

下消化道出血的主要临床表现为便血、失血性周围循环衰竭、贫血和血象变化及发热与氮质血症等，这与中消化道出血类似，出血部位越靠下，便血越新鲜。下消化道出血不会出现呕血。

二、诊治流程

在临床上遇到下消化道出血的患者，首先重点问诊（包括便血的时间、量、颜色等），重点查体（血压、脉搏、结膜是否苍白等），判断患者病情的轻重缓急。若为下消化道出血的轻症患者，可进一步详细询问病史、查体，给予相应的检查及治疗。若为下消化道出血的重症患者，立即给予静脉采血，急查血常规、血型、血样、凝血象、肝功能、肾功能、离子、血糖等，吸氧、建立静脉通路，给予止血、补液，必要时输血治疗。诊治流程如图1-6。

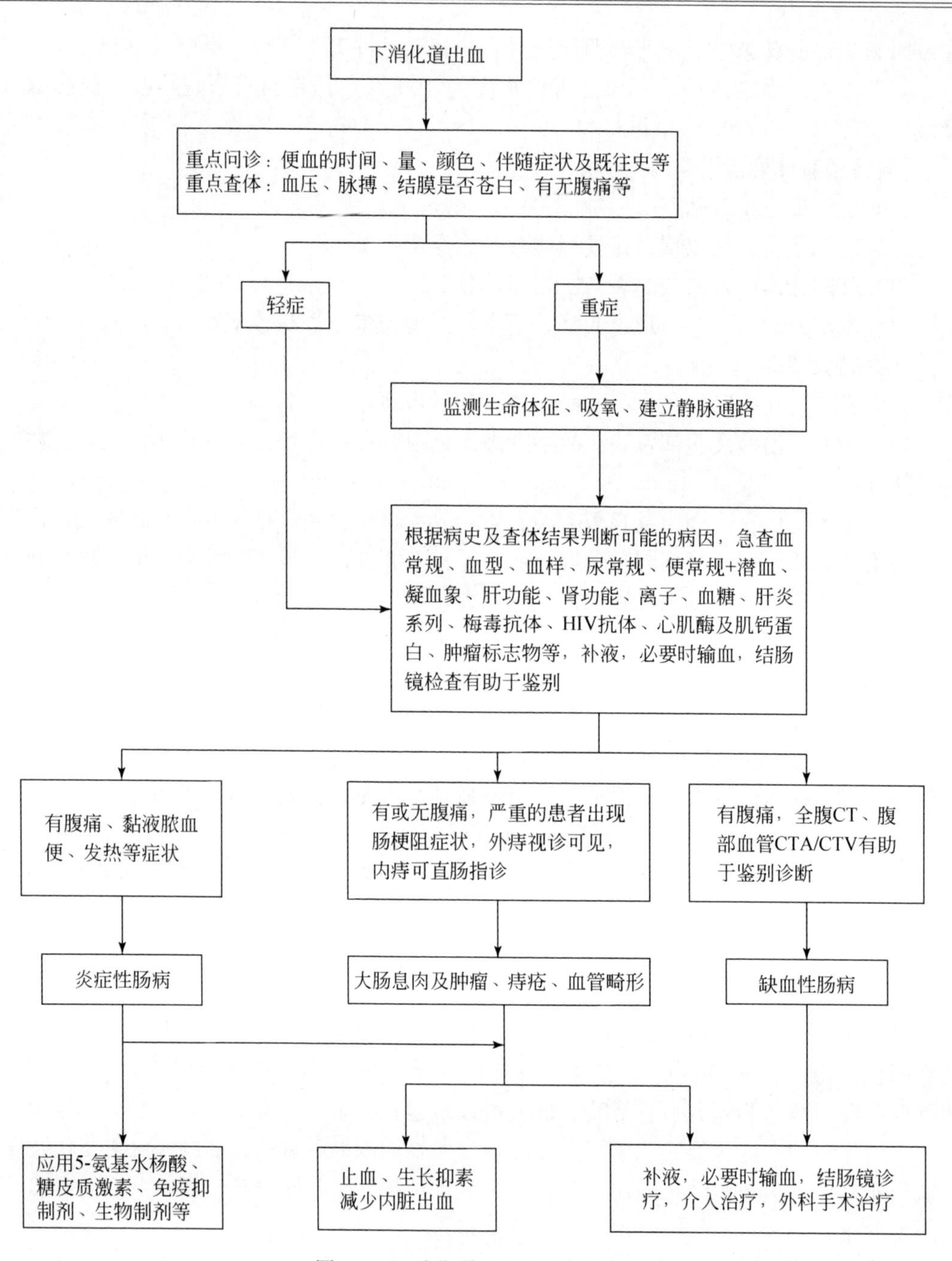

图 1-6 下消化道出血的诊治流程

［注意］ 下消化道出血若由缺血性结肠炎引起，则不宜应用生长抑素及止血药物治疗，否则容易加重病情；痔疮导致的下消化道出血可行肛门填塞；下消化道出血若由过敏性紫癜引起，可用糖皮质激素治疗。

三、临床推荐处理措施

下消化道出血临床推荐处理措施见表 1-10。

表 1-10　下消化道出血常用医嘱

下消化道出血常用医嘱
消化内科入院常规
一级护理
禁食禁水
必要时吸氧
急查血常规、血型、血样、凝血象、肝功能、肾功能、离子、血糖、肝炎系列、梅毒抗体、HIV 抗体、心肌酶、肌钙蛋白、尿常规、便常规及潜血、肿瘤标志物
床旁心电监护
必要时止血：血凝酶 1 单位肌内注射和（或）静脉推注；云南白药 0.5g，每日 3 次口服等
生长抑素减少内脏血流：生长抑素持续 24 小时缓慢静脉滴注，如 0.9%氯化钠注射液 250ml+生长抑素八肽 0.3mg q12h 持续静脉滴注（缺血性肠病不宜应用）
补液：0.9%氯化钠注射液、5%葡萄糖注射液、羟乙基淀粉 130/0.4 氯化钠注射液（万汶）、氨基酸等
糖皮质激素和 5-氨基水杨酸：炎症性肠病导致的下消化道出血可用
疏通血管药物：仅用于缺血性肠病导致的下消化道出血，如银杏叶提取物（舒血宁）
待病情允许，完善结肠镜检查，必要时行内镜下治疗、介入治疗或外科手术治疗

四、常见疾病

结肠癌、炎症性肠病、缺血性肠病详见第八章第二节“常见疾病”。

（一）痔疮

[病因]　痔疮的发生与多种因素有关，肛垫下移和痔静脉曲张是主要的两个因素。

[临床表现]　①间歇便后鲜血：血液附着于大便表面或便后滴血，血液不与粪便混合。②肛门疼痛：内痔合并血栓形成、嵌顿、感染时出现肛门疼痛，伴有坠胀感。

[主要辅助检查]　直肠指检、肛门镜等检查示痔疮。

[诊断]　病因+临床表现+辅助检查。

[鉴别诊断]　①溃疡性结肠炎：患者常有黏液脓血便，伴有腹痛、发热等，结肠镜检查有助于鉴别。②缺血性肠病：患者有腹痛，便血，排便后腹痛不缓解，腹部血管CTA/CTV、结肠镜检查等有助于鉴别。

[治疗]　①一般治疗：注意饮食，忌酒和辛辣刺激性食物，增加纤维性食物，多摄入水果和蔬菜、多饮水，改变不良的排便习惯，保持大便通畅，必要时服用缓泻药，便后清洗肛门。避免久坐久立，睡前坐浴。②药物治疗：应用栓剂、膏剂和洗剂等。③手术治疗：包括外科手术治疗及肠镜下痔静脉套扎或硬化治疗。④出现大量便血时需禁食禁水，止血，补液，必要时输血，如出血较重、患者一般状态差、不能耐受手术治疗时，可先行肛门填塞治疗。

（二）肛裂

[病因]　①与长期便秘，粪便干结有关；②肛门内括约肌痉挛；③解剖缺陷等。

[临床表现]　①肛门疼痛：是肛裂的最主要症状，疼痛的程度和持续的时间预示着

肛裂的轻重。一次典型的肛裂疼痛周期是疼痛-缓解-高峰-缓解-再疼痛。②便血：以排便时滴血或便后纸上带鲜血为主，出血量与裂口的大小及深浅有关。③便秘：很多患者本身就有便秘，一些患者在肛裂后因肛门疼痛而恐惧排便，久而久之粪便更为干硬，便秘又可使肛裂加重，如此往复形成恶性循环。

[主要辅助检查] 肛门视诊、直肠指检、肛门镜等检查。

[诊断] 病因+临床表现+辅助检查。

[鉴别诊断] ①溃疡性结肠炎：患者常有黏液脓血便，伴有腹痛、发热等，结肠镜检查有助于鉴别。②缺血性肠病：患者有腹痛，排便后腹痛不缓解，腹部血管彩超、腹部血管 CTA/CTV、结肠镜检查等有助于鉴别。

[治疗] ①纠正便秘：增加膳食纤维食物，可用润肠通便药物和服用肠道益生菌。②清洁肛门及坐浴。③局部用药：镇痛药，如利多卡因凝胶等；促裂口愈合药，如痔疮膏等；松弛肛门内括约肌药物，如硝酸甘油膏局部涂抹等。④手术治疗等。

（三）肠道憩室

[病因] 病因尚不明确，可能与遗传因素有关。

[临床表现] 大多数患者并无症状，通常在体检时意外发现。当肠道憩室伴有并发症时会出现腹痛、便血等。①憩室炎：局限性腹痛，可呈绞痛、刺痛和钝痛，便血。②憩室穿孔：出现腹膜炎体征，腹部压痛、反跳痛及肌紧张，伴或不伴便血等。

[主要辅助检查] 结肠三维 CT、钡剂灌肠、结肠镜、小肠镜、胶囊内镜等。

[诊断] 病因+临床表现+辅助检查。

[鉴别诊断] ①溃疡性结肠炎：患者常有黏液脓血便，伴有腹痛、发热等，结肠镜检查有助于鉴别。②缺血性肠病：患者有腹痛，排便后腹痛不缓解，腹部血管 CTA/CTV、结肠镜检查等有助于鉴别。

[治疗] ①无症状者可随访；②肠道憩室并发便血需禁食禁水、止血、补液，必要时输血、肠镜诊疗及外科治疗；③肠道憩室并发穿孔需外科手术治疗。

五、典型病例

病例一 患者，男，55 岁。

主诉：间断性腹痛伴黏液脓血便 6 月余。

现病史：患者 6 个月前无明显诱因出现间断性腹部胀痛，左下腹胀痛程度较重，伴黏液脓血便，每日 10 余次，排便后腹痛可缓解，伴头晕、乏力，无一过性意识丧失，伴发热，体温最高达 38℃。

既往史：关节炎病史。

查体：T 为 36.3℃，P 为 90 次/分，R 为 14 次/分，BP 为 100/60mmHg，一般状态尚可，神清语明，结膜苍白。心律不齐。腹部平软，腹部压痛，左下腹压痛程度较重，无反跳痛及肌紧张，肝脾未触及，腹部叩诊呈鼓音，移动性浊音呈阴性，肠鸣音 4 次/分。

辅助检查：血常规检查示血红蛋白浓度为 90g/L；钡剂灌肠检查示肠道黏膜粗乱，颗粒样改变。

［问诊和查体要点］

（1）是否口服抗凝药？

（2）是否有长期腹泻病史？是否曾行结肠镜检查？

（3）外院诊治经过，或是否自行口服药物？

（4）既往如何治疗关节炎？

［临床思路解析］

（1）患者排脓血便，故考虑下消化道出血。

（2）患者无消瘦及腹部包块，故不考虑消化道肿瘤；患者便出的血不是附着于大便表面，亦不是便后滴血，故痔疮可能性小。

（3）长期间断性腹痛同时伴有黏液脓血便，既往有关节炎病史，钡剂灌肠示肠道黏膜粗乱，颗粒样改变，故考虑溃疡性结肠炎。

［处理措施］　立即给予静脉采血，急查血常规、血型、血样、凝血象、肝功能、肾功能、离子、血糖、肝炎系列、梅毒抗体、HIV 抗体、便常规+潜血、肿瘤标志物等，建立静脉通路。禁食禁水，补液，抗炎，必要时给予 5-氨基水杨酸、糖皮质激素、免疫抑制剂、生物制剂等药物治疗。

病例二　患者，男，68 岁。

主诉：间断性腹泻、便血 5 月余。

现病史：患者 5 个月前无明显诱因出现腹泻，每日 5～8 次，不成形，间断便血，为暗红色，伴左下腹痛，排便前发作，便后缓解，上述症状逐渐加重，伴消瘦，体重下降约 8kg，为求明确诊治而就诊。

既往史：结肠息肉病史。

查体：T 为 36.8℃，P 为 88 次/分，R 为 14 次/分，BP 为 110/70mmHg，贫血外观，结膜苍白。心肺无显著异常。腹部平软，肝脾未触及，左下腹部压痛，无反跳痛及肌紧张，左下腹部可触及一包块，大小约 5cm×5cm，质硬，不活动，腹部叩诊呈鼓音，移动性浊音呈阴性，肠鸣音 3 次/分。

辅助检查：血常规检查示血红蛋白浓度为 90g/L；腹部 CT 示结肠占位性病变。

［问诊和查体要点］

（1）是否口服抗凝药？

（2）是否有痔疮病史？大便习惯和性状是否改变？

（3）外院诊治经过，或是否自行口服药物？

（4）有无结肠癌家族史？

［临床思路解析］

（1）患者便伴暗红色血，故考虑下消化道出血。

（2）患者无长期便秘、粪便干结病史，故不考虑肛裂出血；患者无黏液脓血便，故炎症性肠病可能性小。

（3）患者腹痛同时伴便血，查体左下腹部可触及一包块，大小约 5cm×5cm，质硬，不活动，体重下降 8kg，腹部 CT 示结肠占位性病变。故考虑结肠恶性肿瘤导致的下消化道出血。

［处理措施］　立即给予静脉采血，急查血常规、血型、血样、凝血象、肝功能、肾

功能、离子、血糖、肝炎系列、梅毒抗体、HIV 抗体、便常规+潜血、肿瘤标志物等，吸氧、建立静脉通路。止血，补液，必要时输血治疗。待病情允许后结肠镜检查+病理检查，明确诊断后请普外科及肿瘤科会诊。

第四节　全身疾病引起的消化道出血

一、概述

全身疾病引起的消化道出血不具有特异性，可累及部分消化道，也可弥漫于全消化道。常见病因如下。①尿毒症：胃黏膜屏障可被尿素破坏，使 H^+向胃黏膜内弥散，导致胃黏膜糜烂、溃疡形成而引起出血。此外，也可因尿素的中间代谢产物导致毛细血管脆性增加及血小板功能失常而引起出血。②应激性溃疡：见于脑血管意外或其他颅脑病变、严重创伤、烧伤、大手术后、休克、急性呼吸窘迫综合征、阻塞性肺气肿与肺源性心脏病、心力衰竭、肾上腺皮质激素治疗后及心理因素等。③血管性疾病：见于过敏性紫癜、动脉粥样硬化等。④血液病：可见于白血病、血小板减少性紫癜、血友病、弥散性血管内凝血及其他凝血机制障碍等。⑤结缔组织病：见于系统性红斑狼疮、白塞病和结节性多动脉炎等。

二、诊治流程

在临床上遇到消化道出血患者，通过问诊、查体、辅助检查，判断这个患者的病因，是否为全身疾病所致，除了吸氧、建立静脉通路，止血，补液，必要时输血治疗外，更需要治疗原发病。诊治流程见图 1-7。

三、常见疾病

（一）尿毒症

［病因］ 患者常有慢性肾病病史。新陈代谢产物多数从肾排出，当肾功能下降甚至衰竭时，代谢产物无法排出，这类物质非机体所需，会扰乱人体正常代谢。

［临床表现］ 无尿或少尿、水肿、食欲下降、呕吐、消化道出血、贫血、意识障碍。

［主要辅助检查］ 肾功能测定、尿常规、泌尿系超声及肾活体标本病理检查等。

［诊断］ 病因+临床表现+辅助检查。

［鉴别诊断］ ①溃疡性结肠炎：患者常有黏液脓血便，伴有腹痛、发热等，结肠镜检查有助于鉴别。②缺血性肠病：患者有腹痛，排便后腹痛不缓解，肠系膜血管造影、结肠镜检查等有助于鉴别。

［治疗］ 请肾内科会诊治疗原发病，如出现消化道出血，需要进行无肝素透析，禁食禁水，适当补液，可根据患者肾功能情况，给予止血［可用血凝酶 1 单位肌内注射和（或）静脉推注；云南白药 0.5g，每日 3 次口服等］及生长抑素持续 24 小时缓慢静脉滴注（如 0.9%氯化钠注射液 250ml+生长抑素八肽 0.3mg q12h 持续静脉滴注，0.9%生理盐水 250ml+醋酸奥曲肽 0.3mg q12h 持续静脉滴注），必要时输血。

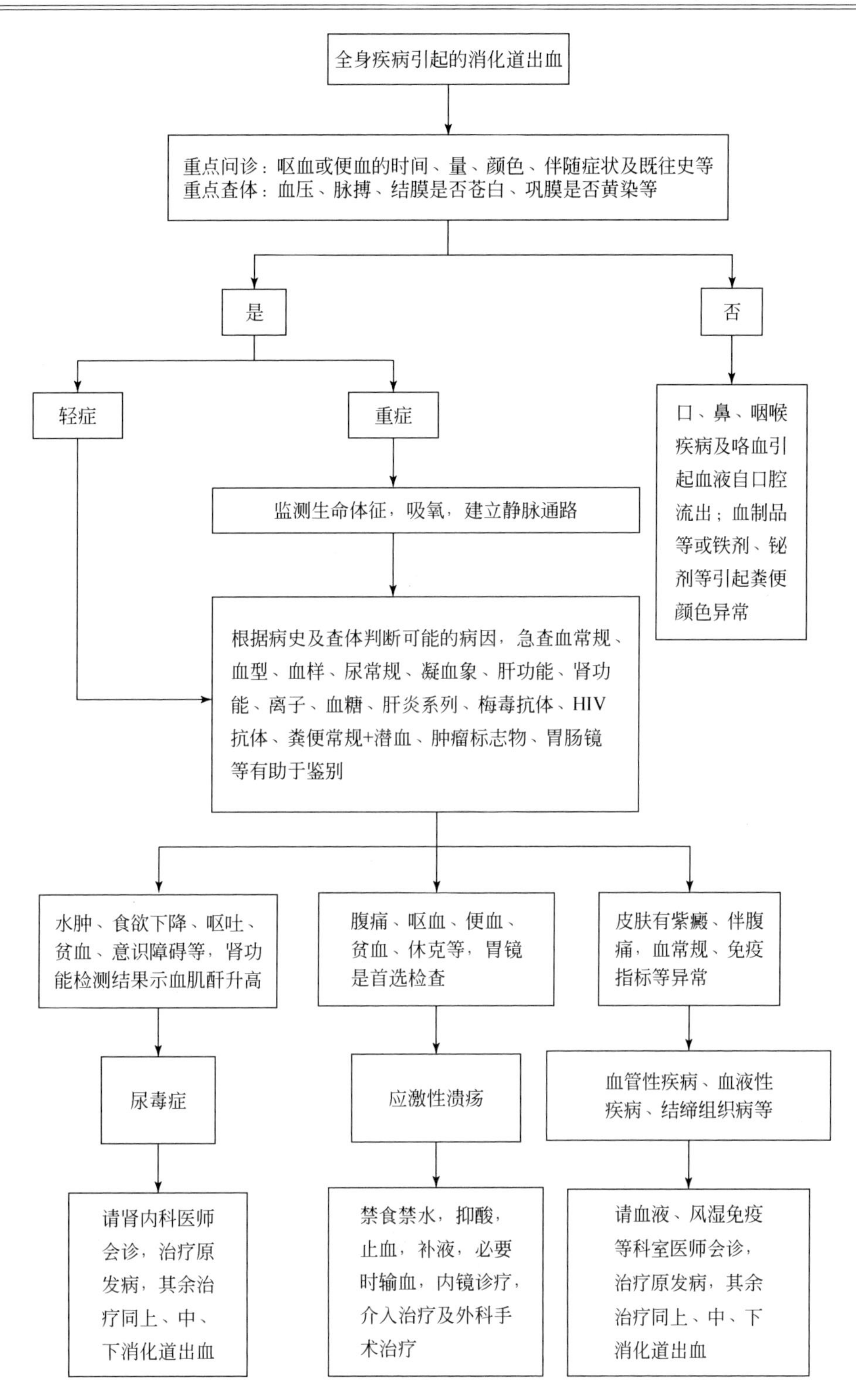

图 1-7 全身疾病引起的消化道出血的诊治流程

（二）应激性溃疡

［病因］ 见于脑血管意外或其他颅脑病变、严重创伤、烧伤、大手术后、休克、急性呼吸窘迫综合征、阻塞性肺气肿与肺源性心脏病、心力衰竭、肾上腺皮质激素治疗后及心理因素等。

［临床表现］ 临床上轻症患者无上腹痛和其他消化道症状，常被忽视。重症患者常表现为呕血和排柏油样便，大出血可导致休克，并发穿孔时可出现腹膜炎体征，压痛、反跳痛及肌紧张。

［主要辅助检查］ 胃镜是诊断本病的首选检查。X 线上消化道造影也有助于诊断本病，但在出血期间不宜进行，以免加重出血。应激性溃疡并发上消化道出血时血常规中血红蛋白下降。便潜血阳性。

［诊断］ 病因+临床表现+辅助检查。

［鉴别诊断］ ①上消化道肿瘤：既往有食欲减退、乏力、恶心、呕吐等消化道症状，伴有消瘦，查体中有时可触及腹部肿块，胃镜有助于鉴别。②恒径动脉破裂：突然大呕血为首发症状，有时也以黑便为主，反复发生不明原因的上消化道出血，胃镜有助于鉴别。

［治疗］ ①禁食禁水，补液，必要时输血。②抑酸。③止血：可用血凝酶、云南白药等。④胃黏膜保护剂：磷酸铝凝胶、铋剂、复方谷氨酰胺颗粒等。⑤胃镜诊疗、介入治疗及外科手术治疗等。

四、典型病例

患者，女，58 岁。

主诉：间断便血 2 日。

现病史：该患者 2 日前无明显诱因出现便血，为暗红色，共 5 次，总量约 800ml，伴头晕、乏力，无一过性意识丧失。

既往史：尿毒症长期透析病史。

查体：T 为 36.3℃，P 为 86 次/分，R 为 14 次/分，BP 为 100/60mmHg，一般状态尚可，神清语明，眼睑水肿，结膜苍白。腹部平软，无反跳痛及肌紧张，肝脾未触及，腹部叩诊呈鼓音，移动性浊音呈阴性，肠鸣音 6 次/分。

辅助检查：血常规检查示血红蛋白浓度为 75g/L；肌酐为 465μmol/L。

［问诊和查体要点］

（1）是否口服抗凝药？

（2）是否有大便习惯或性状改变？有无黏液脓血便？

（3）外院诊治经过，或是否自行口服药物？

（4）透析类型为有肝素透析还是无肝素透析？

［临床思路解析］

（1）患者便伴暗红色血，故考虑下消化道出血。

（2）患者无腹痛、脑血管意外或其他颅脑病变、严重创伤、烧伤、大手术后等病史，故不考虑应激性溃疡；患者皮肤无紫癜、无腹痛，过敏性紫癜可能性小。

（3）患者既往有尿毒症长期透析病史，故考虑尿毒症引起的消化道出血。

［处理措施］　立即给予静脉采血，急查血常规、血型、血样、凝血象、肝功能、肾功能、离子、血糖、肝炎系列、梅毒抗体、HIV 抗体、便常规+潜血、肿瘤标志物等，建立静脉通路。禁食禁水，适当补液，可根据患者肾功能，给予止血［可用血凝酶 1 单位肌内注射和（或）静脉推注，云南白药 0.5g，每日 3 次口服等］及生长抑素持续 24 小时缓慢静脉滴注（如 0.9%氯化钠注射液 250ml+生长抑素八肽 0.3mg q12h 持续静脉滴注，0.9%生理盐水 250ml+醋酸奥曲肽 0.3mg q12h 持续静脉滴注），必要时输血。注意要为患者预约无肝素透析。治疗原则详见本章“常见疾病”。

（宁丹丹　张　旭　赵　磊）

第二章 急性腹痛

急性腹痛（acute abdominal pain）在临床工作中十分常见。临床医师虽然经过了系统、专业的训练，但对于急性腹痛的临床诊疗能力还是存在很大差异。很多医师在临床工作中由于临床经验不足，会造成一些急性腹痛病因诊断的延迟或误诊。本章整理了成人非创伤性急性腹痛的常见疾病，为急性腹痛患者的诊断、治疗提供思路。

由于引起腹痛的病因十分广泛，其发病机制也很复杂，在临床工作中，即便是经过了较长时间的临床训练，且经验丰富的医师想对所有急性腹痛作出快速、准确的诊断也十分困难，所以本章按照腹部九分区方法，结合人体各大系统，对急性腹痛做了总结。

一、概述

急性腹痛是一组起病突然、变化多样、进展快速、病情严重甚至可以危及患者生命的腹部疼痛症状。虽然急性腹痛多数由腹部脏器疾病引起，如肝、胆囊、胰腺、肠管等脏器疾病，但是腹腔外器官疾病和全身性疾病也可引起，如急性心肌梗死、腹主动脉夹层、过敏性禁瘢腹型。

因导致急性腹痛的疾病在初始阶段的临床表现通常不典型，而且随着时间的推移，病情逐渐发展才会表现出明显、特异的症状，所以在疾病早期，准确诊断出急性腹痛病因的难度很大。在临床中接诊一位急性腹痛的患者，首先要进行准确的临床评估，通过详细的问诊、体格检查确定该患者是否为紧急原因导致的腹痛并作出初步诊断。然后再决定必要的辅助检查，获得确定诊断。所以问诊和体格检查至关重要，在平时的工作中要不断积累临床经验。

二、问诊要点

1. 部位 腹痛部位常对疾病诊断有重要提示作用，如上腹痛常见于胃、胰腺、胆管疾病，但需要注意其他疾病导致的上腹牵涉痛，如急性阑尾炎、急性心肌梗死等。

2. 诱因 可由不同诱因引起，腹痛发作可与饮食、环境、活动等有关，如进食油腻或辛辣食物、寒冷、应激、剧烈运动等，详细了解急性腹痛的诱因对疾病的诊断十分重要。例如：进食油腻食物诱发的腹痛，多可考虑胆道系统疾病，如胆囊炎、胆石症等；进食辛辣食物诱发的腹痛，多可考虑胃部疾病，如胃炎、消化性溃疡等；大量饮酒、暴饮暴食引起的腹痛，多可考虑胆胰胃部疾病，如急性胆囊炎、急性胰腺炎、急性胃炎等；活动后加重或缓解的腹痛，多可考虑结石，如胆石症、泌尿系结石等；与月经周期有关的腹痛，多可考虑子宫内膜异位症等。

3. 性质和程度 腹痛性质多样，可为隐痛、钝痛、胀痛、绞痛、刀割样疼痛等。其中，隐痛或钝痛多为内脏性疼痛，由胃肠张力变化或轻度炎症引起；胀痛多为实质性脏器包膜牵张引起；绞痛多为空腔脏器痉挛、扩张或梗阻引起。腹痛剧烈的程度也与疾病有关，如上腹部持续性钝痛或刀割样疼痛呈阵发性加重者，多为急性胰腺炎；中、上腹部间断性隐痛多为慢性胃炎或胃、十二指肠溃疡等。实质脏器病变引起的腹痛，如急性胰腺炎，在查体时患者常表现为拒按，而空腔脏器病变引起的腹痛，如胃炎，在查体时患者常表现为喜按，按压后腹痛可略缓解，但空腔脏器穿孔出现腹膜炎时则表现为拒按。在临床工作中，应该具体问题具体分析。

4. 与体位的关系 腹痛可因体位的不同而加重或缓解。如胰腺癌患者仰卧位时疼痛加重，前倾位或俯卧位时减轻；肠系膜上动脉压迫综合征（superior mesenteric artery syndrome，SMAS）患者腹痛可于胸膝位或俯卧位时缓解。

5. 与进食的关系 一般认为，由消化系统疾病导致的腹痛，患者进食会受到影响，尤其是肝胆系统疾病，既“不想吃”也“不能吃”。此外，腹胀、梗阻等原因，进食后会导致原有症状加重，因此患者也会出现食欲减退、进食量减少。而其他系统通常不影响食欲。在临床中，如果患者腹痛明显，但其食欲良好、消化能力不受影响，则要考虑非消化系统疾病导致腹痛的可能性大。某些疾病引起的腹痛与进食时间明显相关，如胃溃疡及胆胰疾病多为进食后疼痛；十二指肠溃疡多为空腹痛、夜间痛。

6. 伴随症状 腹痛可伴有恶心、呕吐、发热、寒战、黄疸、休克、排气及排便停止、呼吸困难、血尿等许多症状可根据这些伴随症状进行初步鉴别诊断。如腹痛伴黄疸，可能与肝胆胰疾病有关，也可见于急性溶血性贫血；腹痛伴发热、寒战，考虑有炎症存在，见于急性胆道感染、胆囊炎、肝脓肿等；腹痛伴腹泻，考虑消化吸收障碍或肠道炎症、溃疡或肿瘤等；腹痛伴血尿，考虑可能为泌尿系结石或炎症。

三、诊治流程

临床工作中接诊急性腹痛患者时，首先要进行重点问诊（腹痛部位、性质、诱因、发作时间、体位、加重缓解因素、伴随症状、既往疾病等）及查体（腹部是否有压痛、反跳痛、腹肌紧张，肺肝界是否存在等），评估患者的一般状态，区分是否存在急腹症。尤其注意腹部体征与症状严重程度是否相符，因为一些腹痛症状与体征不符合的疾病，可能为血管源性疾病，如腹主动脉夹层、肠系膜动脉栓塞等，这些急症病情凶险，可随时导致患者出现感染性休克、猝死等情况。迅速为患者测量双上肢血压，视患者情况测指尖血糖，做心电图等必要的辅助检查。为了更好地掌握腹部各分区的常见疾病，熟练掌握腹部各分区的脏器分布至关重要。腹部各区脏器及特殊疾病见表 2-1。

评估患者的一般状态，包括生命体征、气道、呼吸、循环和意识等情况。如果患者为急危重症，应该紧急处理，包括气道保护或吸氧治疗、建立静脉通路、进行紧急检查及治疗等。如腹痛患者疑似有急腹症，如消化道穿孔、急性阑尾炎、急性胆囊炎等，需要立即联系外科协助诊治，以防止病情加重及出现其他危及患者生命的并发症。此时应紧急静脉采血，建立静脉通路，抗炎，补液，必要时行胃肠减压治疗，完善腹部立位 X 线片、腹部超声或 CT 等检查以明确诊断。腹部立位 X 线片可排查消化道穿孔及肠梗阻；腹部超声检查可评估腹腔实质性脏器病变及腹腔渗出情况，但肠管疾病引起腹痛的患者，腹胀多十分明显，肠管内大量积气，使腹部超声检查受到腹腔气体影响，难于仔细观察。排除急腹症后，根据问诊及查体获取的信息，结合表 2-1 腹部各区脏器及特殊疾病，考虑疾病的病因，选择合适的实验室检查及腹部影像学检查以明确诊断。诊治流程见图 2-1。

表 2-1　腹部各区脏器及特殊疾病

部位	脏器	该部位特殊疾病	累及部位特殊疾病
上腹部	胃、肝左叶、十二指肠、胰头、胰体、横结肠、腹主动脉、大网膜	食管裂孔疝疝囊嵌顿、胆石症、早期急性阑尾炎、急性心肌梗死、心绞痛、心包炎、泌尿系结石	急性腹膜炎、肠系膜脂膜炎、糖尿病酮症酸中毒、血管炎、腹型癫痫
右上腹部	肝右叶、胆囊、结肠肝曲、右肾、右肾上腺	右下肺及胸膜炎、肺癌、肺栓塞、右侧气胸、肋骨骨折、肋软骨炎、带状疱疹	
左上腹部	脾、胃、结肠脾曲、胰尾、左肾、左肾上腺	急性心肌梗死、心绞痛、心包炎、主动脉夹层、主动脉瘤、左下肺及胸膜炎、肺癌、肺栓塞、左侧气胸、肋骨骨折、肋软骨炎、带状疱疹	
中腹部	下垂的胃、肠管、肠系膜及淋巴结、输尿管、腹主动脉、大网膜	早期急性阑尾炎、肠系膜上动脉压迫综合征	
左右侧腹部	肠管、肾、输尿管	脊柱疾病、神经根炎	
下腹部	肠管、输尿管、膀胱、子宫	—	
左右下腹部	肠管、阑尾、泌尿生殖系统	—	

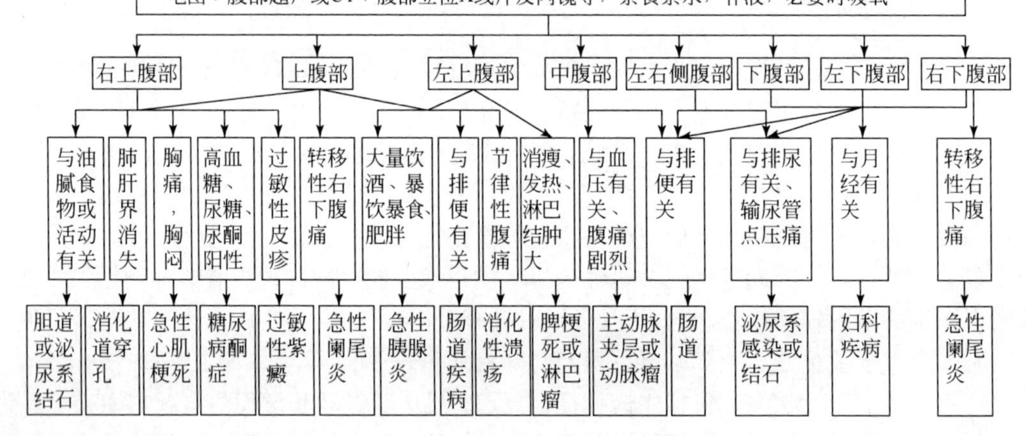

图 2-1　急性腹痛的诊治流程

图中为各部位疼痛常见疾病。还有一些特殊情况，如糖尿病酮症酸中毒与过敏性紫癜可见全腹痛，常见上腹痛；消化道穿孔与消化道肿瘤根据原发病部位会导致相应分区腹痛

本章按照腹部分区对急性腹痛的诊断与治疗进行详细描述，并将人体各系统所致急性腹痛的病因与之结合，使诊疗思路更加清晰。值得注意的是，在临床工作中有可能遇到脏器完全转位的患者，虽然很少见，但一定要警惕。

四、知识点

（一）按引起腹痛的器官分类

引起急性腹痛的常见器官有空腔脏器、实质脏器、血管。

1. 空腔脏器来源的急性腹痛

（1）炎症：急性阑尾炎、急性胆管炎、急性胆囊炎等。

（2）出血：消化道出血、女性异位妊娠破裂出血等。

（3）解剖结构改变：①穿孔。消化性溃疡穿孔、阑尾穿孔、胃恶性肿瘤或结直肠恶性肿瘤穿孔、肠管壁缺血坏死后穿孔等。②梗阻。幽门梗阻、小肠恶性肿瘤导致的梗阻、肠扭转、肠套叠，胃肠道占位引起的梗阻、炎症性肠病导致的梗阻、输尿管梗阻等。

2. 实质脏器来源的急性腹痛

（1）炎症：急性胰腺炎、急性肝炎等。

（2）破裂：肝癌结节破裂出血等。

3. 血管来源的急性腹痛

（1）心脏、大血管来源：急性心肌梗死、主动脉夹层、主动脉瘤、心脏压塞等。

（2）其他血管来源：肠系膜血管血栓形成或栓塞等。

腹痛时也应警惕神经、肌肉、骨骼引起的疼痛，如带状疱疹导致腹壁疼痛，起病初期患者腹壁皮肤完好，无疱疹，而患者却有明确的腹痛主诉；肋软骨炎也容易使患者自觉腹痛等。

（二）腹痛按发生机制分类

腹痛按发生机制可分为三类：内脏性疼痛、躯体性疼痛、牵涉痛。

1. 内脏性疼痛 是腹腔内某器官如肝、胆囊的痛觉信号由交感神经传入脊髓所致。

其疼痛特点为：①疼痛部位定位不准确，接近腹中线；②疼痛感觉模糊，多为痉挛、不适、钝痛、烧灼痛；③常伴有恶心、呕吐、出汗等其他自主神经兴奋表现。

2. 躯体性疼痛 是由来自壁腹膜及腹壁的痛觉信号，反射到相应的脊髓节段所支配的皮肤引起的。

其疼痛特点：①定位明确，可在腹部一侧；②程度剧烈且持续；③可有局部腹肌强直；④腹痛可因咳嗽、体位改变而加重。

3. 牵涉痛 是指内脏性疼痛牵涉到身体的体表部位，即内脏痛觉信号传至相应脊髓节段，引起该节段支配的体表部位疼痛。

其疼痛特点：①定位准确；②疼痛剧烈；③有压痛、肌紧张及感觉过敏等。

（三）腹痛的病理性原因

1. 炎症 脏器炎症发生病理学改变，引起腹痛。感染性炎症如急性腹膜炎的腹腔感染，非感染性炎症如急性胰腺炎早期的化学性炎症。

2. 肿瘤 肿瘤肿大导致梗阻或侵及被膜，从而引起压迫性神经疼痛；肿瘤自身分泌的内分泌活性物质等也可引起全身改变。

3. 解剖结构改变　后天脏器扭转、破裂、梗阻等导致的解剖结构改变；脏器的缺血、坏死等。

4. 全身代谢性疾病　内分泌系统及肾脏系统等疾病导致的全身性改变。

（四）重要的辅助检查

1. 血常规　白细胞计数及分类变化有助于评估感染，血红蛋白有助于评估贫血程度等。

2. 心电图　临床应用快速、简便。初步判断有无心血管系统急性疾病。

3. 超声　推荐用于急性腹痛患者的病因筛查，尤其在怀疑有主动脉瘤破裂、急性胆囊炎时。在妊娠妇女或儿童等不适宜接受放射线暴露的人群中更为推荐。

4. 腹部 CT　排除急性心肌梗死后，推荐用于绝大多数急性腹痛患者，敏感性可达90%。可提示腹腔炎症、占位、脏器扭转等情况，是急性腹痛的常用辅助检查。

（五）腹腔诊断性穿刺的重要性

如果急性腹痛患者的腹部查体发现移动性浊音呈阳性，则尽量为患者行腹腔诊断性穿刺术，抽取腹水，观察腹水的颜色，化验腹水的性质。这对于一些典型病例的诊断有重要临床意义，详见第七章第一节。相较于患者腹腔穿刺可能发生的并发症与急性腹痛的危险性结局，其临床获益要远大于风险，可快速直观明确腹水的性质，快速指导急性腹痛的病因推断。如腹腔抽出不凝血提示腹腔出血；腹腔抽出脓性物提示感染；腹腔抽出粪臭样物提示穿孔；腹腔抽出血性积液提示恶性或结核性腹水；腹腔抽出咖啡渣样液体提示脏器坏死等。

（六）腹部常见压痛点

1. 胆囊压痛点　右侧锁骨中线与肋缘交界处，压痛标志胆囊病变。

2. 麦氏点（McBurney point）　脐与右侧髂前上棘连线中、外 1/3 处，标志阑尾病变。

3. 上输尿管点　脐水平线腹直肌外缘，压痛标志尿路有炎症或其他疾病。

4. 中输尿管点　髂前上棘水平腹直肌外缘，相当于输尿管第二狭窄处，压痛标志尿路有炎症或其他疾病。

5. 肋脊点　背部第 12 肋骨与脊柱的交角（肋脊角）的顶点，压痛标志肾炎症性疾病。

6. 肋腰点　背部第 12 肋骨与腰肌外缘的交角（肋腰角）顶点，压痛标志肾炎症性疾病。

7. 季肋点（前肾点）　第 10 肋骨前端，右侧位置稍低，相当于肾盂位置，压痛标志肾部疾病。

（七）腹膜刺激征和墨菲征

腹膜炎患者常有腹肌紧张、压痛与反跳痛，称腹膜刺激征（peritoneal irritation sign），也称腹膜炎三联征。

医师用左手掌平放于患者右胸下部，以拇指指腹勾压于右肋下胆囊点处，嘱患者缓慢深吸气，在吸气过程中发炎的胆囊下移时碰到用力按压的拇指，即可引起疼痛，此为胆囊触痛，如因剧烈疼痛而致吸气中止称墨菲征（Murphy sign）阳性。

第一节 上 腹 痛

一、概述

按照腹部九分区方法，位于上腹部的脏器包括胃、十二指肠、胰腺、肝胆管、横结肠、腹主动脉等，所以急性上腹痛常见的疾病包括急性胃炎、胃癌、消化性溃疡、急性胰腺炎、胰腺肿瘤、肠梗阻、缺血性肠病、炎症性肠病、主动脉夹层、主动脉瘤等。

除上腹部脏器疾病引起的上腹痛以外，其他部位脏器疾病也可引起上腹痛，如食管裂孔疝的疝囊嵌顿、胆石症、早期急性阑尾炎、心包炎、急性心肌梗死、心绞痛、泌尿系结石、糖尿病酮症酸中毒、过敏性紫癜等。近年来，心血管系统疾病的发病年龄越来越趋于年轻化，病情也趋于复杂化，不典型的心血管系统疾病常以腹痛为首发症状，且病情进展迅速，危重情况时常发生。如果临床医师经验不足，经常会造成临床诊断延误，丧失抢救的黄金时机。所以在接诊急性上腹痛患者时，需要着重询问患者既往有无心血管系统疾病，如高血压、冠状动脉粥样硬化、心绞痛等，可急查心肌酶、肌钙蛋白及心电图等，以除外心血管系统疾病。

上腹痛的凶险病因包括急性胰腺炎、胆石症、消化道穿孔、急性心肌梗死、主动脉夹层、主动脉瘤等，这些急重症需要尽快确诊并给予紧急处理。

二、诊治流程

在临床工作中遇到急性上腹痛的患者，通过重点问诊及查体，首先区分患者腹痛是否为急危重症，然后给予相应处理。问诊时除了注意急性腹痛通用的问诊要点，还要注意上腹部的脏器（如胃、胰腺、胆道、横结肠、腹主动脉等）及其他特殊脏器（如心脏、阑尾、泌尿系等）的情况，并注意查体，判断可能的腹痛原因。逐步完善相关实验室检查及影像学检查，从而确定诊断，进行相应治疗。诊治流程见图 2-2。

［注意］ 虽然消化系统疾病引起的腹痛最常见，也不要忽视其他系统疾病引起的腹痛。如果患者有情绪激动、寒冷刺激等诱因，且既往有心血管疾病史，本次腹痛症状严重，但体征不典型，首先要考虑是否为心脏及血管疾病导致的腹痛。若心电图、心肌酶及肌钙蛋白的检测结果异常，则考虑为急性心肌梗死导致的腹痛，需心内科协助进行后续积极治疗；若考虑为主动脉夹层或肠系膜血管栓塞导致的腹痛，应行 CT 血管造影（CT angiography，CTA），需心外科和（或）血管外科进行相应治疗。另外，消化系统疾病引起的腹痛，要注意病情变化。如果患者既往有消化系统疾病史，如消化性溃疡等，本次突然起病，查体时发现腹肌紧张、压痛、反跳痛阳性，腹膜炎体征，需警惕是否有消化道穿孔，查体时尤其要注意肺肝界是否存在。如果叩诊肺肝界存在，应与急性胰腺炎等导致腹痛的疾病进行鉴别，需选择性行腹部立位 X 线片、腹部 CT、血尿淀粉酶等检查以确诊。

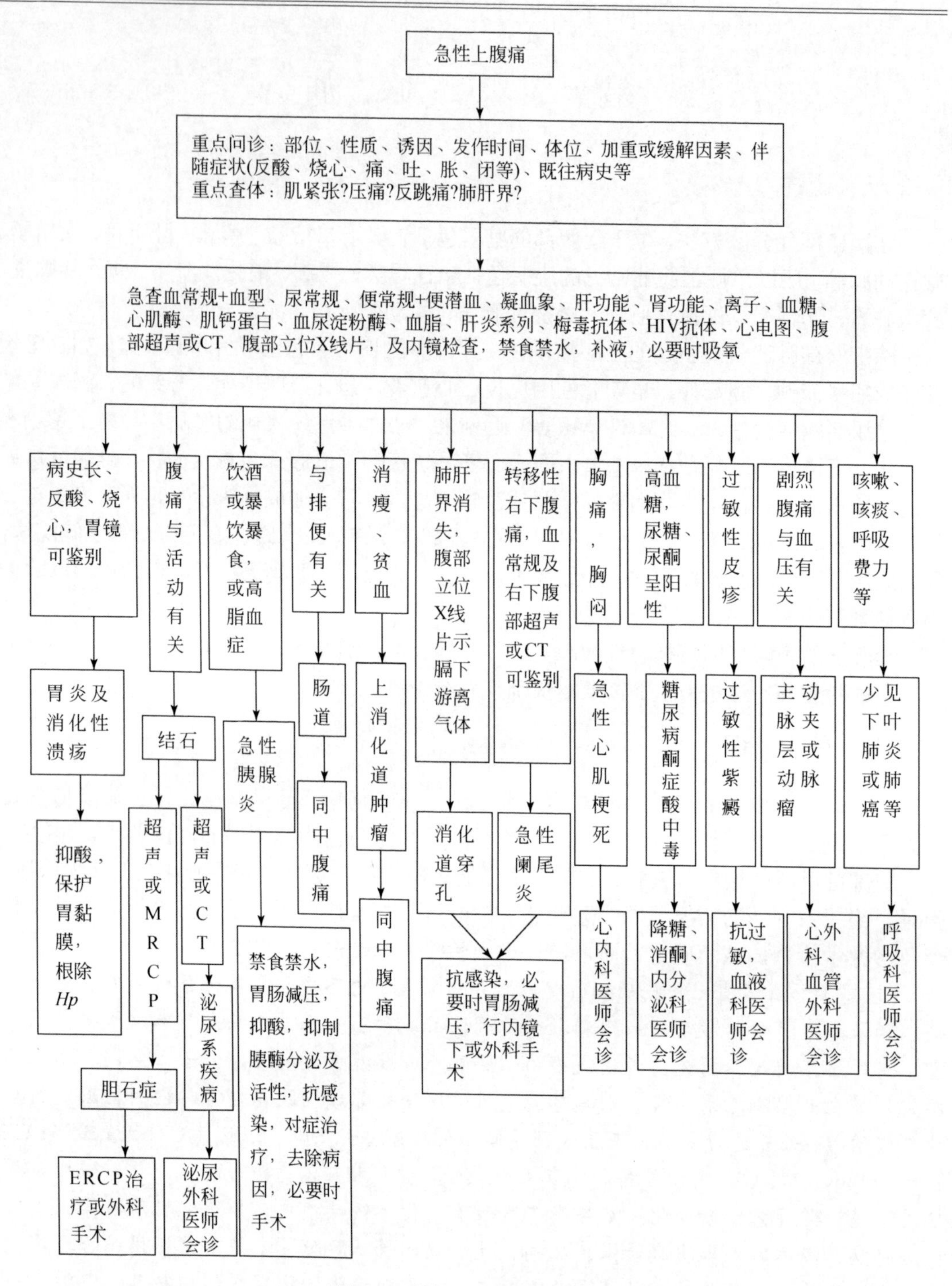

图 2-2　急性上腹痛的诊治流程

三、临床推荐处理措施

急性上腹痛的临床推荐处理措施见表 2-2 和表 2-3。

表 2-2 消化系统疾病导致急性上腹痛常用医嘱

消化内科入院常规	
一级护理	
禁食禁水	
急查血常规+血型、尿常规、便常规+潜血、C-反应蛋白（C-reactive protein，CRP）、凝血象、肝功能、肾功能、离子、血糖、心肌酶、肌钙蛋白、肝炎系列、梅毒抗体、HIV 抗体	
急性胰腺炎	检验：血尿淀粉酶 检查：胰腺 CT，磁共振胰胆管成像（MRCP） 治疗：胃肠减压，抑酸，减少胰腺分泌，降低胰酶活性，抗感染，补液，镇痛，腹腔渗出严重者可超声引导下腹腔放置引流管，必要时转入 ICU
胆石症	检验：血尿淀粉酶 检查：肝胆超声或 CT，MRCP 治疗：抑酸，抗感染，补液，视情况保肝，解除胆管梗阻，如胆囊造瘘，内镜下逆行胰胆管造影、外科手术
消化道穿孔	检查：腹部立位 X 线片，全腹部 CT 治疗：胃肠减压，抑酸，抗感染，补液，内科保守或外科手术治疗
急性阑尾炎	检查：阑尾区超声和（或）CT 治疗：抗感染、补液，内科保守治疗、内镜下逆行阑尾炎治疗术（endoscopic retrograde appendicitis therapy，ERAT）或外科手术

表 2-3 非消化系统疾病导致急性上腹痛常用医嘱

消化内科入院常规	
一级护理	
流食或软食，必要时禁食	
血常规+血型	
床旁心电监护	
心血管系统疾病	血压、心电图、脉搏、血氧监测，低流量吸氧 检验：凝血象、肝功能、肾功能、离子、血糖、心肌酶、肌钙蛋白、B 型钠尿肽（B-type natriuretic peptide，BNP）、肝炎系列、梅毒抗体、HIV 抗体、CRP 检查：心脏超声、必要时冠状动脉造影 治疗：维持生命体征稳定，请心内科医师会诊，决定是否行溶栓治疗、冠状动脉支架植入等
泌尿系结石	检验：尿常规、便常规+潜血、凝血象、肝功能、肾功能、离子、血糖、肝炎系列、梅毒抗体、HIV 抗体、CRP 检查：泌尿系超声，腹部卧位 X 线片 治疗：解痉，请泌尿外科医师会诊决定是否行体外碎石或取石治疗
胸部疾病	血压、心电图、脉搏、血氧监测，可高流量吸氧 检验：血气分析、凝血象、肝功能、肾功能、离子、血糖、心肌酶、肌钙蛋白、肝炎系列、梅毒抗体、HIV 抗体、CRP、鳞状上皮细胞癌抗原（squamous cell carcinoma antigen，SCC） 检查：胸部 CT，必要时肺动脉造影 治疗：维持生命体征稳定，请胸外科或呼吸科医师会诊

续表

过敏性紫癜	检验：尿常规、便常规+潜血、肝功能、肾功能、离子、血糖、凝血象、肝炎系列、梅毒抗体、HIV 抗体、CRP 检查：胃肠镜，如肾功能异常行泌尿系超声 治疗：解痉，抗过敏治疗，请血液科、皮肤科医师会诊

注：患者禁食时，需补充足够的热量，但要注意应用脂肪乳的禁忌证：严重凝血象障碍、休克状态、脂肪代谢紊乱、肝部疾病、出血坏死性胰腺炎、各种原因引起的酸中毒、肝内胆汁淤积、严重败血症伴随酸中毒和组织缺氧、脂肪栓塞、心肌梗死和卒中的急性期、不明原因的昏迷、糖尿病代谢失常和代谢不稳定状态及对该药物过敏者禁用。

四、常见疾病

消化性溃疡详见第一章第一节“常见疾病”，糖尿病酮症酸中毒详见第三章第三节“常见疾病”，过敏性紫癜详见第六章第一节“常见疾病”。

（一）急性胰腺炎（参考第四章第一节“常见疾病”）

[病因] 胆管疾病如胆石症和胆管感染；饮酒；胰管结石或肿瘤等导致胰管阻塞；十二指肠降段疾病如十二指肠球后穿透溃疡累及胰腺；手术与创伤损伤胰腺组织或导致胰腺严重的血液循环障碍；代谢障碍如高甘油三酯血症损伤胰腺；高钙血症导致胰管钙化；药物如噻嗪类利尿药、硫唑嘌呤、糖皮质激素、磺胺类药物等。

[临床表现] 起病突然，多由进食油腻食物或大量饮酒后诱发，也可在慢性胰腺炎的基础上急性发作。

症状：①痛。上腹部持续性剧烈疼痛，可呈钝痛、刀割样痛或绞痛，疼痛难忍，多放射至腰背部，进食后可加剧，弯腰抱膝位可减轻，伴恶心、呕吐。②胀。伴腹胀，有的患者腹胀程度大于腹痛程度，排气减少，可出现麻痹性肠梗阻的症状。③热。可伴发热，如合并腹腔严重感染，患者可表现为稽留热或弛张热，发热于腹痛后出现。④黄。可伴尿色加深，皮肤、巩膜黄染，胆总管或壶腹部结石患者黄疸明显，胰头炎性水肿压迫胆总管患者黄疸不明显。后期出现黄疸应考虑胰腺假性囊肿或胰腺脓肿压迫胆总管。⑤重症胰腺炎患者可出现低血压或休克。

查体：特异性表现可见格雷·特纳征（Grey-Turner syndrome，Grey-Turner 征）和卡伦征（Cullen syndrome，Cullen 征），系胰酶、坏死组织及出血沿腹膜间隙与肌层渗入腹壁下所致。腹部饱满甚至膨隆，因患者多为肥胖体型，也可由于患者腹腔胀气、腹水导致。触诊上腹部和左上腹部时腹肌韧，一般不会出现板状腹，压痛明显，可无反跳痛，但患者拒按明显，多因腹部胀气所致，此时叩诊腹部鼓音明显。腹腔大量炎性渗出形成腹水时，叩诊移动性浊音呈阳性。因胃肠内容物大量滞留亦可导致腹胀，此时听诊肠鸣音减弱，甚至消失。少数患者还会出现腹腔间隔室综合征。腹腔间隔室综合征是指急性胰腺炎导致腹部严重膨隆，腹壁高度紧张，并伴有心、肺、肾功能不全。多数患者可通过去除病因、抗感染、器官支持等治疗逐步缓解，但少数患者需行开腹减压手术。

[主要辅助检查] 血清淀粉酶升高，临床以大于正常上限 3 倍为有诊断意义，但其升高程度与胰腺坏死程度不相关，如为重症坏死性胰腺炎，血清淀粉酶反而不高，血清脂肪酶升高；如为胆源性胰腺炎，肝功能检测可出现血清转氨酶升高，以碱性磷酸酶、谷氨

酰转移酶升高为主，血清总胆红素值升高，以直接胆红素升高为主。胰腺 CT：轻者表现为胰腺形态饱满、胰腺边缘毛糙或肾前筋膜增厚等；重者表现为胰腺坏死、胰周渗出明显；网膜囊和网膜脂肪变性，密度增加；胸腔积液和腹腔积液。

［诊断］ 病因+临床表现+辅助检查。

［鉴别诊断］ 根据典型的临床表现和辅助检查，常可作出诊断，但应与以下疾病相鉴别。①消化性溃疡穿孔：查体示肺肝界消失，腹部立位 X 线检查可发现膈下游离气体。②胆石症：可有皮肤及巩膜明显黄染、发热，超声或 CT、MRCP 可发现胆管结石。③急性心肌梗死：心电图及心肌酶学可有特异性改变。

［治疗］ ①病因治疗：如为胆总管结石、寄生虫阻塞、炎性狭窄等导致的胆源性胰腺炎，可行 ERCP 及相关治疗解除胆道梗阻，但要注意行 ERCP 时可能加重胰腺炎的情况。②补充血容量：是早期治疗的重要措施。③抑酸。④减少胰腺分泌：生长抑素。⑤降低胰酶活性。⑥抗感染：轻症水肿型胰腺炎可不应用抗生素；腹腔渗出继发感染者应用抗生素，可依据腹腔穿刺液细菌培养及药物敏感试验选取抗生素；若无药物敏感试验结果，经验性用药可选择喹诺酮类药物或碳青霉烯类药物。⑦胃肠减压。⑧镇痛：可给予盐酸布桂嗪注射液 100mg 肌内注射，但不可选择吗啡治疗，因后者可引起奥迪（Oddi）括约肌张力增加，加重胰管的梗阻。⑨腹腔渗出严重者，可在超声引导下放置腹腔引流管。

（二）胆石症

所有发生在胆管和胆囊的结石统称为胆石症，可以导致急性腹痛的胆石症包括胆囊结石嵌顿胆囊颈部或壶腹部引发胆绞痛或急性胆囊炎，胆总管结石梗阻引发急性胆管炎等。患者多有胆道系统疾病，如胆囊结石。可有慢性病程、反复发作。胆石症的患者多于睡前及午夜发病，可呈阵发性。下面着重介绍胆囊结石。

［病因］ 胆囊结石主要为胆固醇结石或以胆固醇结石为主的混合性结石。胆囊结石的成因非常复杂，与多种因素有关。任何影响胆固醇、胆汁酸、磷脂的浓度比例和胆汁淤滞的因素都能导致结石产生。例如：①肥胖，高糖类、高胆固醇食物是肥胖患者患胆石症的重要基础；②不吃早餐，会使胆汁浓度增加，有利于细菌繁殖，容易促进胆结石的形成；③消化道手术术后；④餐后体位，饭后久坐影响胆汁酸的重吸收导致胆固醇沉积；⑤肝硬化患者体内对雌激素灭活功能降低、胆囊收缩功能低下、胆道静脉曲张、血中胆红素升高等多因素造成胆石症；⑥喜静少动，胆囊收缩力下降、胆汁排空延迟容易造成胆汁淤积、胆固醇结晶析出导致结石形成；⑦遗传因素。

［临床表现］ ①胆绞痛：通常是在饱食、进食油腻食物后或睡眠中体位改变时突然出现，疼痛位于右上腹或上腹部，呈阵发性，或持续性疼痛阵发性加剧，可向右肩胛及背部放射，常伴恶心及呕吐。②上腹隐痛：少数患者仅表现为上腹或右上腹隐痛，或者有腹部不适、嗳气等，常被误诊为“胃病”。③胆囊积液：胆囊结石长期嵌顿使胆汁排出受阻时，胆汁中的胆色素被吸收，同时胆囊黏膜分泌黏液性物质，导致胆囊积液，积液呈透明无色，称为白胆汁。④热：胆汁继发感染常伴发热，可表现为稽留热或弛张热，可伴寒战，甚至可出现感染性休克征象。⑤极少数患者可出现黄疸；小结石可排入胆总管出现胆总管结石的相应症状；因结石的长期压迫可引起胆囊炎症、慢性穿孔甚至胆囊癌等表现。⑥Mirizzi 综合征：是特殊类型的胆囊结石，形成的解剖因素是胆囊管与肝总管伴行过长

或胆囊管与肝总管汇合位置过低，持续嵌顿于胆囊颈部或胆囊管的较大结石可压迫肝总管，引起肝总管狭窄，反复的炎症发作导致胆囊肝总管瘘。临床上可表现为反复发作的胆囊炎及胆管炎，明显的梗阻性黄疸。查体可有右上腹腹肌紧张、压痛、反跳痛，墨菲征呈阳性。

［主要辅助检查］ 血常规中白细胞计数升高，以中性粒细胞计数升高为主；血清淀粉酶可有轻度升高，如果不诱发急性胰腺炎，通常升高程度不大于正常上限的3倍；超声检查对胆囊结石诊断意义大，但其容易进行，可发现胆囊体积增大、张力增加，胆囊周围有渗出，可见胆囊结石影。

［诊断］ 病因+临床表现+辅助检查。

［鉴别诊断］ 需与以下疾病相鉴别：①急性胰腺炎，见前述；②肝占位累及肝包膜，一般无明显发热，超声可发现肝占位性病变；③胃炎或消化性溃疡：可伴有反酸、烧心等，胃镜有助于鉴别。

［治疗］ ①抑酸；②抗感染，可根据血细菌培养及药物敏感试验结果应用抗生素，如无药物敏感试验，则选择抗革兰氏阴性杆菌感染药物；③手术治疗。如患者一般状态差，心肺功能等情况不能耐受麻醉，可考虑行超声引导下胆囊造瘘术。

（三）消化道穿孔

消化道穿孔多有消化性溃疡等基础疾病，疼痛程度突然加剧、性质改变。

［病因］ 最常见的原因为消化性溃疡，也可由消化道恶性肿瘤、外伤、克罗恩病、肠伤寒等引起。

［临床表现］ 部分患者有慢性上腹痛或消化性溃疡病史，急性发作多因消化道穿孔导致腹膜炎，如患者十二指肠穿孔未引起弥漫性腹膜炎，可仅表现为腰部疼痛。腹部查体为板状腹，腹肌紧张，压痛、反跳痛；叩诊肺肝界消失；听诊示肠鸣音减弱。

［主要辅助检查］ 血常规中白细胞计数升高，腹部立位X线片可见膈下游离气体。

［诊断］ 病因+临床表现+辅助检查。

［鉴别诊断］ 该疾病主要与以下疾病相鉴别：①急性胰腺炎，同前述；②食管裂孔疝绞窄，多有腹部外科手术史，可有剑突下剧烈的疼痛，胸部、腹部CT可发现腹腔内容物疝入胸腔。

［治疗］ ①胃肠减压；②抑酸；③抗感染；④如为清洁穿孔，穿孔较小，可考虑内科保守治疗，如腹腔感染重，或为恶性溃疡导致穿孔，则需请外科医师会诊，行外科手术治疗。

（四）急性阑尾炎

［病因］ 阑尾为一细长盲管，腔内富含微生物，管壁有丰富的淋巴组织，所以容易发生感染。急性阑尾炎的发生与多种因素有关。①阑尾管腔阻塞：粪石、寄生虫、肿瘤等导致阑尾管腔内分泌物积存、内压增高，压迫阑尾壁阻碍远侧血运。②感染：由于阑尾管腔阻塞，细菌繁殖，损伤黏膜上皮，细菌进入阑尾肌层。③其他：与胃肠道功能障碍引起内脏神经反射导致的阑尾肌肉和血管痉挛、饮食习惯、便秘和遗传因素等有关。

[临床表现] ①痛：初期可无右下腹疼痛，仅表现为上腹部不适，逐渐出现转移性右下腹痛。②胀：伴腹胀、恶心。③热：伴发热，儿童及青壮年患者发热明显。

[主要辅助检查] 血常规中白细胞计数明显升高，以中性粒细胞比例升高为主。右下腹部超声或CT检查可发现肿大的阑尾，严重时周围可见渗出性改变。

[诊断] 病因+临床表现+辅助检查。

[鉴别诊断] 该疾病应与以下疾病相鉴别。①急性胃炎：可有上腹部明显的绞痛，呕吐、排便后多可缓解，血常规及胃镜有助于鉴别。②急性肠炎：可有腹部明显的绞痛，以脐周为主，排便后多可缓解，血常规及胃镜有助于鉴别。

[治疗] ①抗感染；②因为阑尾在人体的黏膜免疫系统中发挥重要作用，单纯阑尾炎可考虑保留阑尾的功能，目前可考虑行内镜下逆行阑尾造影，行阑尾腔冲洗及阑尾支架植入术，即内镜下逆行阑尾炎治疗术（ERAT），但其为新兴技术，尚待发展；③外科手术治疗。

（五）急性心肌梗死（参考第三章第四节“常见疾病”）

[病因] 多发生在冠状动脉粥样硬化狭窄的基础上，由于某些诱因导致冠状动脉粥样硬化斑块破裂，血小板在破裂的斑块表面聚集形成血栓，突然阻塞冠状动脉管腔，导致心肌缺血坏死；另外粥样斑块内出血或冠状动脉持续痉挛也可诱发急性心肌梗死。

[临床表现] ①痛：起病突然，多伴心前区紧缩感，可有压榨性疼痛，但有的患者仅表现为剑突下疼痛，多伴左侧上肢及颌面部不适感，可伴恶心。②喘：合并左心功能不全时可出现胸闷、呼气困难。③恶心、呕吐、腹胀、难以形容的不适、发热及神志障碍等。

[主要辅助检查] 心肌酶、肌钙蛋白可升高；血常规中白细胞计数可升高，但升高一般不明显；心电图可有特异性改变，如ST段抬高。

[诊断] 病因+临床表现+辅助检查。

[鉴别诊断] 该疾病应与以下疾病相鉴别。①主动脉夹层：胸痛一开始就可达到高峰，双侧上肢的血压和脉搏可有明显差别，心脏超声、主动脉CTA有特异性改变。②心绞痛：常有劳累、情绪激动、受寒、饱食等诱因，持续时间短，口服硝酸甘油后可显著缓解，心电图无变化或暂时性ST-T改变。③引起上腹痛的其他疾病，如消化性溃疡、急性胰腺炎及胆总管结石等。

[治疗] ①吸氧，监护；②解除疼痛，吗啡或哌替啶肌内注射；③急请心内科医师会诊，行抗血小板治疗、抗凝治疗、溶栓治疗、介入治疗等。

（六）主动脉夹层

主动脉夹层是指主动脉腔内的血液从主动脉内膜的撕裂口进入主动脉中膜，并且沿主动脉长轴方向扩展，造成主动脉真假两腔分离的一种病理性改变，因通常呈继发瘤样改变，故将其称为主动脉夹层动脉瘤。

[病因] 本病的病因并不十分清楚，病理表现为遗传或代谢异常导致的主动脉中层囊样退行性变，部分患者伴有结缔组织异常的遗传性先天性心血管疾病。高血压、动脉粥样硬化和高龄是易患因素。此外，医源性损伤主动脉内膜也可导致本病。

［临床表现］ ①痛：突发前胸、胸背部或腹部持续性、撕裂样、刀割样剧烈疼痛；疼痛可沿着大动脉走行方向传导和转移，也可放射至肩背部，可沿肩胛区向胸、腹部及下肢放射。②多脏器缺血表现：可并发心肌梗死、缺血性脑卒中、截瘫、大小便失禁、四肢缺血、肾缺血、肠系膜上动脉缺血等。③两上肢或上下肢血压相差较大，也可出现低血压、休克。

［主要辅助检查］ 心电图一般无特异性的ST-T段改变；超声心动图可识别真、假腔或查获主动脉的内膜裂口下垂物；CT血管造影、磁共振血管造影及数字减影血管造影（digital subtraction angiography，DSA）可鉴别血管夹层情况。

［诊断］ 病因+临床表现+辅助检查。

［鉴别诊断］ 该疾病应与以下疾病相鉴别。①急性心肌梗死：心电图可有特异性改变，心肌酶学、肌钙蛋白有改变。②急性肺栓塞：呼吸困难症状明显，一般有基础疾病如恶性肿瘤导致全身高凝状态，血浆D-二聚体水平明显升高，肺动脉血管成像有特异性改变。③引起上腹部疼痛的消化系统疾病，如急性胰腺炎、消化性溃疡伴穿孔等。

［治疗］ ①制动、严密监护；②降压、β受体拮抗剂；③急请心内科、心外科医师会诊，视情况行介入治疗、外科手术治疗。

（七）其他

除以上常见疾病，胸膜炎、气胸、肺栓塞等也可导致上腹部疼痛。临床上容易造成漏诊的疾病还包括食管裂孔疝疝囊嵌顿，患者一般有腹部外伤或腹部手术史，造成食管裂孔解剖结构改变。因为有时为滑动疝，患者既往可出现腹痛表现，应用解痉药物如山莨菪碱后腹痛可缓解，故通常造成此疾病的漏诊。如果疝囊嵌顿，会造成患者剧烈的腹部疼痛，但腹部查体体征不典型，腹部软，压痛，无反跳痛。随着病情的进展，造成消化道管壁坏死，患者出现感染性休克，甚至死亡。

五、典型病例

病例一 患者，男，35岁。

主诉：上腹痛1日，加重2小时。

现病史：患者1日前大量饮酒后出现持续性上腹部胀痛，伴腰背部放射痛，伴恶心，呕吐胃内容物，呕吐后腹痛缓解不明显，进食后腹痛加剧。伴发热，体温最高达38.5℃，无寒战，未给予特殊处置。2小时前患者觉腹痛较前明显加重，腹胀明显，为进一步诊治而就诊。

既往史：高脂血症病史3年，以甘油三酯水平升高为主，口服非诺贝特（力平之）治疗，血脂控制尚可；2型糖尿病病史1年，口服二甲双胍治疗，空腹血糖可控制在4.5～6.5mmol/L，餐后血糖可控制在13.0～16.0mmol/L。

查体：T为38.0℃，P为104次/分，R为22次/分，左上肢BP为140/90mmHg、右上肢BP为135/90mmHg。一般状态差，急性病容，神志清，烦躁，结膜红润，巩膜无黄染。心肺无显著异常。腹部膨隆，上腹部腹肌韧，全腹部压痛阳性，无反跳痛，肝脾未触及，肺肝界存在，腹部叩诊鼓音明显，移动性浊音呈阴性，肠鸣音3次/分。

［问诊和查体要点］

（1）是否有心血管系统疾病病史？尤其询问是否有高血压病史，询问平时的基础血压？

（2）腹痛的起病情况，有无诱因？是否与进食油腻食物有关？本次疾病之前是否有过类似发作？

（3）腹痛的部位、性质，与进食、排便、体位的关系？是否有加重和缓解因素？是否有放射痛，呕吐之后腹痛是否缓解？

（4）询问腹痛的伴随症状，如有无恶心、呕吐、发热、黄疸、胸闷、气短等？

（5）诊治经过，或是否自行口服药物？

（6）查体时注意是否有腹膜刺激征、黄疸、结膜苍白？

［临床思路解析］

（1）患者血压尚平稳，但脉搏加快，生命体征不平稳，考虑为急症腹痛。

（2）患者有腹膜刺激征，体温升高，考虑有腹腔感染。

（3）因患者叩诊肺肝界存在，故不考虑消化道穿孔，患者大量饮酒后出现腹痛，且有高脂血症，考虑急性胰腺炎可能性大，除常规检查外，重点关注血、尿淀粉酶及胰腺 CT 结果。

［诊治措施］ 测得指尖血糖为 14.3mmol/L，心电图无明显异常。急查血常规、凝血象、肝功能、肾功能、离子、血脂、血清淀粉酶、尿淀粉酶、肝炎系列、梅毒抗体、HIV 抗体、心肌酶、肌钙蛋白及胰腺 CT 等。禁食禁水，必要时可行胃肠减压，抑酸，抑制胰酶分泌及活性，抗感染，补液，对症治疗。必要时行腹腔置管冲洗或外科手术。

病例二 患者，男，53 岁。

主诉：上腹痛 1 周，加重 2 小时。

现病史：该患者 1 周前进食生冷食物后出现持续性上腹部胀痛，无放射痛，腹痛于空腹时明显，进食后腹痛可略缓解，伴恶心，呕吐胃内容物，呕吐后腹痛可略缓解，伴反酸、烧心，无便血，无发热，未给予特殊处置。2 小时前患者突觉腹痛加剧，难以忍受，为进一步诊治而就诊。

查体：T 为 36.8℃，P 为 98 次/分，R 为 18 次/分，左上肢 BP 为 90/60mmHg、右上肢 BP 为 85/60mmHg。一般状态差，痛苦病容，神志清，烦躁，不能完全配合查体，结膜红润，巩膜无黄染。心肺无显著异常。腹部平坦，板状腹，全腹部压痛、反跳痛，不能配合肝脾查体，肺肝界消失，腹部叩诊鼓音明显，不能配合移动性浊音查体，肠鸣音 3 次/分。

辅助检查：自带腹部立位 X 线片示无异常。

［问诊和查体要点］

（1）是否有消化性溃疡的病史？是否有其他胃部疾病？是否有胆管系统疾病病史？

（2）是否伴有恶心、呕吐、反酸、烧心？呕吐后腹痛的缓解情况？进食后腹痛的加重情况？

（3）2 小时前自觉腹痛突然加剧，是否有诱因？如是否有体位突然改变、剧烈咳嗽？

（4）诊治经过，来院之前是否给予药物治疗？

（5）查体时注意是否有黄疸、结膜苍白？肺肝界是否存在？是否有腹膜刺激征？

（6）腹部立位 X 线片检查时间与腹痛突然加剧时间的先后？

［临床思路解析］

（1）因患者入院时血压下降，脉搏增快，生命体征不平稳，考虑为急症，故需紧急处理。

（2）患者查体腹膜刺激征阳性、肺肝界消失，考虑消化道穿孔可能；消化道穿孔的主要原因可能为消化性溃疡或腹腔肠管坏死后穿孔，患者无便血、发热，不考虑消化道肠管坏死。

（3）因患者有上腹痛 1 周病史，且呕吐后缓解，饥饿痛明显，进食后缓解，故考虑十二指肠溃疡可能。2 小时前疼痛突然加剧，可能合并十二指肠溃疡穿孔。患者拍摄腹部立位 X 线片时腹痛还未加剧，所以需为患者进行腹部立位 X 线及腹部 CT 检查。

［诊治措施］　心电图无明显异常。急查血常规、凝血象、生化系列、肝炎系列、梅毒抗体、HIV 抗体。急查腹部立位 X 线片或腹部 CT。禁食禁水，建立静脉通路，补液，抑酸、抗感染，行胃肠减压。请普外科医师会诊，判断是否行外科手术。

病例三　患者，男，34 岁。

主诉：上腹痛 1 日。

现病史：患者 1 日前熬夜后出现持续性上腹部疼痛，无放射痛，进食后腹痛加重，伴恶心，无呕吐，无反酸、烧心，无便血，伴发热，体温最高可达 38.0℃，无寒战，伴腹胀，自行口服奥美拉唑、硫酸铝凝胶、铝碳酸镁后腹痛不缓解。为求进一步诊治而前来就诊。

查体：T 为 37.2℃，P 为 80 次/分，R 为 20 次/分，左上肢 BP 为 120/80mmHg、右上肢 BP 为 110/70mmHg。一般状态差，痛苦病容，神清语明，结膜红润，巩膜无黄染。心肺无显著异常。腹部平坦，右下腹部压痛及反跳痛，无肌紧张，肝脾肋下未触及边缘，墨菲征呈阴性，肺肝界存在，腹部叩诊鼓音明显，移动性浊音呈阴性，肠鸣音 3 次/分。

辅助检查：超声示阑尾管腔增粗，周围可见少量渗液。

［问诊和查体要点］

（1）是否有消化系统疾病病史？是否有其他胃部疾病？是否有胆管系统疾病病史？是否有泌尿系统疾病病史？

（2）是否伴有恶心、呕吐、反酸、烧心？腹痛有无放射？呕吐后腹痛的缓解情况？进食后腹痛是否加重？

（3）诊治经过，来院之前是否给予药物治疗？

（4）查体时注意有无黄疸、结膜苍白？肺肝界是否存在？腹膜刺激征是否存在？对于青壮年男性患者，尤其要注意右下腹查体。

［临床思路解析］

（1）因患者入院时右下腹部压痛及反跳痛，故考虑有腹膜炎，需紧急处理。

（2）患者查体示肺肝界存在，不考虑消化道穿孔；腹痛部位局限在上腹部，且为青壮年患者，要首先考虑急性胃炎，但患者自行口服抑酸药和胃黏膜保护剂、抗酸药后腹痛缓解不明显，且有发热表现，故不考虑急性胃炎，要考虑腹腔感染的可能。

（3）患者无黄疸，墨菲征呈阴性，暂不考虑胆石症，患者输尿管点无压痛，暂不考虑泌尿系结石。患者病程中出现转移性右下腹疼痛，且右下腹部超声可发现阑尾管腔增粗，考虑急性阑尾炎。

［诊治措施］　心电图无明显异常。急查血常规、尿常规、便常规+潜血、凝血象、生化系列、肝炎系列、梅毒抗体、HIV 抗体。禁食禁水，建立静脉通路，抗炎，补液，查右下腹部 CT，请普外科医师会诊，判断是否行外科手术。

病例四　患者，女，36 岁。

主诉：上腹痛 12 小时。

现病史：患者 12 小时前突然出现持续性上腹部疼痛，呈撕裂样，放射至肩胛部，伴恶心，无呕吐，无反酸，无烧心，无便血，无发热，无明显呼吸困难，为求进一步诊治而就诊。

查体：T 为 36.5℃，P 为 90 次/分，R 为 20 次/分，左上肢 BP 为 180/100mmHg、右上肢 BP 为 110/60mmHg。一般状态差，痛苦病容，神清语明，结膜略苍白，巩膜无黄染。心肺无显著异常。腹部平坦，腹软，上腹部轻度压痛，无反跳痛，肝脾肋下未触及边缘，肺肝界存在，腹部叩诊鼓音明显，移动性浊音呈阴性，肠鸣音 3 次/分。脉搏细弱，四肢末端凉。

辅助检查：胸部 CT 提示主动脉增宽。

［问诊和查体要点］

（1）是否有心血管系统疾病病史？是否有高血压病史？追问患者平时是否测量血压？父母、兄弟姐妹是否有高血压病史？

（2）本次腹痛是否有明确的诱发因素，如寒冷刺激、情绪激动、饱食等情况？腹痛有无放射？

（3）来院之前是否给予药物治疗？是否口服硝酸酯类药物？

（4）查体时尤其注意双上肢血压的测量，脉搏的测量，感受脉搏的强弱。肺肝界是否存在？腹膜刺激征是否阳性？

［临床思路解析］

（1）因患者入院时血压升高明显，脉搏细弱，生命体征不平稳，考虑为急症，故给予紧急处理。

（2）患者症状明显，但腹部查体体征不典型，症状与体征不符，且胸部 CT 提示主动脉增宽，所以要重点考虑心血管系统疾病。

（3）患者双上肢血压相差大，脉搏细弱，四肢末端凉，故考虑为主动脉夹层或动脉瘤。

［诊治措施］　心电图无明显异常。立即给予吸氧、心肺监护，急查血常规、凝血象、肝功能、肾功能、离子、血糖、血脂、血尿淀粉酶、心肌酶、肌钙蛋白、肝炎系列、梅毒抗体、HIV 抗体。建立静脉通路，以 5%葡萄糖注射液 250ml+硝普钠 25mg 避光缓慢静脉滴注，关注血压下降速度，不可太快。紧急联系主动脉 CTA 检查，请心内科、血管外科、心外科医师会诊。

第二节　右 上 腹 痛

一、概述

右上腹部也称为右季肋部，其内的脏器有肝、胆、结肠肝曲、右肾等，引起该部位腹痛的常见疾病包括急性胆囊炎、急性胆管炎、胆道蛔虫病、胆石症、肝脓肿、肝癌结节破裂、急性肝炎、肾结石、急性肾盂肾炎等。而其他系统疾病也可导致右上腹痛，如右下肺及胸膜炎、肺癌、肺栓塞、右侧气胸等呼吸系统疾病；肋骨骨折、肋软骨炎、带状疱疹等神经、肌肉、骨骼疾病。

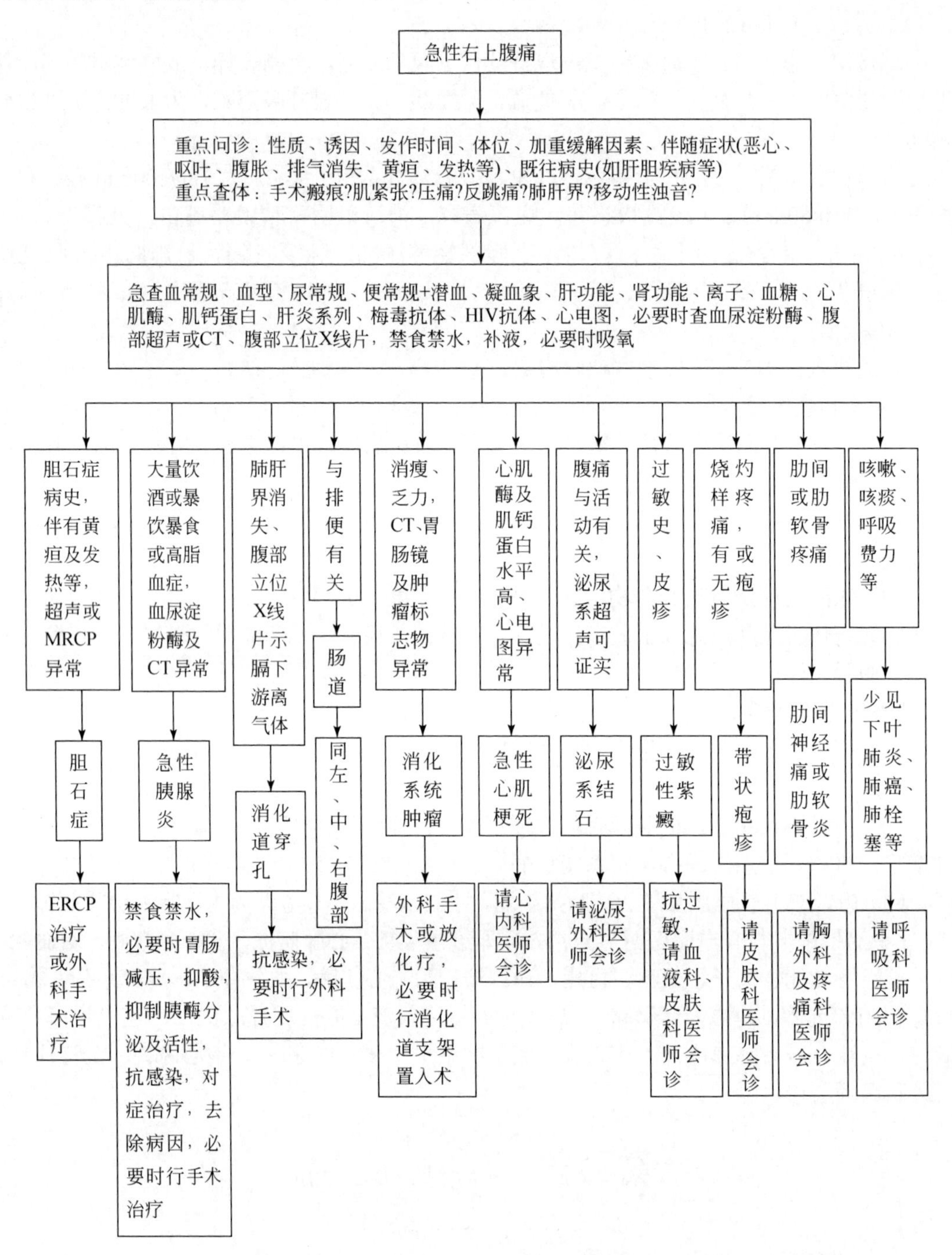

图 2-3 急性右上腹痛的诊治流程

临床上遇到入院时生命体征平稳的胆管梗阻患者，仍需要密切关注患者的病情变化，并尽快解除胆道梗阻，这是因为胆管近端是肝血窦这一特殊的解剖结构，胆道系统感染后细菌极易入血，出现化脓性胆管炎，严重时引起全身感染，甚至进展为感染性休克，出现死亡。如果患者既往有明确的胆囊结石病史，出现急性右上腹痛，伴黄疸、发热，首先考虑是否为胆囊结石嵌顿到胆囊颈部或胆总管结石导致胆管梗阻。如果患者有肝恶性肿瘤家族史，查体时要格外注意肝的大小、质地、有无触痛、有无包块等情况。如果出现病情变化，腹痛急剧加重，则要高度怀疑为肝癌结节破裂。

右上腹痛的凶险病因包括急性胆囊炎、胆囊穿孔、急性梗阻性化脓性胆管炎、消化道穿孔、肝癌结节破裂等，需要紧急处理。

二、诊治流程

在临床上，遇到急性右上腹痛的患者，应该重点询问有无恶心、呕吐、腹胀、排气、排便、黄疸、发热等症状及有无胆囊结石、胆囊切除术、慢性病毒性肝炎等既往史。重点进行腹部查体，检查右上腹部有无手术瘢痕，有无压痛及反跳痛，墨菲征是否呈阳性，有无肝脾等脏器肿大等。根据症状及体征判断是否为急危重症。在维持患者生命体征稳定的前提下完善相关检查，如肝胆超声、CT 或 MRCP 等，以明确诊断及治疗。诊治流程见图 2-3。

三、临床推荐处理措施

临床推荐处理措施见表 2-4 和表 2-5。

表 2-4　消化系统疾病导致急性右上腹痛常用医嘱

消化内科入院常规	
一级护理	
禁食禁水	
急查血常规+血型、尿常规、便常规+潜血、凝血象、肝功能、肾功能、离子、血糖、心肌酶、肌钙蛋白、肝炎系列、梅毒抗体、HIV 抗体	
床旁心电监护	
胆石症、消化道穿孔见表 2-2	
肝癌破裂	检验：甲胎蛋白（AFP） 检查：肝部超声或 CT、腹腔诊断性穿刺 治疗：抗感染，补液，抗休克，必要时输血，治疗原发病，请介入科及普外科医师会诊，决定是否行肝动脉栓塞治疗或外科手术治疗

表 2-5　非消化系统疾病导致急性右上腹痛常用医嘱

消化内科入院常规
一级护理
流食或软食，必要时禁食
血常规+血型
床旁心电监护

续表

心血管系统疾病、泌尿系结石、胸部疾病见表 2-3	
神经、肌肉痛	检验：CRP 检查：腹部超声、CT 或 MRCP 等除外其他疾病 治疗：请皮肤科、神经内科、骨科或疼痛科医师会诊

四、常见疾病

（一）肝、胆管系统疾病

肝、胆道系统疾病引起右上腹痛，可有以下常见原因。①炎症：急性胆囊炎（有或无胆囊结石）、急性胆管炎、急性肝炎、肝脓肿，肝脓肿严重时可合并脓肿破裂造成腹腔的感染。②肿瘤：胆囊癌、胆管癌、肝癌、肝癌结节破裂、十二指肠壶腹部癌。③解剖结构改变：胆道梗阻可因腹部外科手术造成粘连或手术中误将胆总管夹闭等引起。④代谢性疾病：如肝淀粉样变性等。

胆道系统炎症疾病临床表现与胆石症类似，详见本章第一节“常见疾病”，肝脓肿累及肝包膜或破裂，与肝癌结节累及肝包膜或破裂临床表现类似，详见第七章第三节“常见疾病”。

（二）肠道疾病

肠道疾病引起腹痛的病因十分复杂，内容详见本章第五节“常见疾病”。因为十二指肠在腹腔内的特殊位置，十二指肠溃疡也可导致右上腹痛，尤其当发生十二指肠后壁穿孔后，会造成顽固的腰背部疼痛。

（三）其他

1. 呼吸系统相关疾病 右侧膈肌上下的疾病，包括右侧膈下脓肿、右下肺及右侧胸膜炎、右肺癌、肺栓塞，也可以引起剧烈的右上腹痛。通常会伴有呼吸系统症状，如咳嗽、咳痰、呼吸费力等。胸部 CT 有助于疾病鉴别。需请呼吸科医师协助诊治。

2. 泌尿系统相关疾病 腹腔内泌尿系统疾病导致的右上腹痛也不能忽略，如急性右肾盂肾炎或肾结石，可有腰部疼痛、发热、血尿等表现，尿常规提示尿白细胞及红细胞增多，泌尿系超声可有肾盂积脓、肾积水或肾实质萎缩等改变。

3. 神经、肌肉、骨骼疾病 包括肋间神经痛或肋软骨炎等。带状疱疹患者可表现为右上腹的刀割样、烧灼样疼痛，疼痛与呼吸、体位相关。但也有一些带状疱疹患者疱疹出现晚，通常会辗转多家医院诊治。对于这些患者，还需请皮肤科医师协助诊治。

五、典型病例

病例一 患者，女，66 岁。

主诉：右上腹胀痛半年，加重 6 小时。

现病史：患者半年前无明显诱因自觉持续性右上腹部胀痛，伴右侧肩背部放射痛，伴恶心，进食油腻食物后明显，无呕吐。伴间断发热，午后明显，无寒战，体温最高达37.8℃，可自行降至正常。未给予特殊处置。6小时前自觉右上腹痛较前突然加重，呈撕裂样，放射至右肩部，全腹胀明显。病程中患者体重下降约6kg。为进一步诊治而就诊。

既往史：慢性乙型病毒性肝炎病史10年，未进行系统治疗。

家族史：其母亲60岁时因“肝硬化合并消化道出血”病故。

查体：T为37.6℃，P为114次/分，R为24次/分，BP为88/56mmHg，一般状态差，急性病容，神志清，烦躁，结膜苍白，巩膜轻度黄染。心肺无显著异常。腹部饱满，全腹部腹肌韧，呈揉面感，压痛、反跳痛阳性，右侧肋缘下5cm可触及肿大的肝，质地硬，表面不光滑，有触痛，脾左侧肋缘下未触及，肺肝界存在。腹部叩诊鼓音明显，移动性浊音呈阳性。肠鸣音3次/分。

[问诊和查体要点]

(1) 有无排便习惯或性状的改变？有无明显消瘦及头晕、乏力等循环血容量不足的表现？是否自觉腹部有包块？

(2) 本次右上腹痛有无明显的诱因？如剧烈的咳嗽、外力的撞击或牵拉、体位的突然改变？本次急性右上腹痛与之前的慢性腹痛性质有何不同？

(3) 慢性乙型病毒性肝炎的感染途径？家族中是否有兄弟姐妹也患有慢性乙型病毒性肝炎？他们是否有肝恶性肿瘤？

(4) 慢性病程中有无呕血及便血？

(5) 查体时注意有无黄疸、结膜苍白、肝掌、蜘蛛痣、移动性浊音、肝脾肿大？着重检查肝的大小、质地、触痛情况。平时的基础血压如何？

[临床思路解析]

(1) 患者本次腹痛急剧加重，病情进展迅速、变化快，血压下降，脉搏增快，故考虑患者为急症。

(2) 患者有休克表现，结膜苍白，考虑有出血。查体腹部移动性浊音呈阳性，考虑腹腔出血。

(3) 患者在慢性右上腹痛的基础上病情突然进展、恶化，结合患者体重下降、慢性乙型病毒性肝炎病史、母亲肝硬化疾病病史，考虑患者为肝癌，肝癌结节破裂出血可能。

(4) 结合入院后诊断性腹腔穿刺及床旁超声检查进一步确定诊断。

[诊治措施]　立即给予患者吸氧、建立静脉通路、抗休克治疗。急查血常规、血型、凝血象、肝功能、肾功能、离子、血糖、肝炎系列、梅毒抗体、HIV抗体、AFP；备血、必要时输血；查床旁腹部超声，进行腹腔诊断性穿刺；联系介入科及普外科医师会诊，决定是否行肝动脉栓塞治疗或外科手术治疗。

病例二　患者，女，53岁。

主诉：间断性右上腹痛5日，加重1日。

现病史：患者5日前无明显诱因出现间断性右上腹痛，性质为钝痛，进食油腻食物后加重，伴有发热，体温最高达38.4℃。患者自行口服抗炎及退热药物后症状略有缓解。入院1日前患者右上腹痛加重，程度较前剧烈，伴有呕吐胃内容物，急诊以“腹痛”收入院。病程中睡眠饮食欠佳，体重无明显下降，排深黄色尿，间断排黄色不成形便。

既往史：胆囊结石病史。

查体：急性病容，皮肤巩膜无明显黄染，结膜无苍白。腹部饱满，右上腹腹肌紧张，压痛明显，无明显反跳痛，墨菲征呈阳性，肝脾肋下未触及，肠鸣音 3 次/分。

辅助检查：血常规示 WBC 为 15.4×10^9/L，中性粒细胞比例为 91.1%；肝功能：ALT 为 102U/L，AST 为 216 U/L；肝胆脾超声示轻度脂肪肝，胆囊增大，大小为 11.8cm×7.1cm，周围渗出性改变，囊内回声不均匀，可见多发结石影，胆汁透声差，胆囊张力大；胰腺未见明显异常回声。

［问诊和查体要点］

（1）患者疼痛前有无进食油腻食物、大量饮酒等诱因？

（2）腹痛与体位有无明显关联，有无明显加重及缓解方式？

（3）发热是否伴有寒战，每日体温波动情况？

（4）查体是否有腹膜刺激征？

［临床思路分析］　根据患者疼痛部位及性质可判断肝胆疾病可能性大。查体示患者墨菲征呈阳性，辅助检查示白细胞及中性粒细胞比例升高，超声示胆囊明显增大伴有胆囊结石，可诊断为急性胆囊炎、胆囊结石。患者肝功能异常可能与脂肪肝有关，仍需检查肝炎系列排除病毒性肝炎可能。

［处理措施］　入院后患者禁食禁水，给予抗感染、保肝、补液等治疗，患者腹痛略有缓解，一般状态好转后转入普外科进行手术治疗。

第三节　左上腹痛

一、概述

左上腹部也称为左季肋部，其内主要的脏器有脾、胃、胰腺、结肠脾区、左肾等。所以急性左上腹痛的常见疾病包括消化系统疾病，如急性胃炎、消化性溃疡、急性胰腺炎、缺血性肠病、肠梗阻、消化道穿孔、脾梗死等；泌尿系统疾病，如肾结石、急性肾盂肾炎、肾梗死等；心血管、呼吸及其他系统导致的疾病，如急性心肌梗死、心绞痛、心包炎、主动脉夹层、主动脉瘤、左下肺及胸膜炎、肺癌、肺栓塞、左侧气胸、肋骨骨折、肋软骨炎、带状疱疹等。

左上腹痛的凶险病因包括急性胰腺炎、急性心肌梗死等，需要紧急处理。

二、诊治流程

在临床上，遇到急性左上腹痛的患者，疼痛部位靠近上腹部，其诊疗思路与上腹痛类似。如果疼痛部位局限，且靠近左侧腋前线，除考虑消化系统疾病导致的腹痛外，也不能忽视呼吸、神经、肌肉、骨骼系统等可导致该部位腹痛的疾病。与其他部位腹痛的诊疗流程类似，通过问诊、查体、辅助检查考虑诊断，给予相应治疗。诊治流程见图 2-4。

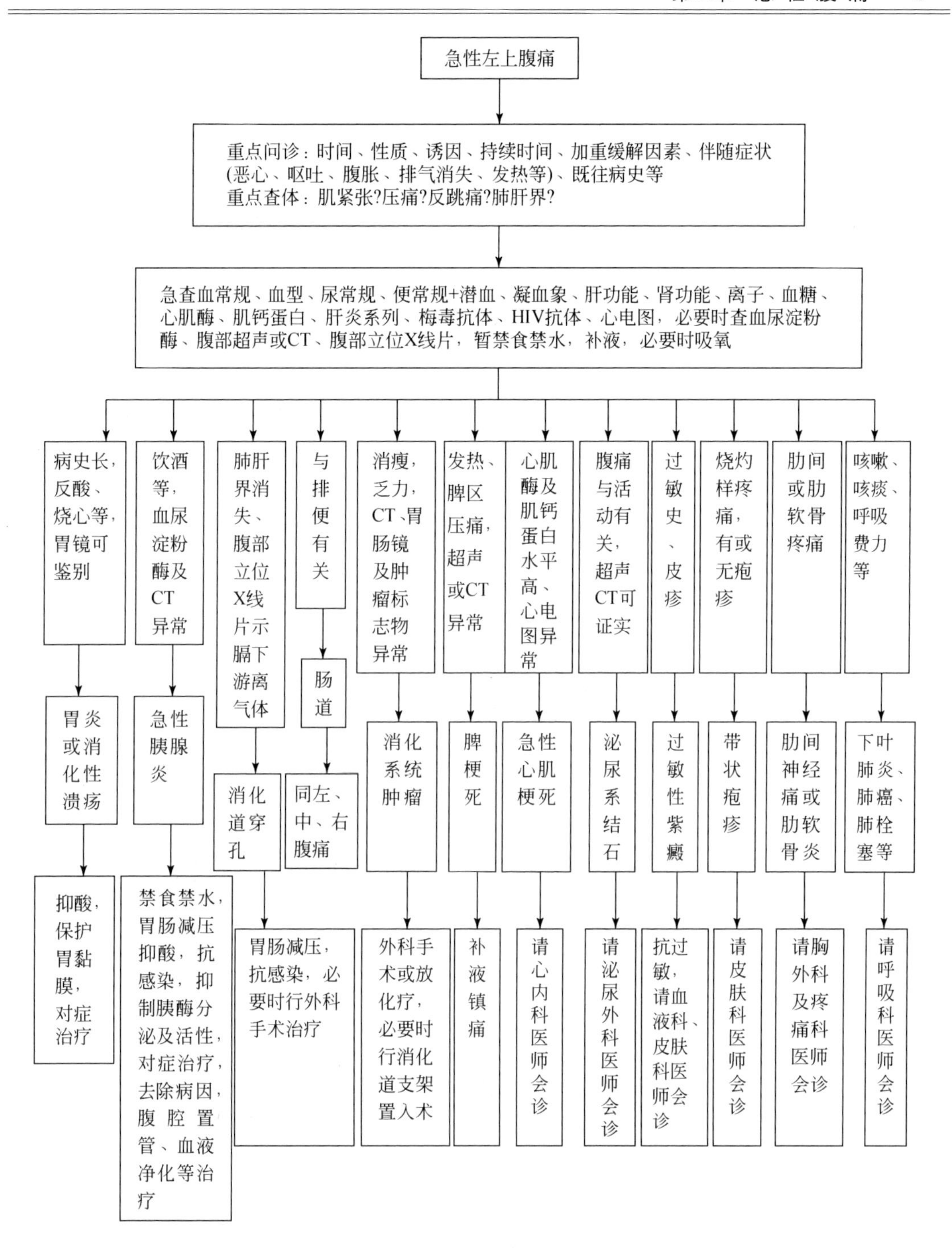

图 2-4 急性左上腹痛的诊治流程

三、临床推荐处理措施

消化系统疾病导致的急性左上腹痛常用医嘱见表 2-6，非消化系统疾病导致的急性左上腹痛常用医嘱同表 2-5。

表 2-6 消化系统疾病导致的急性左上腹痛常用医嘱

消化内科入院常规	
一级护理	
禁食禁水	
急查血常规+血型、尿常规、便常规+潜血、凝血象、肝功能、肾功能、离子、血糖、心肌酶、肌钙蛋白等	
床旁心电监护	
急性胰腺炎、消化道穿孔见表 2-2	
结肠癌合并梗阻	检验：癌胚抗原（carcino embryonic antigen，CEA），糖类抗原 125（carbohydrate antigen 125，CA125），糖类抗原 199（carbohydrate antigen 199，CA199） 检查：腹部立位 X 线，全腹部 CT，视情况行结肠镜 治疗：胃肠减压，补液，抗感染，视情况放置肠道支架，选择进一步治疗如外科手术、放疗、化疗、靶向治疗
脾梗死	检查：胸部 X 线片，脾脏超声或 CT 治疗：补液，镇痛

四、常见疾病

导致左上腹痛的常见疾病与上腹痛及右上腹痛很类似，详细内容见本章第一节及第二节“常见疾病”。不同的是，脾位于左上腹部，所以左上腹痛还要考虑脾脏疾病。

脾是人体重要的免疫器官，与之相关的疾病多与造血、感染等有关，如血液系统疾病脾浸润，脾明显肿大；机体感染布鲁氏菌等，脾代偿性肿大；门静脉高压时，脾静脉回流受限，脾大。值得一提的是，门静脉高压患者上消化道大出血后，脾可出现一过性缩小，使患者初入院查体时不能发现脾大，待患者生命体征平稳、出血稳定后，查体又可发现脾大。这是因为大出血后，脾中淤积的血液进入血液循环弥补血容量不足，待血容量恢复后脾又淤积血液出现肿大。脾可发生不同程度的肿大，我们要注意脾大后可引起脾相对供血不足，出现脾自发性梗死的情况。

脾梗死

［病因］ 脾梗死是由于脾动脉及其分支阻塞导致脾组织缺血发生坏死。其病因包括血栓性疾病、脾血管瘤、门静脉高压、血液系统疾病，如血红蛋白病、白血病、淋巴瘤、骨髓纤维化、真性红细胞增多症等。

［临床表现］ ①痛：左上腹痛，呼吸时腹痛明显。②热：通常为中度发热，但也可高热。因为脾无菌性坏死，为非感染性病变，所以患者发热一般不伴有寒战。③左上腹部压痛、叩击痛，左侧肋下可触及脾增大。

［主要辅助检查］ 超声可发现脾大，脾内楔形低回声区；CT 可发现脾内出现楔形低密度灶，严重时脾周围有渗出。

［诊断］ 病因+临床表现+辅助检查。

［鉴别诊断］ ①肺栓塞：突发的呼吸困难、胸痛，胸部 CTA 有助于鉴别。②带状疱疹：皮疹及超声除外其他疾病。

［治疗］ ①病因治疗；②补液、吸氧、预防感染；③主要以非手术治疗为主，如继

发脾脓肿、脾破裂等并发症时需行脾切除术。

五、典型病例

病例一 男，45 岁。

主诉：左上腹痛 3 小时。

现病史：患者入院 3 小时前大量饮酒及进食肉类食物后出现左上腹痛，持续性钝痛，伴阵发性加重，伴有腰背部放射痛，恶心、呕吐胃内容物，中上腹胀，排气减少。有发热，最高体温达 38.2℃，无寒战，门诊以“腹痛”收入院。

既往史：脂肪肝史 3 年。

查体：BP 为 130/85mmHg，P 为 105 次/分，急性病容，皮肤、巩膜无明显黄染，心肺无显著异常。腹部饱满，左上腹部压痛阳性，无肌紧张及反跳痛，肝脾肋下未触及，肠鸣音 2 次/分。

辅助检查：胰腺 CT 示胰腺周围渗出性改变。血常规：WBC 为 12.6×10^9/L，中性粒细胞比例为 92%，血清淀粉酶为 1074U/L，尿淀粉酶为 5700 U/L。

[问诊和查体要点]

（1）既往有无胆囊结石、胆总管结石、慢性胰腺炎等病史？

（2）呕吐物是否含有血性物质及墨绿色物质？

（3）疼痛有无明显加重或缓解因素？疼痛是否与体位有关？

（4）查体有无墨菲征，有无腹膜刺激征？

[临床思路分析] 患者腹痛出现在大量饮酒及进食肉类食物后，有典型胰腺炎常见诱因。患者腹痛位于左上腹，伴有恶心、呕吐、发热及腰背部疼痛等典型急性胰腺炎症状。患者血尿淀粉酶明显升高，大于正常上限值 3 倍；胰腺 CT 示胰腺渗出性改变，符合急性胰腺炎影像学特征，可诊断为急性胰腺炎。

[处理措施] 入院后给予患者禁食禁水，胃肠减压，抑酸，抑制胰酶分泌及活性，静脉滴注生长抑素，补液，对症治疗，患者腹痛、发热及呕吐症状有所缓解。治疗 5 日后复查胰腺 CT，示胰腺周围渗出有所减轻。患者腹痛、腹胀明显缓解后给予患者流食，进食后无明显腹痛，逐步过渡至清淡饮食。治疗 10 日后患者出院，指导患者出院后继续清淡饮食，定期复查胰腺 CT，避免暴饮暴食。

病例二 患者，男，32 岁。

主诉：左上腹痛 2 日。

现病史：患者 2 日前无明显诱因自觉左上腹部疼痛，与呼吸相关，吸气时明显，伴左侧肩部放射痛，无恶心、呕吐，伴发热，无寒战，体温最高达 38.3℃，体温可自行降至正常。无心慌、胸闷、气短，无呼吸困难。未给予特殊处置。为进一步诊治而就诊。

既往史：门静脉海绵样变性病史 10 年，曾有反复消化道出血病史。

查体：T 为 37.5℃，P 为 90 次/分，R 为 20 次/分，BP 为 120/86mmHg，一般状态差，痛苦面容，神志清，呼吸浅快，结膜略苍白，巩膜轻度黄染。心肺无显著异常。腹部凹陷，全腹软，左上腹压痛，无反跳痛，左侧肋缘下 6cm 可触及肿大的脾，质地韧，有触痛，肝右侧肋缘下未触及，肺肝界存在，腹部叩诊鼓音明显，移动性浊音呈阴性。

［问诊和查体要点］

（1）本次起病前有无左上腹痛病史？本次起病是否伴随呕血、便血情况？起病前有无呼吸系统感染等疾病？

（2）本次起病有无诱因，如外力撞击、剧烈咳嗽等？呼吸与腹痛有何关联？

（3）查体时注意脾的大小、质地、触痛？患者有无黄疸、结膜苍白？

（4）注意胸部的查体，胸膜摩擦感、摩擦音是否存在？

［临床思路解析］

（1）患者左上腹部疼痛伴发热，疼痛与呼吸相关，考虑疾病累及胸膜或腹膜。

（2）患者无胸闷、气短、呼吸困难，故不倾向为肺部疾病，查体有脾大，故考虑消化系统疾病可能。

（3）患者发热考虑吸收热，不考虑感染导致。患者既往门静脉海绵样变性病史，虽有多次消化道出血情况，但本次以急性左上腹痛就诊，且腹痛与呼吸有关，脾大，所以首先考虑腹痛为脾大致自发性脾梗死，继发无菌性炎症渗出，累及腹膜壁层。

［诊治措施］　急查血常规、血型、凝血象、肝功能、肾功能、离子、血糖、肝炎系列、梅毒抗体、HIV 抗体；查心电图；吸氧、建立静脉通路；进行胸部 X 线检查、床旁腹部超声检查，必要时行脾部 CT。患者发热不考虑感染导致，所以不需要给予抗感染治疗；要注意液体量、热量的补充。并注意预防消化道出血、继发感染，必要时镇痛治疗。

第四节　中　腹　痛

一、概述

中腹部也称脐部，其内的脏器有十二指肠、空肠、回肠、肠系膜及淋巴结、输尿管、腹主动脉、大网膜等。所以急性中腹痛的常见疾病包括肠道的炎症、憩室病变、肿瘤、扭转、套叠、梗阻、穿孔、痉挛症，肠道蛔虫症，肠系膜扭转后继发造成的肠管缺血、坏死，腹主动脉夹层或动脉瘤等。

除了这些疾病以外，由于部分患者体型消瘦明显，或者腹腔内韧带薄弱，会造成腹腔内空腔脏器位置异常，如胃的位置下移等。如患者中腹痛病史长，有反酸、烧心、嗳气、消化不良等症状，也要考虑胃炎或消化性溃疡的可能。

脐周疼痛多见于儿童及青少年患者，成人器质性疾病引起的脐周疼痛一般少见。但随着人口老龄化程度的加重和风湿免疫系统疾病的高发，腹腔内血管病变越来越常见，如肠系膜血管粥样硬化、血管炎等。所以，肠道缺血性疾病在临床中逐渐增多，也常表现为脐周疼痛。在生活中，急性胃肠炎的患者经常会出现脐周剧烈绞痛，而后排稀便，排便后疼痛缓解，这种脐周疼痛经按压、轻揉后腹痛症状会有一定程度的减轻，所以对脐周疼痛患者有时会经验性地认为是肠管痉挛所致。但在临床中仍要严密观察患者脐周疼痛的进展、变化情况，警惕早期急性阑尾炎、小肠坏死等情况，以免延误疾病的诊治。

中腹痛的凶险病因包括肠管坏死、腹主动脉夹层或动脉瘤等，需紧急处理。

二、诊治流程

在临床上，遇到急性中腹痛的患者，应该询问患者有无剧烈运动史，有无进食后腹痛加重及排便、排气等情况；检查腹部体征，如腹膜炎体征、听诊肠鸣音等。完善相关检查，如血常规、腹部超声或CT等。明确诊断，进一步治疗。诊治流程见图2-5。

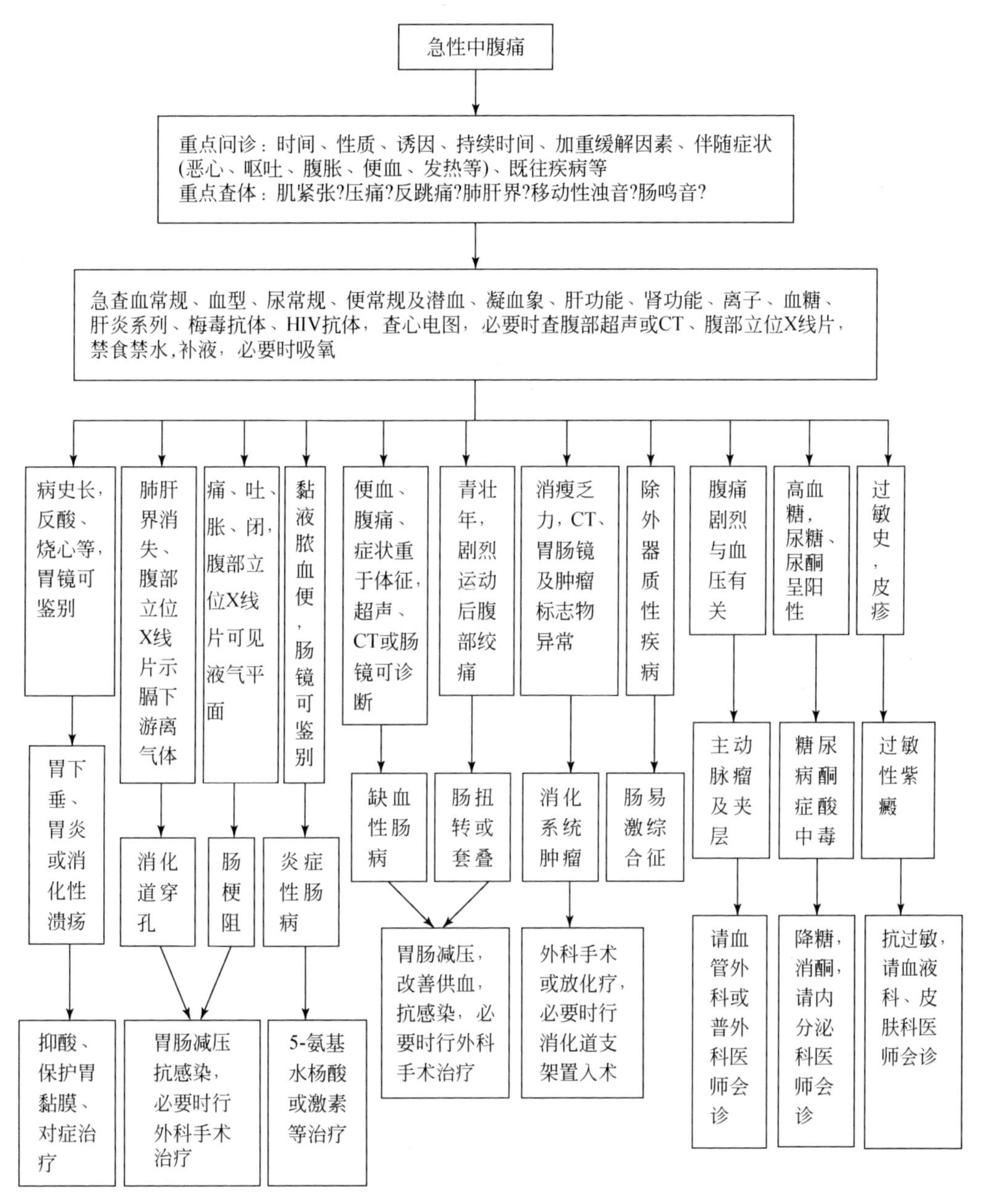

图2-5 急性中腹痛的诊治流程

三、临床推荐处理措施

急性中腹痛的临床推荐处理措施见表2-7和表2-8。

表2-7 消化系统疾病导致的急性中腹痛常用医嘱

消化内科入院常规	
一级护理	
禁食禁水	
急查血常规+血型、尿常规、便常规+潜血、凝血象、肝功能、肾功能、离子、血糖、心肌酶、肌钙蛋白、肝炎系列、梅毒抗体、HIV抗体	
床旁心电监护	
消化道穿孔见表2-2，结肠癌合并梗阻见表2-6	
缺血性肠病	检查：肠系膜血管超声，肠系膜动脉三维重建，病情稳定后可查结肠镜 治疗：必要时胃肠减压，扩血管，抗感染，补液，如合并肠管坏死，行外科手术治疗
炎症性肠病	检验：便细菌培养 检查：结肠镜，必要时查小肠或结肠三维重建 治疗：5-氨基水杨酸、糖皮质激素、免疫抑制剂、生物制剂等药物治疗，如合并肠管缺血、坏死等请普外科医师会诊，行外科手术治疗
肠扭转 肠套叠	检验：CRP 检查：腹部CT 治疗：胃肠减压，抗感染，补液，视情况行外科手术治疗

表2-8 非消化系统疾病导致的急性中腹痛常用医嘱

消化内科入院常规	
一级护理	
流食或软食，必要时禁食	
检验：血常规+血型	
检查：床旁心电监护	
心血管系统疾病、过敏性紫癜见表2-3	
腹部血管炎	检验：尿常规、便常规+潜血、凝血象、肝功能、肾功能、离子、血糖、抗核抗体谱（antinuclear antibodies profile，ANA）、抗中性粒细胞胞质抗体（antineutrophil cytoplasmic antibody，ANCA）、抗心磷脂抗体+β_2微球蛋白、CRP 检查：腹部超声或CT，视情况进行结肠镜检查 治疗：请风湿科医师会诊

四、常见疾病

（一）小肠疾病

小肠疾病发病率低，仅占胃肠道疾病的1%～4%，由于其病因复杂、起病隐匿、症状和体征不典型及传统检查手段受限，所以小肠疾病确诊率低，极易漏诊和误诊。可引起腹痛的小肠疾病主要包括小肠炎症性疾病和小肠肿瘤。小肠炎症性疾病包括自身免疫性肠病、放射性肠炎、局部缺血性肠炎、感染（如结核、耶尔森菌病）等，最常见的是克罗恩病和非甾体抗炎药（non-steroidal anti-inflammatory drug，NSAID）相关性肠病；而小肠肿瘤是一种罕见疾病，起病隐匿，早期诊断困难，以小肠腺癌及间质瘤常见。值得一提的是，肠梗阻、肠扭转和肠套叠可引起剧烈腹痛。小肠梗阻可出现典型的肠梗阻表现。

小肠肿瘤、小肠血管畸形及肠套叠参考第一章第二节“常见疾病”，肠梗阻参考第六章第一节“常见疾病”。

［临床表现］ ①肠梗阻征象：可出现“痛、吐、胀、闭”的典型表现，疼痛性质多为绞痛，也可为胀痛；呕吐物可有粪臭味，患者进食后可不立即出现呕吐，可呕吐隔夜宿食；腹胀明显；排便、排气消失。②便血：如果并发肠道黏膜或肿瘤坏死，可出现便血，但腹痛症状比便血症状明显。③查体可发现胃肠型、蠕动波，腹壁韧，为腹腔炎症刺激腹膜导致，可有压痛、反跳痛。叩诊移动性浊音可呈阳性，肠鸣音多减弱，甚至消失，出现寂静腹。

［主要辅助检查］ 血常规中白细胞计数升高，CRP 升高。腹部立位 X 线片可见液气平面。腹部 CT 可发现肠管管腔增宽，内存有大量液体、管壁增厚、周围渗出等。

［诊断］ 病因+临床表现+辅助检查。

［鉴别诊断］ 小肠疾病诊断较困难，在诊断过程中需要与下列疾病相鉴别。①结肠疾病：通过腹部立位 X 线检查和腹部 CT 有助于鉴别。②代谢性疾病：通常会发生脐周疼痛，但疼痛一般定位不准确，腹部查体体征不典型。

［治疗］ ①补液；②抗感染；③去除病因，对症治疗。判断是否有并发症的出现，如出现肠管缺血坏死等，需请普外科医师会诊，必要时手术治疗。

（二）其他

心血管系统疾病如腹主动脉夹层、腹主动脉瘤等，风湿免疫系统疾病如贝赫切特综合征等，泌尿系统疾病如尿毒症等，内分泌系统疾病如糖尿病酮症酸中毒等均可引起中腹痛。这些患者一般不能准确地说出腹痛部位，多表述为脐周的程度较强的疼痛。查体可见腹部软，有压痛，无反跳痛，腹部体征与患者剧烈腹痛主诉不符合。腹部影像学检查也不能快速地提供有力支持诊断的证据。所以对脐周疼痛的患者，要着重对患者进行既往病史的询问，如高血压、糖尿病、肾病病史，不能一味地归结到消化系统疾病如小肠疾病，更不能惯性思考认为肠管痉挛所致，以免造成对患者的诊治延误。

五、典型病例

患者，男，14 岁。

主诉：脐周疼痛 12 小时，发热 1 小时。

现病史：患者 12 小时前打篮球过程中突觉脐周绞痛，无放射痛，伴恶心，无呕吐，伴全腹胀。1 小时前发热，伴寒战，体温最高达 39.0℃，无排气、排便，自行口服藿香正气水 15ml，腹痛无缓解。为进一步诊治而就诊。

查体：T 为 39.3℃，P 为 120 次/分，R 为 20 次/分，BP 为 90/70mmHg，一般状态差，痛苦面容，神志清，结膜无苍白，巩膜无黄染。心肺无显著异常。腹部凹陷，全腹韧，全腹压痛，反跳痛，以脐周明显，肝脾肋下未触及边缘。肺肝界存在，腹部叩诊鼓音明显，移动性浊音呈可疑阳性，肠鸣音2次/分。

［问诊和查体要点］

（1）患者既往有无类似症状发作？腹痛程度是否为逐渐加重？有无缓解？有无阵发性加剧表现？有无便血？血便的性质？

（2）腹部是否做过外科手术、受过外伤？

（3）起病至今是否饮水、进食？最近的饮水、进食时间？

（4）是否自行口服药物？

（5）查体时注意是否有腹膜炎征象，尤其要注意移动性浊音的叩诊及肠鸣音的听诊？

［临床思路解析］

（1）青少年患者，于运动过程中突然出现剧烈腹痛，伴发热，患者一般状态差，生命体征不平稳，病情进展迅速，考虑腹痛为急症原因导致。

（2）患者在运动过程中突然出现腹部绞痛，首先考虑腹腔脏器解剖结构改变导致疾病，可能为肠系膜扭转、肠套叠等。

（3）患者出现寒战、发热，血压下降、脉搏增快等感染性休克征象，考虑合并腹腔感染，且感染较重，可能为肠系膜扭转或肠套叠等导致肠管缺血坏死。

［诊治措施］ 急查血常规、血型、凝血象、肝功能、肾功能、离子、血糖、肝炎系列、梅毒抗体、HIV 抗体等，建立静脉通路，补液，纠正休克。胃肠减压，抗感染、查床旁腹部超声，行腹腔诊断性穿刺术。进行腹部立位 X 线检查、腹部 CT。急请普外科医师会诊，是否紧急行剖腹探查术。

第五节　左右侧腹痛

一、概述

左右侧腹部也称左右腰部，其内的脏器有部分结肠、小肠、肾、输尿管等，所以急性左右侧腹部疼痛需要考虑肠道和泌尿系疾病。肠道疾病与其他部位一致，包括肠道的炎症、憩室病变、肿瘤、扭转、套叠、梗阻、穿孔、痉挛症等；泌尿系疾病常见于输尿管结石。还有少见的神经、肌肉、骨骼相关疾病，如脊柱疾病、神经根炎等。

如果患者腹痛与排便、进食相关，伴便血，则高度怀疑肠道疾病导致，如炎症性肠病、缺血性肠病、结肠恶性肿瘤、肠系膜扭转等；如果患者腹痛呈阵发性发作，放射至腹股沟区，突痛突止且既往有类似发作，则高度怀疑泌尿系统结石；如果患者腹痛与咳嗽、活动等因素有关，则需除外神经、肌肉、骨骼疾病，需要行脊柱 X 线、胸椎或腰椎 MRI 等检查。

左右侧腹痛的凶险病因包括肠扭转、套叠等引起的肠坏死、肠穿孔等。

二、诊治流程

在临床上，遇到一个急性左右侧腹痛的患者，应该注意患者以前是否有过类似发作，是否有泌尿系结石病史，腹痛是否伴放射痛，腹痛是否与排便有关等；检查输尿管压痛点等腹部体征。进一步进行辅助检查以明确腹痛病因，如腹部超声或 CT 等，并给予相应治疗。诊治流程见图 2-6。

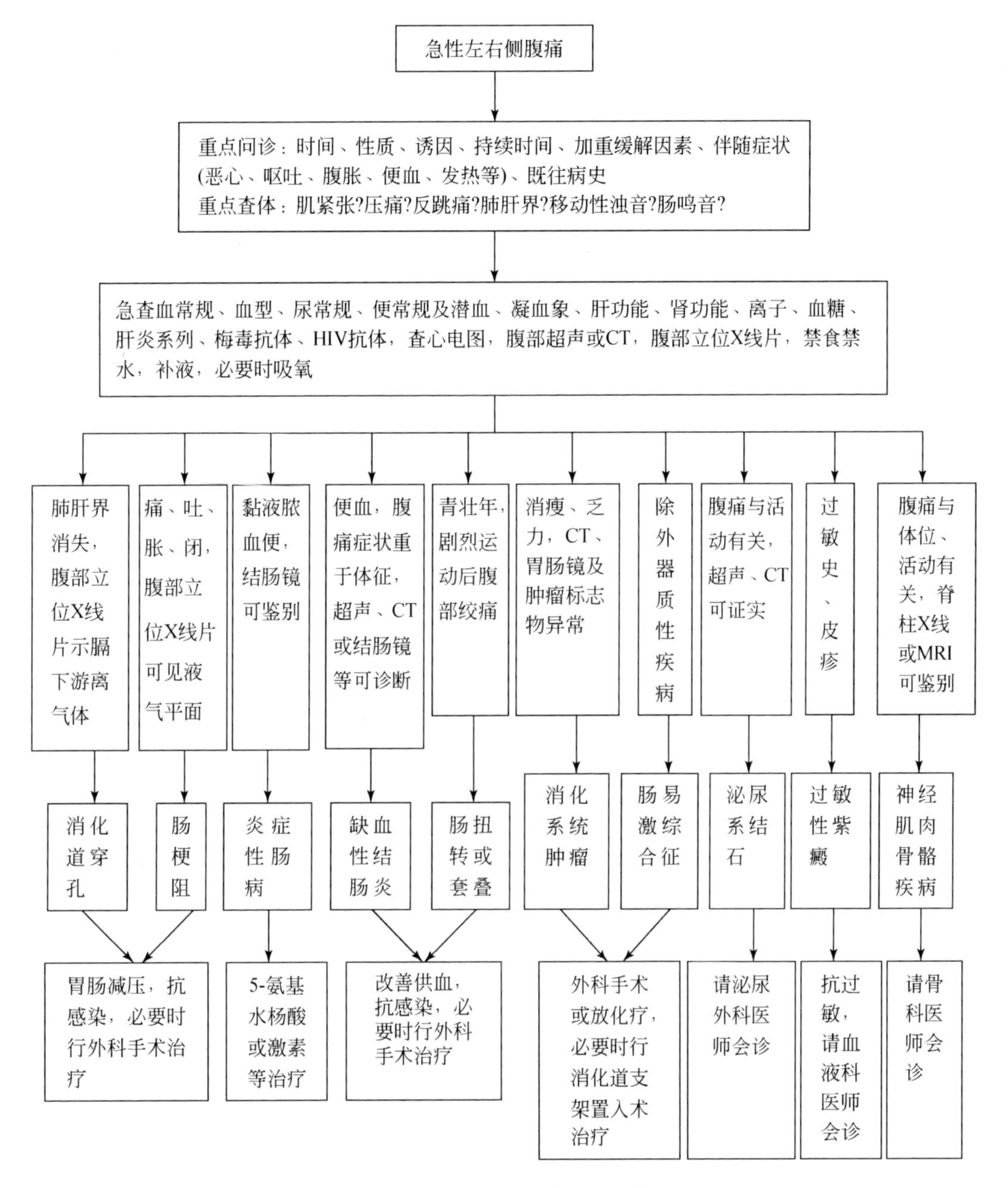

图 2-6 急性左右侧腹痛的诊治流程

三、临床推荐处理措施

消化系统疾病导致的急性左右侧腹痛常用医嘱同表 2-7，非消化系统疾病导致的急性左右侧腹痛常用医嘱见表 2-9。

表 2-9 非消化系统疾病导致的急性左右侧腹痛常用医嘱

消化内科入院常规
一级护理
流食或软食，必要时禁食
检验：血常规+血型
检查：床旁心电监护
心血管系统疾病、泌尿系结石、过敏性紫癜见表 2-3，腹部血管炎见表 2-8

四、常见疾病

（一）肠道疾病

［病因］ 肠道疾病引起腹痛原因十分复杂，可总结为以下几个方面。①肠道黏膜病变：病毒、细菌等其他病原体引起的肠道感染、炎症性肠病。②肠腔占位性病变：升结肠和降结肠占位性病变等均可导致左、右、中腹部疼痛，如合并肠管坏死、穿孔、急性梗阻，会导致腹痛突然加重，甚至危及生命。③肠道血管病变：肠系膜动脉狭窄可导致肠管供血不足，如腹腔动脉狭窄、肠系膜动脉粥样硬化、肠系膜动脉栓塞、肠系膜扭转、肠套叠、放射性结肠炎、肠道血管闭塞等；肠系膜静脉狭窄可导致肠道血液回流受限，肠管淤血，如肠系膜静脉血栓形成，风湿免疫系统疾病导致血管炎等；肠系膜动静脉痉挛可引起肠管一过性缺血改变。④肠道解剖结构改变：肠扭转、肠套叠、肠梗阻等。肠套叠见第一章第二节“常见疾病”，肠梗阻见第六章第一节“常见疾病”。以上原因导致的疾病互相关联，如结肠癌患者因肠道内肿物的增大可发生肠套叠，并且因为恶性肿瘤的存在，患者机体处于高凝状态，可出现肠系膜动脉血栓，或癌栓脱落堵塞肠系膜动脉，造成缺血性结肠炎，使腹痛的表现更加复杂。

［临床表现］ 肠道疾病多为慢性病程，表现为肠道运动功能差，随着疾病进展可急性发作。①痛：腹痛多为绞痛、胀痛，自觉排气、排便后可略缓解。如为肠道占位疾病，可有肠梗阻表现。②便血：可伴有排便习惯和性状的改变。缺血性结肠炎有腹痛后便血的典型表现，便血量不大，可为暗红或鲜红色。炎症性肠病患者表现为排黏液脓血便。结肠恶性肿瘤患者表现为便中带血。③查体：可发现腹痛位置与病变部位有关，肠鸣音可有变化。

［主要辅助检查］ 血常规提示白细胞计数升高，便常规可发现红、白细胞，甚至出现脓球、虫卵。腹部 CT 见肠管壁增厚，肠腔扩张，肠管周围渗出性改变。肠镜检查可发现肠道黏膜病变或占位性病变。

［诊断］ 病因+临床表现+辅助检查。

［鉴别诊断］ 小肠疾病起病情况与大肠疾病类似，小肠三维重建有助于鉴别。

［治疗］ ①抗感染、补液；②缺血性肠病时改善肠道供血；③口服肠道黏膜保护剂、肠道益生菌；④治疗原发病，必要时可行内镜下治疗、外科手术治疗、化学治疗及放射治疗等。

（二）输尿管结石

尿路结石可分为上尿路结石和下尿路结石，前者包括肾结石和输尿管结石，后者包括膀胱结石和尿道结石。输尿管结石是腹痛的常见病因，下面着重介绍输尿管结石。

[病因] 影响结石形成的因素很多，代谢异常、尿路梗阻、感染、异物和药物使用等是结石形成的常见病因。①代谢异常：形成尿结石的物质增多、尿液 pH 改变、尿中抑制晶体形成和聚集的物质减少、尿量减少。②局部因素：如尿路梗阻、感染、异物等。③药物：如氨苯蝶啶、磺胺类药物、维生素 D、维生素 C、糖皮质激素等。

[临床表现] ①痛：多呈绞痛，阵发性发作，剧烈难忍，可自行缓解。腹痛可放射至腹股沟区。②血尿：与结石对尿路黏膜的损伤程度有关。③恶心、呕吐。④膀胱刺激症状：尿频、尿急、尿痛。查体常有固定的压痛点，可被误诊为消化系统疾病。

[主要辅助检查] 尿常规可发现红细胞、白细胞，泌尿系超声可发现输尿管结石影或输尿管管腔增宽。

[诊断] 病因+临床表现+辅助检查。

[治疗] 解痉，抗感染，必要时行体外碎石治疗或外科手术治疗。

（三）其他

除了常见的肠道疾病和泌尿系统疾病，腹壁、腹膜、脊柱疾病如腰椎间盘突出、肌肉劳损、腹膜肿瘤等，也可导致急性左右侧腹痛。

五、典型病例

病例一 患者，女，46 岁。

主诉：左侧腹痛半个月，加重 1 日。

现病史：患者半个月前无明显诱因自觉左侧腹部疼痛，伴腹胀，伴恶心、无呕吐，伴左侧腰背部疼痛，腹痛与进食无关，伴发热，体温可达 38.5℃。排黏液脓血便，未给予特殊处置。1 日前患者自觉腹痛较前明显加重，腹胀明显，排暗红色血便一次，量约 100g，排便后腹痛无明显缓解，伴寒战，体温最高达 39.3℃。为进一步诊治而就诊。

既往史：溃疡性结肠炎病史 5 年，口服美沙拉嗪 1g，每日 4 次，病情好转后停药。后病情反复。

查体：T 为 38.0℃，P 为 120 次/分，R 为 22 次/分，BP 为 80/50mmHg，一般状态差，痛苦病容，神志清，结膜红润，巩膜无黄染。心肺无显著异常。腹部饱满，腹肌韧，左侧腹部及脐周压痛，反跳痛阳性，肝脾未触及，肺肝界存在，腹部叩诊呈鼓音，移动性浊音呈阴性，肠鸣音 3 次/分。

[问诊和查体要点]

（1）是否有泌尿系统疾病病史？既往是否有类似发作？月经史及性生活史如何？

（2）腹痛的性质、部位及相应的伴随症状？排便之后腹痛是否缓解？

（3）是否口服其他药物，如皮质醇类激素、非甾体抗炎药及避孕药等？本次腹痛加重时，排便与之前有何不同？

（4）查体时注意腹膜刺激征、输尿管压痛点的检查。平时的基础血压如何？

［临床思路解析］

（1）患者本次腹痛急性发作，有突然的便血，故考虑患者为急症。

（2）患者查体有腹膜刺激征，考虑存在腹膜炎。

（3）患者本次慢性腹痛的过程中突然出现急性左下腹部疼痛，有疼痛后便血的特征表现，所以首先考虑肠道缺血性疾病。结合患者溃疡性结肠炎病史，机体处于高凝状态故考虑可能合并肠系膜血管血栓、肠管坏死。

（4）入院后结合肠系膜血管 CTA 进一步确诊。

［诊治措施］　急查心电图。急查血常规、血型、尿常规、便常规+潜血、便细菌培养、凝血象、肝功能、肾功能、离子、血糖、肝炎系列、梅毒抗体、HIV 抗体等；禁食禁水，建立静脉通路，补液，抗感染，扩血管治疗；查腹部超声、腹部立位 X 线片、腹部 CT，必要时进行肠系膜动脉三维重建，并请普外科医师会诊，判断是否行外科手术治疗。

病例二　患者，男，37 岁。

主诉：左侧腹痛 2 日，加重 3 小时。

现病史：该患者 2 日前夜间无明显诱因自觉左侧腹部疼痛，伴腹胀、恶心，无呕吐，伴左侧腰背部疼痛，腹痛与进食及排便无关，突痛突止，无发热，未给予特殊处置。3 小时前患者自觉腹痛较前明显加重，剧痛难忍，向左侧腹股沟放射，腹胀明显，为进一步诊治而就诊。

查体：T 为 37.2℃，P 为 90 次/分，R 为 16 次/分，BP 为 130/90mmHg，一般状态差，痛苦病容，神志清，结膜红润，巩膜无黄染。心肺无显著异常。腹部饱满，全腹部软，左侧上输尿管点压痛明显，无反跳痛，肝脾未触及，肺肝界存在，腹部叩诊呈鼓音，移动性浊音呈阴性，肠鸣音 3 次/分。

［问诊和查体要点］

（1）是否有泌尿系统疾病病史？既往是否有过类似发作？左侧腹部是否受伤或受外力作用？腹痛是否影响睡眠？

（2）腹痛的性质、部位、伴随症状，是否有放射痛？呕吐之后腹痛是否缓解？

（3）平时排大便情况如何？有无排便习惯和性质的改变？尿色是否有改变？

（4）查体需注意输尿管压痛点及腹膜刺激征。

［临床思路解析］

（1）患者腹痛 2 日，加重 3 小时，虽然病情进展快，疼痛剧烈，但患者生命体征平稳，故不考虑凶险原因而导致腹痛。

（2）患者为青年，无既往基础疾病病史，突发左侧腹部疼痛，无外伤病史，腹痛与进食及排便无关，故不考虑消化系统疾病，首先考虑泌尿系统疾病。

（3）因患者左侧腹痛有突痛突止史，且查体左侧上输尿管点压痛，故考虑患者为输尿管结石可能性大。

［诊治措施］　急查心电图。急查血常规、血型、尿常规、凝血象、肝功能、肾功能、离子、血糖、肝炎系列、梅毒抗体、HIV 抗体，建立静脉通路。解痉，进行泌尿系超声、腹部卧位 X 线检查。联系泌尿外科医师会诊，判断是否行碎石或取石治疗等。

第六节　下　腹　痛

一、概述

下腹部又称耻骨上部，其内的脏器有膀胱、输尿管、子宫和肠管，偶有胃下垂至下腹部，所以下腹痛的常见疾病除了肠道疾病（详见本章第五节）外，还包括泌尿生殖系统疾病，如急性膀胱炎，男性患者常见的急性前列腺炎，女性患者常见的急性盆腔炎。

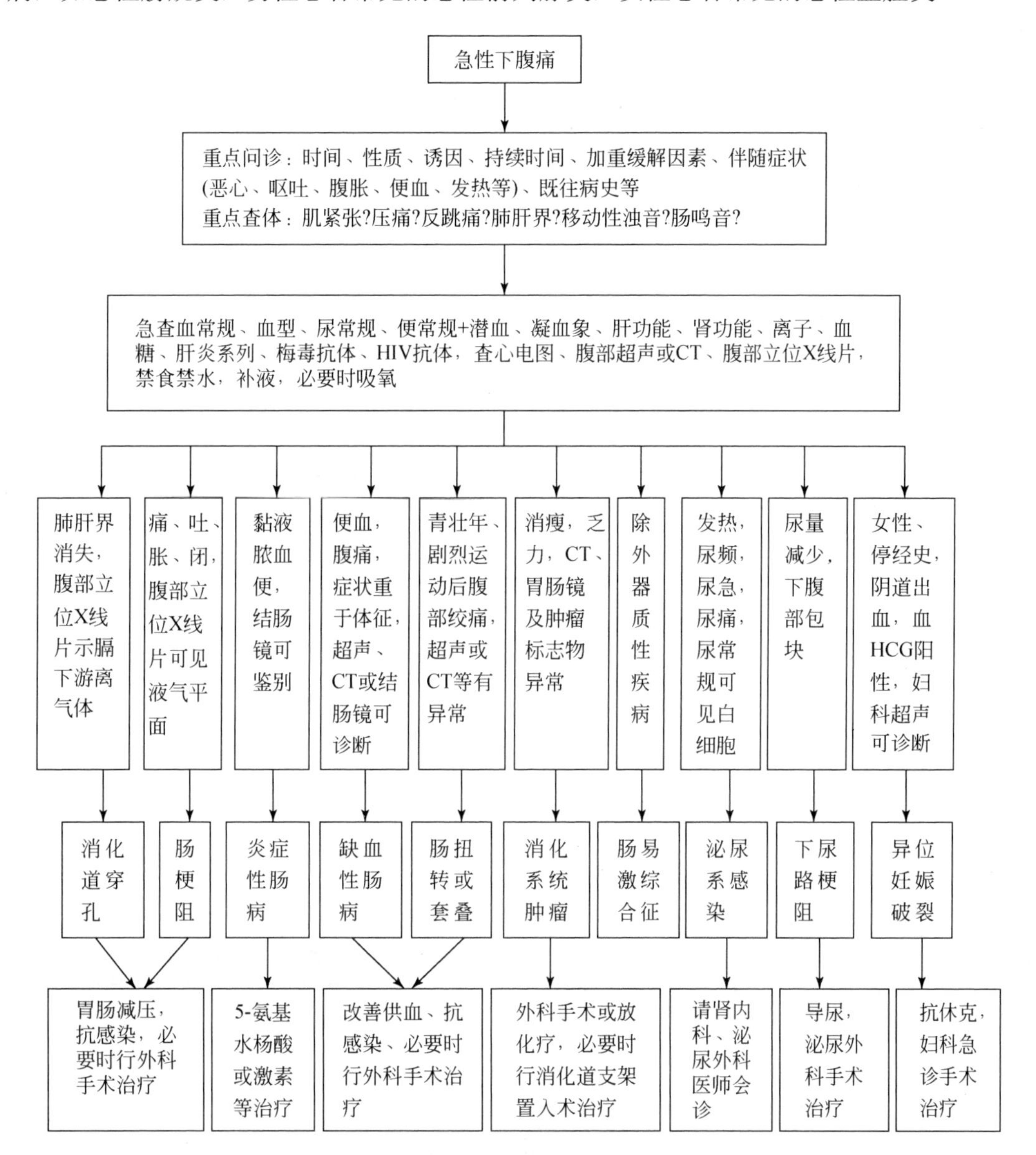

图 2-7　下腹痛的诊治流程

如果患者出现急性下腹痛伴发热的症状，则高度考虑泌尿生殖系统疾病；如果患者有尿频、尿急、尿痛等尿路刺激症状，并且伴直肠刺激症状，如里急后重、排便不净等，则考虑病变靠近尿道口或阴道口，如尿道炎；男性患者急性下腹痛伴前列腺液浑浊，则考虑急性前列腺炎可能性大。

下腹痛的凶险病因包括异位妊娠破裂、子宫破裂、急性盆腔炎等。

二、急性下腹痛的诊治流程

在临床上，遇到急性下腹痛的患者，应该重点询问患者的排便、排尿情况；重点检查下腹部体征，根据下腹部的脏器可能出现的疾病及特殊疾病，进行辅助检查明确腹痛病因，如妇科及泌尿系超声、盆腔 CT 等。根据结果明确诊断，进行相应治疗。诊治流程见图 2-7。

三、临床推荐处理措施

消化系统疾病导致的急性下腹痛常用医嘱同表 2-7，非消化系统疾病导致的急性下腹痛常用医嘱见表 2-10。

表 2-10　非消化系统疾病导致的急性下腹痛常用医嘱

消化内科入院常规	
一级护理	
流食或软食，必要时禁食	
血常规+血型	
床旁心电监护	
泌尿系结石、过敏性紫癜见表 2-3	
泌尿生殖系感染	检验：尿常规、尿细菌培养、便常规+潜血、肝功能、肾功能、离子、血糖、凝血象、肝炎系列、梅毒抗体、HIV 抗体、CRP 检查：泌尿系超声或妇科超声、视情况查膀胱镜 治疗：抗感染，请妇科、肾内科医师会诊
异位妊娠破裂	检验：尿常规、尿妊娠试验、便常规+潜血、血人绒毛膜促性腺激素（HCG）试验、肝功能、肾功能、离子、血糖、凝血象、肝炎系列、梅毒抗体、HIV 抗体 检查：妇科超声 治疗：腹腔诊断性穿刺术，备血，抗感染，请妇科医师会诊，判断是否急诊行手术治疗

四、常见疾病

肠道疾病如肠梗阻、缺血性肠病等可导致急性下腹痛，但常伴有排便异常等。泌尿系统疾病如急性膀胱炎、尿路梗阻等均可导致急性下腹痛。妇科疾病如异位妊娠破裂也可导致急性下腹痛，详细内容见本章第七节“常见疾病”。

（一）子宫破裂

子宫破裂是妊娠及分娩最严重的并发症之一，严重危害母儿健康。

［病因］　梗阻性难产、滥用宫缩剂、阴道助产手术损伤、子宫瘢痕、子宫畸形、子宫壁发育不良等均可导致子宫破裂。

［临床表现］　①腹部疼痛；②大出血；③感染；④产道及其他腹腔和盆腔器官组织损伤；⑤对胎儿的影响主要是不同时间和不同程度的出血造成的损伤，多数胎儿死亡。

［主要辅助检查］　阴道检查、超声检查。

［诊断］　病因+临床表现+辅助检查。

［治疗］　①有效抑制子宫收缩；②防治感染、保护胎儿；③手术治疗。

（二）急性盆腔炎

盆腔炎症性疾病是女性上生殖道感染引起的一组疾病，包括子宫内膜炎、输卵管炎、输卵管卵巢脓肿、盆腔腹膜炎等。引起盆腔炎性疾病的致病微生物多由阴道上行而来，且多为混合感染。

［病因］　①宫腔内手术操作后感染；②下生殖道感染，主要是性传播疾病；③使用不洁的月经垫、经期性交；④邻近器官炎症蔓延，如阑尾炎、腹膜炎等；⑤慢性盆腔炎急性发作；⑥宫内节育器继发感染。

［临床表现］　①腹痛伴发热，可有寒战、头痛、食欲缺乏；②月经期发病可出现经量增多，经期延长，非月经期发病可有阴道分泌物增多；③下腹部压痛可伴有反跳痛，阴道穹有明显触痛，宫颈充血水肿、举痛或摇摆痛明显，子宫两侧附件区压痛明显等。

［主要辅助检查］　阴道检查：可发现阴道充血、大量脓性分泌物，分泌物涂片可见革兰氏阴性球菌；阴道穹后部穿刺是妇科急腹症最常用且有价值的诊断方法之一，通过穿刺可获得脓性分泌物或脓汁进行培养。超声检查及男性伴侣的检查亦有助于急性盆腔炎的诊断。

［诊断］　病因+临床表现+辅助检查。

［治疗］　①卧床休息，半卧位有利于脓液积聚于直肠子宫陷凹而使炎症局限；②抗感染；③药物治疗无效、脓肿破裂、附件积脓或脓肿时需手术治疗。

五、典型病例

患者，女，41 岁。

主诉：下腹痛 5 日，加重 3 小时。

现病史：患者 5 日前受凉后自觉下腹部隐痛，腹痛与饮食无关，伴腹胀、恶心，无呕吐，伴尿频、尿急、尿痛、发热，体温最高达 38.6℃，无寒战，伴阴道分泌物增多，未给予特殊处置。3 小时前患者觉下腹痛较前明显加重，为进一步诊治而就诊。

查体：T 为 37.6℃，P 为 80 次/分，R 为 16 次/分，BP 为 100/70mmHg，一般状态尚可，痛苦病容，神志清，结膜红润，巩膜无黄染。心肺无显著异常。腹部凹陷，全腹部软，下腹部压痛，无反跳痛，肝脾未触及，腹部叩诊呈鼓音，移动性浊音呈阴性，肠鸣音 3 次/分。

[问诊和查体要点]

（1）是否有泌尿系统疾病病史？既往是否有类似发作？本次疾病前是否行宫腔内手术操作？平时生活中是否注意个人卫生？

（2）腹痛的性质？腹痛与性交、活动是否相关？

（3）有无排便习惯和性状的改变？尿色及量是否有改变？

（4）月经情况如何？性生活史如何？有无停经史？有无阴道不规则出血史？

[临床思路解析]

（1）患者腹痛5日，加重3小时，病情进展快，疼痛明显，考虑为急性腹痛。

（2）青年女性，既往无基础疾病，无外伤史，发生下腹部疼痛，腹痛与进食无关，有尿路刺激症状，阴道分泌物增多，伴发热，故考虑存在盆腔感染。

（3）因患者查体示下腹部压痛，故考虑患者为急性盆腔炎。

[诊治措施]　急查血常规、血型、尿常规、尿细菌培养、凝血象、肝功能、肾功能、离子、血糖、肝炎系列、梅毒抗体、HIV抗体，必要时进行血细菌培养。建立静脉通路，抗感染治疗，查妇科、泌尿系超声，请妇科及肾内科医师会诊。

第七节　左右下腹痛

一、概述

左右下腹部也称左右髂部，其内的脏器包括乙状结肠、盲肠、阑尾、女性卵巢和输卵管、男性精索、输尿管等。常见的疾病包括肠道疾病、腹股沟嵌顿疝、急性阑尾炎、卵巢肿瘤蒂扭转、异位妊娠破裂、输尿管结石。肠道疾病见本章第五节。如果患者既往有腹股沟疝病史，本次腹痛在腹股沟区可扪及疝囊，有触痛，则高度怀疑疝嵌顿，紧急行腹部超声或CT检查，一经确诊应积极行外科手术治疗。急性阑尾炎多表现为转移性右下腹痛，发病早期症状及体征常多变且不典型，容易造成漏诊或误诊。

左右下腹痛的凶险病因包括缺血性肠病、卵巢肿瘤蒂扭转、异位妊娠破裂。

二、诊治流程

在临床上，遇到急性左右下腹痛的患者，应该重点询问月经史；重点检查腹膜刺激征、腹部包块等。妇科、泌尿系及腹部超声或CT等有助于明确急性下腹痛的病因，给予相应治疗。诊治流程见图2-8。

三、临床推荐处理措施

消化系统疾病导致的急性左右下腹痛常用医嘱见表2-11，非消化系统疾病导致的急性左右下腹痛常用医嘱同表2-10。

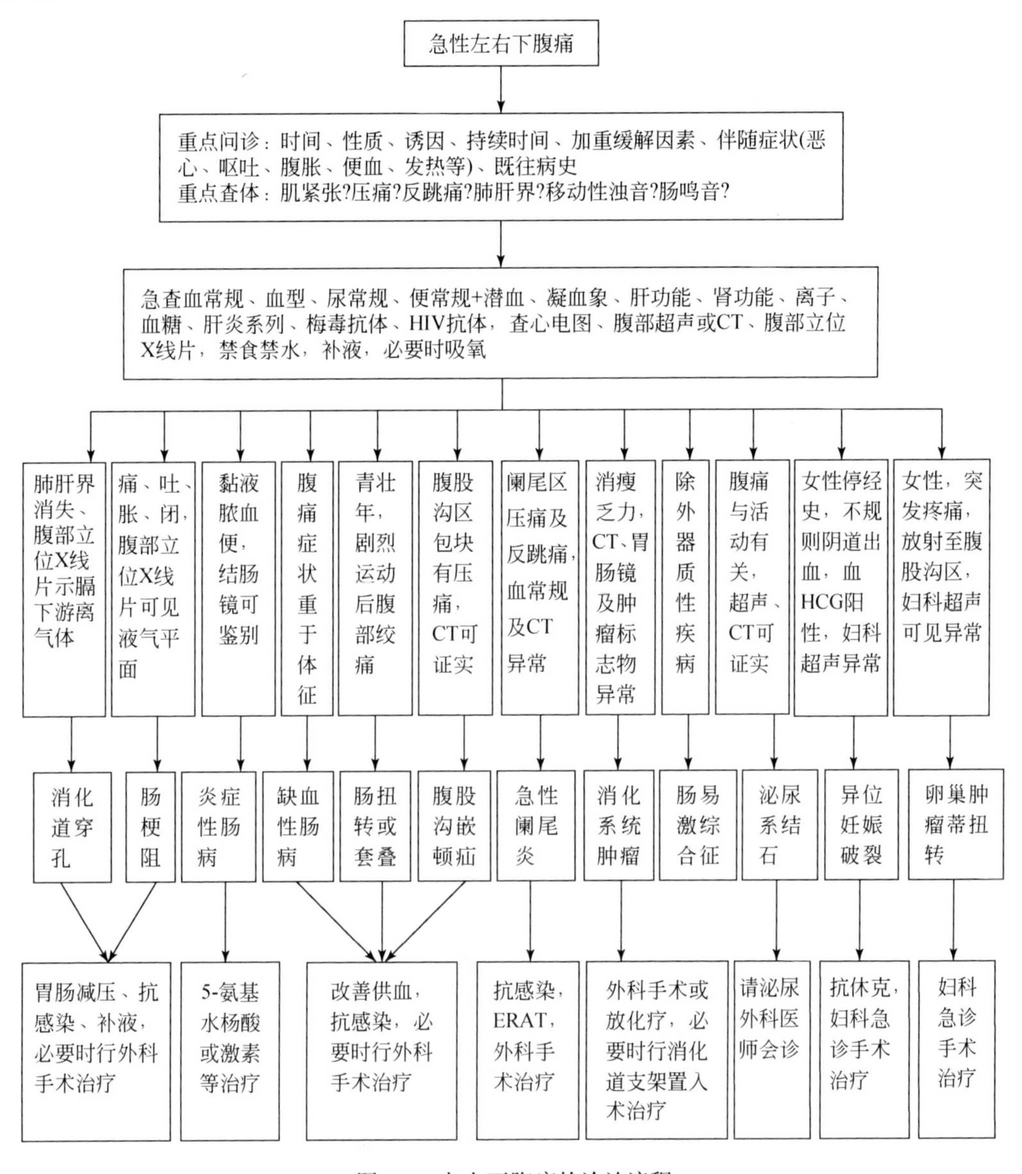

图 2-8 左右下腹痛的诊治流程

表 2-11 消化系统疾病导致的急性左右下腹痛常用医嘱

消化内科入院常规	
一级护理	
禁食禁水	
急查血常规+血型、尿常规、便常规+潜血、凝血象、肝功能、肾功能、离子、血糖、心肌酶、肌钙蛋白、肝炎系列、梅毒抗体、HIV 抗体	
床旁心电监护	
消化道穿孔见表 2-2，结肠癌合并梗阻见表 2-6，缺血性肠病、炎症性肠病、肠扭转、肠套叠见表 2-7	
腹股沟疝嵌顿	检查：腹部超声或 CT 治疗：补液，抗感染，请普外科医师会诊，行外科手术治疗

四、常见疾病

消化系统疾病，如缺血性肠病、炎症性肠病、肠扭转、肠套叠、肠梗阻、结肠占位、腹股沟嵌顿疝、急性阑尾炎、肠结核等都可表现为急性左右下腹痛，详细内容见本章第五节“常见疾病”；急性阑尾炎可出现转移性右下腹痛，详细内容见本章第一节“常见疾病”；泌尿系统疾病，如输尿管结石、泌尿系感染等可导致急性左右下腹痛，详细内容见本章第五节“常见疾病”和第四章第一节“常见疾病”。女性患者尤其要警惕妇科疾病，如卵巢肿瘤蒂扭转，育龄女性左右下腹痛尤其要警惕异位妊娠破裂。

（一）卵巢肿瘤蒂扭转

卵巢肿瘤蒂扭转好发于瘤蒂长、中等大、活动度良、重心偏向一侧的肿瘤。

[病因]　最常见的病因是卵巢囊性病变。病变引起卵巢体积增大和重量增加而引起卵巢扭转。

[临床表现]　①痛：突然发生左侧或右侧下腹剧痛，常伴恶心、呕吐，有时扭转肿瘤可自然复位，腹痛随之缓解；②可有腹肌紧张，压痛，反跳痛。

[主要辅助检查]　超声可发现附件区占位性病变，有蒂。

[诊断]　病因+临床表现+辅助检查。

[鉴别诊断]　异位妊娠破裂：育龄女性，有停经史、阴道不规则出血，可伴有头晕、心慌等循环血容量不足的表现，超声可发现一侧附件区低回声区。

[治疗]　①静脉补液；②请妇科医师会诊，行手术治疗。

（二）异位妊娠破裂

受精卵在子宫体腔以外着床称异位妊娠，也称宫外孕。其中输卵管妊娠最多见。

[病因]　①输卵管因素：炎症、感染、发育不良等。②避孕失败：放置宫内节育器或口服避孕药失败。③其他风险因素：如吸烟、内分泌异常等。

[临床表现]　①停经：多有6～8周停经史。②痛：异位妊娠未破裂前表现为左侧或右侧下腹部隐痛；当发生破裂时，突感左侧或右侧下腹部撕裂样疼痛，可伴恶心、呕吐。③阴道出血：一般不超过月经量。④循环血容量不足表现：头晕、心慌等。⑤腹肌韧，下腹压痛、反跳痛，以患侧为著。

[主要辅助检查]　血HCG检测呈阳性，临床工作中因情况紧急，可先行尿妊娠试验，同时行血HCG检测；超声可发现宫腔内空虚，宫旁出现低回声区；阴道后穹窿或腹腔可抽出不凝血。

[诊断]　病因+临床表现+辅助检查。

[鉴别诊断]　①急性输卵管炎：两侧下腹持续性疼痛，无阴道出血，无循环血容量不足表现，体温升高，超声可发现两侧附件区有低回声区；②卵巢肿瘤蒂扭转：无阴道出血，超声发现一侧附件区有低回声区，边缘清晰，有条索蒂。

[治疗]　①补液，抗休克，必要时输血；②请妇科医师会诊，行手术治疗。

五、典型病例

患者，女，27 岁。

主诉：下腹痛 1 日。

现病史：患者 1 日前无明显诱因突然自觉下腹部疼痛，以右下腹部明显，伴腹胀，伴恶心，无呕吐，腹痛与进食无关，伴发热，体温最高达 38.6℃，伴头晕、心慌、乏力，二便正常，未给予特殊处置。为进一步诊治而前来就诊。

查体：T 为 37.6℃，P 为 100 次/分，R 为 18 次/分，BP 为 80/60mmHg，一般状态差，神志清，略烦躁，结膜苍白，巩膜无黄染。心肺无显著异常。腹部平坦，全腹部韧，全腹部压痛，右下腹部及下腹部明显，反跳痛阳性，肝脾未触及，腹部叩诊呈鼓音，移动性浊音呈阳性，肠鸣音 3 次/分。

追问病史，患者诉停经 2 个月，1 日前腹痛后有阴道出血。

［问诊和查体要点］

（1）是否有泌尿系统疾病病史？既往是否有类似发作？疼痛有无缓解过程？平时生活中是否注意个人卫生？

（2）腹痛的性质？放射痛的位置？有无转移性腹痛的特点？乏力的程度？

（3）有无排便习惯和性状的改变？尿色是否有改变？

（4）患者虽处于绝经年龄，但一定要追问月经情况、性生活情况、有无停经史及阴道不规则出血情况。

（5）查体注意是否有结膜苍白、移动性浊音、腹膜刺激征？

［临床思路解析］

（1）患者腹痛 1 日，伴乏力，血压下降、脉搏增快，病情进展快，生命体征不平稳，故考虑患者为急症。

（2）青年女性，无既往基础疾病，无外伤史，发生下腹部疼痛，腹痛与进食无关，二便正常故不考虑消化系统疾病，首先考虑泌尿生殖系统疾病。因患者查体可见全腹部韧，压痛，反跳痛，考虑腹膜炎征象。移动性浊音呈阳性，有头晕、心慌、乏力、结膜苍白等表现，故考虑患者为腹腔出血。

（3）结合患者停经史及阴道不规则出血，考虑异位妊娠破裂出血可能性大。

［诊治措施］ 急查血常规、血型、尿常规、尿妊娠试验、血 HCG 测定、凝血象、肝功能、肾功能、离子、血糖、肝炎系列、梅毒抗体、HIV 抗体，建立静脉通路，补液，必要时输血，行腹腔诊断性穿刺术及妇科超声，紧急联系妇科医师会诊，行手术治疗。

（褚艳杰　刘　静　徐睿玲）

第三章 意识障碍

在临床工作中消化内科接诊意识障碍的患者不多，但此类患者大多数情况下起病急、病情较重，容易出现危及患者生命的情况，所以意识障碍也是消化内科急症之一。引起意识障碍的病因有很多，不仅包括消化系统疾病，而且全身各个系统出现严重病变或疾病终末期时都会引起意识障碍，所以在临床工作中需要仔细问诊和查体，以尽快明确诊断，并在第一时间给予有效诊治，为患者争取“生机”及提高患者生存质量。

一、概述

意识障碍指人对周围环境及自身状态的识别和觉察能力出现障碍，多由高级神经中枢功能活动受损所致，是临床常见症状。意识障碍病因多种多样，消化系统最常见的是肝性脑病引起的意识障碍，其他系统疾病还包括颅内感染、脑血管疾病、心肺系统疾病、内分泌系统疾病、水电解质及酸碱平衡紊乱、各种毒物药物中毒等情况，将在每节分别进行介绍。

二、问诊要点

1. 意识障碍 需要询问发病时间、诱因、起病缓急、意识障碍程度及持续时间、病程演变等。必要时还需要询问有无服药、服毒、饮酒、发病周围环境中是否有炉火等情况。如为数小时内发病，则心脑血管疾病可能性较大；在一段时间后发病，且有肝、肾、内分泌、自身免疫性等基础疾病，这些基础疾病引起意识障碍的可能性大；发病前有劳累、激动等情绪变化，则心脑血管疾病可能性大；涉及激素或利尿剂用量调整，则肝、肾疾病及内分泌疾病可能性大。

2. 伴随症状 伴发热，见于重症感染性疾病、脑出血、蛛网膜下腔出血、脑炎、脑膜炎、败血症等。伴呼吸缓慢，见于吗啡、有机磷杀虫剂中毒等。伴瞳孔散大，见于脑疝、脑外伤，颠茄类药物、酒精、氰化物等中毒，以及癫痫、低血糖状态等。伴瞳孔缩小，见于吗啡类药物、巴比妥类药物、有机磷杀虫药中毒等。伴心动过缓，见于房室传导阻滞、颅内高压及吗啡类药物中毒、甲状腺功能减退等。伴高血压，见于高血压脑病、脑血管意外、尿毒症等。伴低血压，见于各种原因的休克。伴皮肤黏膜改变，如出血点瘀斑和紫癜，见于严重感染和出血性疾病，口唇呈樱桃红色则提示一氧化碳中毒。伴脑膜刺激征，见于脑膜炎、脑炎等中枢神经系统感染及蛛网膜下腔出血等，常见于中枢神经系统感染。伴视盘水肿，见于高血压脑病、颅内占位性病变等。伴肌震颤，见于酒精或镇静药物过量、拟交感神经药物中毒等。伴偏瘫，见于脑梗死、脑出血、脑外伤等。伴肌肉强直，见于低钙血症、破伤风、弥漫性脑病等。伴体温过低，见于低血糖、肝性脑病、甲状腺功能减退等。

3. 诊疗经过 需要询问发病后进行过何种检查及检查结果如何，以便尽快作出临床初步诊断，并避免不必要的重复检查。还需要询问有关治疗的药物名称、剂量及效果等。

4. 既往相关疾病 有无中枢神经系统疾病（如癫痫及颅脑外伤史等）、心血管系统疾病、呼吸系统疾病、消化系统疾病（如肝硬化病史等）、泌尿系统疾病（如慢性肾病、尿毒症史等）、内分泌系统疾病（如糖尿病、甲状腺疾病史等）等。

三、诊治流程

在临床上，接诊意识障碍患者，首先要稳定患者的生命体征，这比明确诊断更有意义。可按以下步骤进行：接诊后首先检查患者生命体征是否平稳，注意患者呼气气味，皮肤黏膜的色泽、弹性、温度、湿度，以及有无皮疹、出血点及色素沉着等，注意瞳孔大小及对光反射情况，眼球位置，有无凝视，眼底是否有出血及是否出现视盘水肿，有无脑膜刺激征，有无肢体运动障碍及姿势异常等。根据患者生命体征及意识障碍程度判断病情轻重，重症患者立即监测生命体征，吸氧，血气分析，建立静脉通路，给予其他必要的抢救措施。通过询问病史及进行查体，初步判断是哪个系统的疾病，若涉及其他系统疾病，需请相关科室医师会诊。根据患者辅助检查结果，如血常规、肝功能、肾功能、离子、头颅 CT、MRI、心电图等，考虑患者原发病，并请相关科室医师会诊，给予相应治疗方案：如低血糖——迅速推注 50%葡萄糖溶液，监测指尖血糖等；休克——补液、强心、抗感染等；脑水肿、脑疝——脱水、利尿等；急性左心衰竭——强心、利尿、扩血管等；急性中毒——血液净化等。诊治流程见图 3-1。

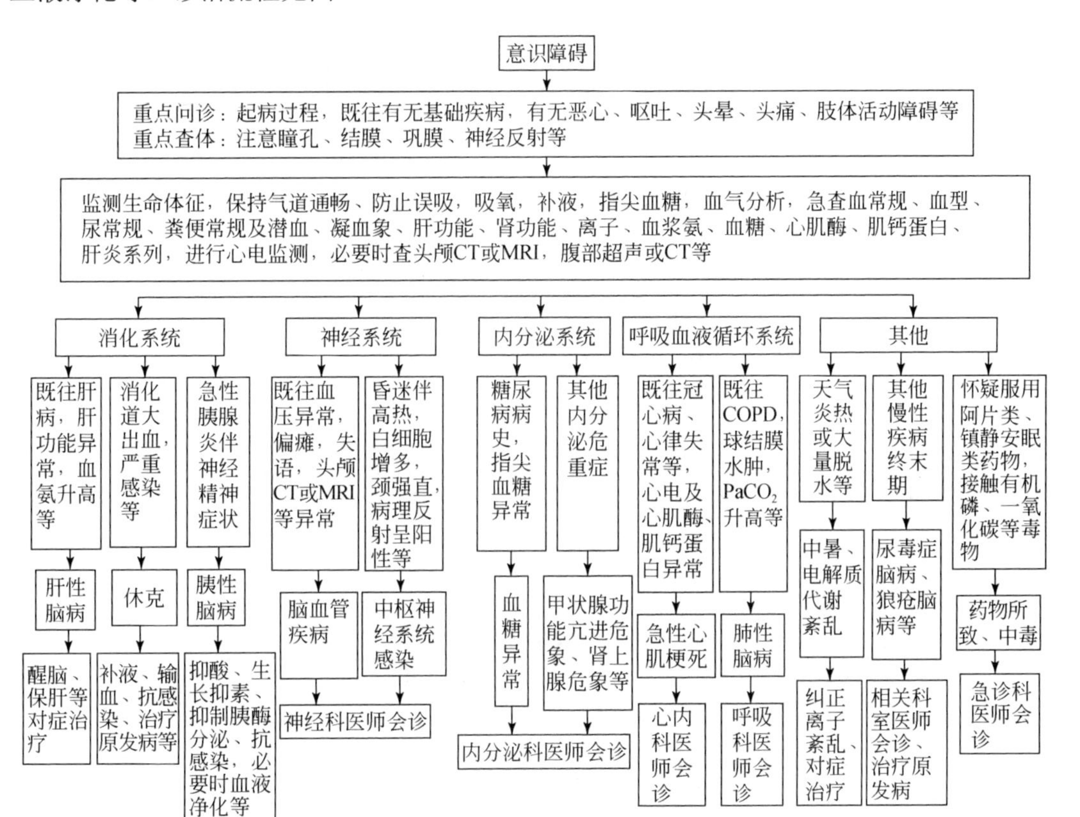

图 3-1 常见引起意识障碍疾病诊治流程

四、必会知识点

（一）意识障碍分类

1. 以意识水平改变为主的意识障碍

（1）嗜睡：最轻的意识障碍，是一种病理性嗜睡，患者陷入持续睡眠状态，能被唤醒，能正确回答问题并作出各种反应，当刺激消除后又再入睡。

（2）昏睡：接近于人事不省的意识状态，患者处于熟睡状态，仅在强烈刺激下可被唤醒，但很快再次入睡。

（3）昏迷：指严重的意识障碍，表现为意识的中断或完全丧失，各种强刺激不能使其觉醒，按严重程度分为三个阶段。

1）轻度昏迷：意识大部分丧失，对声光刺激无反应，无自主运动，对疼痛刺激尚可出现痛苦的表情或肢体退缩等防御反应。

2）中度昏迷：对周围事物及各种刺激均无反应，对剧烈刺激可出现防御反射。

3）深度昏迷：对各种刺激全无反应，全身肌肉松弛，深、浅反射均消失。

2. 以意识内容改变为主的意识障碍

（1）意识模糊：较嗜睡稍深的一种意识障碍，患者可保持简单的精神活动，但对时间、人物、地点的定向能力发生障碍。

（2）谵妄：高级神经中枢急性活动失调状态，以兴奋性增高为主，表现为定向力丧失、意识模糊、感觉错乱、言语杂乱、躁动不安。

3. 特殊类型的意识障碍 包括去皮质综合征、无动性缄默症、自主状态。

（二）意识障碍常见疾病

常见的消化系统疾病：肝性脑病、消化道出血导致的失血性休克、化脓性胆管炎等疾病导致的感染性休克、胰性脑病等。神经系统疾病：脑出血、脑梗死、短暂性脑缺血发作、癫痫、中枢神经系统感染等。内分泌系统疾病：糖尿病酮症酸中毒、高渗高血糖综合征、低血糖昏迷、甲状腺功能亢进危象、甲状腺功能减退黏液性水肿昏迷、肾上腺危象等。心肺系统疾病：急性心肌梗死、心力衰竭、肺性脑病等。还包括常见药物及毒物中毒，严重的水电解质及酸碱平衡紊乱等。

（三）肝性脑病的临床分期（表 3-1）

表 3-1 肝性脑病临床分期

分期	临床表现
0 期（潜伏期）	无行为、性格的异常，无神经系统病理性体征，脑电图正常，只在心理测试或智力测试时有轻微异常
1 期（前驱期）	轻度性格改变和精神异常，如焦虑、欣快、激动、淡漠、睡眠倒错、健忘等，可有扑翼样震颤。脑电图多正常。此期临床表现不明显，易被忽略
2 期（昏迷前期）	嗜睡、行为异常、言语不清、书写障碍及定向障碍。有腱反射亢进、肌张力增高、踝阵挛及巴宾斯基征阳性等神经体征，有扑翼样震颤，脑电图有特征性异常

续表

分期	临床表现
3期（昏睡期）	昏睡，但可唤醒，醒时尚能应答，常有神志不清或幻觉，各种神经体征持续或加重，有扑翼样震颤，肌张力高，腱反射亢进，锥体束征阳性。脑电图有异常波形
4期（昏迷期）	昏迷，不能唤醒。患者不能合作，且无法引出扑翼样震颤。浅昏迷时，腱反射和肌张力仍亢进；深昏迷时，各种反射消失，肌张力降低。脑电图有明显异常

第一节 消化系统疾病引起的意识障碍

一、概述

消化系统最常见的引起意识障碍的疾病是肝性脑病，它是在各种严重肝脏疾病基础之上出现的，是肝硬化失代偿期常见的并发症。其他消化系统可引起意识障碍的疾病还包括消化道出血引起的失血性休克、严重腹腔内感染引起的感染性休克、胰腺炎引起的胰性脑病及消化系统肿瘤终末期引起的严重离子紊乱、酸碱平衡失调等。

肝性脑病是由于急性或慢性严重肝功能障碍或门体静脉异常分流所引起的可逆性中枢神经系统功能异常综合征，临床主要表现为神经和精神系统的异常症状和体征，如意识障碍、行为失常和昏迷等，是严重肝病常见的并发症和死亡原因之一。

消化道出血相关知识已在第一章详细讲述，在此主要讲述消化道大出血导致失血性休克引起的意识障碍。患者短时间内出血量＞1000ml，可出现休克表现。临床表现包括明显的直立性低血压，即由平卧位改为坐位时血压下降幅度＞15mmHg，心率增快幅度＞10 次/分，或者收缩压＜90mmHg，心率＞120 次/分，伴有面色苍白、四肢湿冷、烦躁不安或神志不清。消化道大出血病情急、变化快，抗休克、迅速补充血容量应放在一切治疗措施的首位。

腹腔中有空腔及实质性脏器等，脏器多且结构复杂。当某一脏器感染或穿孔时可能会引起弥漫性腹膜炎、周围脏器粘连。接诊疑似腹腔感染的患者时，一定要对腹部进行重点查体，尤其是腹部触诊，明确患者腹痛部位、有无急腹症，必要时请普外科医师会诊。引起感染性休克的消化系统疾病包括急性梗阻化脓性胆管炎、急性胆囊炎、急性阑尾炎、严重肠梗阻、重症胰腺炎等。需根据患者病史、体征及相关辅助检查结果及时准确判断患者情况，给予抗感染等对症处理，避免感染加重引起多脏器衰竭等危及患者生命。

二、诊治流程

接诊疑似肝性脑病的患者，首先要评估患者一般状态，生命体征是否平稳，是否可能危及生命。若病情危重，首先给予对症抢救；若病情尚可，仔细询问病史，如高蛋白饮食、感染、上消化道出血、大量利尿、应用镇静催眠类药物等；查体，包括检查计算力、定向力、有无扑翼样震颤，结膜是否苍白，巩膜是否黄染，肝脾是否肿大，是否有移动性浊音等。然后完善相关辅助检查，明确有无肝硬化或肝恶性肿瘤，尽量找到此次发病诱因，明确诊断，如病毒性肝炎、酒精性肝病、自身免疫性肝炎等，随后给予相应治疗。

接诊失血性休克导致意识障碍患者的流程与消化道出血类似，应尽量在最短时间内抗休克、维持血流动力学稳定，并积极给予止血，以及急诊行内镜治疗、介入治疗或外科治疗。

接诊疑似感染性休克导致意识障碍的患者，应首先稳定患者生命体征。若生命体征不平稳，需先对症进行抢救；待生命体征平稳后，仔细询问患者有无胆囊结石、腹部手术等病史；重点检查腹部有无腹膜刺激征，有无外科会诊指征。然后完善相关辅助检查，尽早明确患者病因。早期足量补液及抗感染是治疗感染性休克的重点，必要时行超声引导下穿刺、内镜下介入或外科手术治疗等。

以上消化系统疾病导致意识障碍的诊治流程见图 3-2。

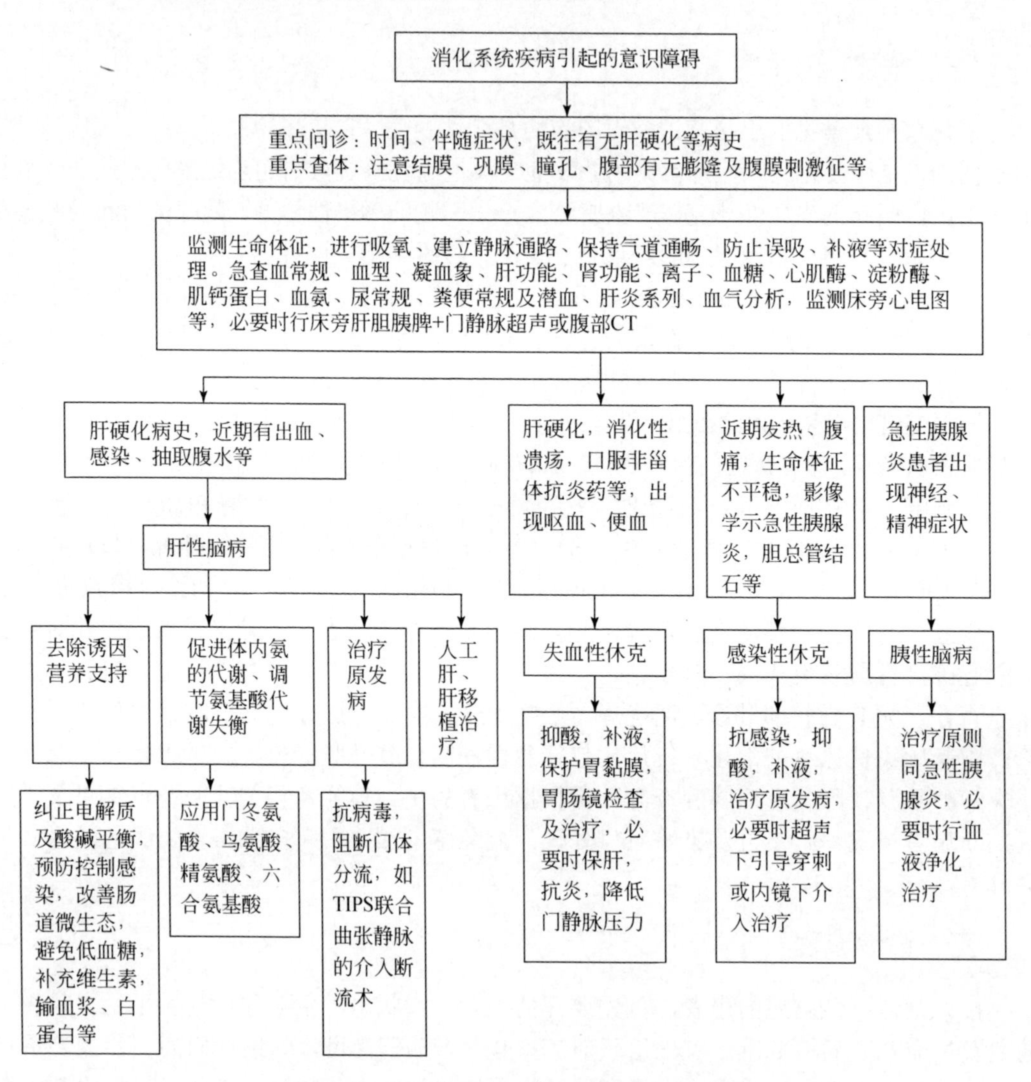

图 3-2 消化系统疾病引起的意识障碍诊治流程

三、临床推荐处理措施

消化系统疾病引起的意识障碍的临床推荐处理措施中常用医嘱见表 3-2。

表 3-2 消化系统疾病引起意识障碍的常用医嘱

消化内科入院常规	
一级护理	
禁食禁水	
急查血常规+血型、凝血象、肝功能、肾功能、离子、血糖、心肌酶、肌钙蛋白、肝炎系列、梅毒抗体、HIV 抗体、尿常规、便常规+潜血	
床旁心电监护	
肝性脑病	检查：急查血浆氨、肝胆胰脾+门静脉超声或 CT 治疗：去除诱因、降血氨、调节氨基酸代谢、醒脑、抗感染、营养支持、对症治疗等
失血性休克	检查：急查血常规+血型、采血样、凝血象等 治疗：抑酸、输血、止血、补液、保护黏膜，肝硬化门静脉压升高导致的出血需用生长抑素、保肝治疗。药物治疗无效时，可行急诊内镜止血、介入或外科手术治疗
感染性休克	检查：急查血常规+血型、合并呼吸困难可查血气分析、全腹部 CT、胰胆管水成像（MRCP） 治疗：抗感染、抗休克、补液营养支持、对症治疗。药物治疗无效时，可行超声引导下介入治疗、内镜下治疗及外科手术治疗
胰性脑病	检查：急查血常规+血型、血尿淀粉酶、胰腺 CT、MRCP 等 治疗：抑制胰腺分泌及胰酶活性，醒脑，抗感染，补液，对症治疗。药物治疗无效时，考虑行血液净化治疗

四、常见疾病

（一）肝性脑病

［病因及诱因］ 大部分肝性脑病由肝硬化引起，其他病因包括重症肝炎、暴发性肝衰竭、原发性肝癌及妊娠期严重脂肪肝等。肝性脑病的常见诱因有消化道出血、大量排钾利尿、抽放腹水、高蛋白饮食、镇静催眠药、麻醉药、便秘、外科手术及感染等。

［临床表现］ 肝性脑病临床可分为 0 期（潜伏期）、1 期（前驱期）、2 期（昏迷前期）、3 期（昏睡期）和 4 期（昏迷期），详见表 3-1。

［主要辅助检查］ 血浆氨升高，肝功能改变包括转氨酶、胆红素、白蛋白等异常，腹部影像学检查可提示肝硬化改变。

［诊断标准］ 病因+临床表现+辅助检查。

［鉴别诊断］ ①低血糖：一般有糖尿病病史，典型的惠普尔三联征特点。②糖尿病酮症酸中毒：有糖尿病病史，呼气有烂苹果味，血糖明显升高，尿酮体阳性，血气分析可见明显酸中毒表现。③尿毒症脑病：有肾功能不全病史，尿少或无尿，肌酐明显升高。④脑血管意外：大多有高血压病史，可伴头痛、呕吐等症状，头颅 CT 或 MRI 可鉴别。⑤中枢神经系统感染：有发热，可有颈强直或其他病理性体征，腰椎穿刺化验脑脊液可鉴别诊断。

［治疗］ 具体见表 3-3。

1. 一般治疗 禁蛋白饮食，因肝硬化患者多伴有食管胃底静脉曲张，尽量以流食或软食为主。注意休息，减少体力活动。

表 3-3 肝性脑病患者常用医嘱

消化内科入院常规
一级护理，必要时标记病危
血压、脉搏、血氧、心电监护
中心吸氧
禁蛋白饮食
急查血常规+血型、血浆氨、凝血象、肝功能、肾功能、离子、血糖、肝炎系列、尿常规、便常规+潜血、甲胎蛋白，肝胆胰脾＋门静脉超声或CT
弱酸溶液灌肠
促进体内氨的代谢：5%葡萄糖 250ml+门冬氨酸鸟氨酸 20g，每日 1 次，静脉滴注
调节氨基酸代谢：六合氨基酸 250ml，每日 1 次，静脉滴注
减少肠道对氨的吸收：乳果糖 15ml，每日 2～3 次，口服
减少肠道细菌产氨：左氧氟沙星 0.6g，每日 1 次，静脉滴注
保肝：还原型谷胱甘肽、复方二氯醋酸二异丙胺注射液、复方甘草酸苷注射液等，详见附录
调节肠道微生态环境：复方双歧杆菌 2 片，每日 3 次，口服

2. 去除诱因

（1）纠正水电解质及酸碱平衡：肝硬化患者经常在大量应用利尿剂的情况下出现低钾性碱中毒而致肝性脑病，故肝硬化患者出现腹水时切记利尿剂剂量不可过大。

（2）预防和控制感染：肝硬化失代偿期患者合并消化道出血及腹水时易发生感染，应常规应用抗生素防治感染，可应用喹诺酮类及头孢类药物等。

（3）改善肠内微生态

1）止血和清除肠道积血：可口服乳果糖导泻，生理盐水或弱酸液灌肠。

2）防治便秘：口服乳果糖或乳果糖保留灌肠。

3）口服抗生素：利福昔明、甲硝唑、新霉素等。

4）慎用镇静药物及损害肝功能的药物：肝性脑病患者出现烦躁抽搐时，禁用阿片类、巴比妥类、苯二氮䓬类镇静剂，可酌情使用异丙嗪、氯苯那敏等抗组胺药。

3. 营养支持治疗 因为肝是糖原储备库，所以肝损害时患者容易出现低血糖。保障能量供应，避免低血糖。补充维生素，必要时输血浆或白蛋白。要注意，静脉输入白蛋白不会引起体内血氨升高，安全有效。

4. 降血氨 5%葡萄糖 250ml 加门冬氨酸鸟氨酸 20g，每日 1 次，静脉滴注；5%葡萄糖 250ml 加精氨酸 15g～20g，每日 1 次，静脉滴注。

5. 调节氨基酸代谢 六合氨基酸 250ml，每日 1 次，静脉滴注。

6. 阻断门体分流 经颈静脉肝内门体分流手术（TIPS）联合曲张静脉的介入断流术。

7. 患者健康教育

（1）一级预防：指患者有发生肝性脑病的风险，但尚未发生肝性脑病。目标是预防肝性脑病发生，改善生活质量，减少住院率，重点在于治疗肝原发病及营养干预。提倡早发现，尽量避免及去除诱因。措施包括积极预防及治疗感染、消化道出血、电解质紊乱、酸碱平衡失调、便秘等，避免大量利尿及抽放腹水，避免高蛋白饮食及大剂量应用麻醉及镇静剂等。二级预防：第一次发生肝性脑病后，患者再次发生肝性脑病的风险升高。二级预防的重点是患者及家属的健康教育，控制血氨升高，调节肠道微生态，避免一次性摄入大量蛋白质，乳果糖可作为预防性用药，指导家属观察患者行为、性格变化，尽可能做到早发现、早诊断、早治疗。

（2）患者出院后需告知其注意事项

1）避免从事重体力活动。

2）忌酒，尽量不吃成分不明确的药品及保健品，失眠患者在医师指导下口服镇静、安眠类药物。

3）有食管胃底静脉曲张的患者进食不可过硬、过快，尽量避免辛辣、刺激食物。

4）多吃含维生素的蔬菜和水果，保持大便通畅，不宜进食过多高蛋白食物，少吃产气多的食物。

5）低盐饮食，限制钠和水的摄入。

6）避免着凉及不洁饮食，避免感染。

7）针对病因治疗，如戒酒、口服抗乙肝及丙肝病毒药物。应做到3～6个月随访一次，包括肝功能、病毒定量、肝脏影像学检查等。

8）有肝性脑病症状的患者应避免进行危险性操作，如驾车及高空作业等。

9）乙肝及丙肝患者可以与家人共同就餐，但应避免血液传播风险。

（二）失血性休克

［病因］　包括消化性溃疡出血、肝硬化失代偿期食管胃底静脉曲张出血、严重小肠或下消化道出血等。

［临床表现］　消化道出血患者短时间内出血量＞1000ml，可出现休克表现，包括面色苍白、四肢湿冷、烦躁不安或神志不清，明显的直立性低血压，即由平卧位改为坐位时血压下降幅度＞15mmHg，心率增快幅度＞10次/分，或者收缩压＜90mmHg，心率＞120次/分。

［主要辅助检查］　血常规或内镜检查。

［诊断］　病因+临床表现+辅助检查。

［治疗］　治疗原则同消化道出血，需紧急建立静脉通路，补液，及时输血，应用足够止血药物对症治疗，必要时行急诊内镜、介入或外科手术治疗。

（三）急性梗阻化脓性胆管炎

［病因］　包括胆总管结石、胆道寄生虫、胆道肿瘤、胆管炎性狭窄等。部分病例也可由胆肠吻合口狭窄、胆道支架术后支架堵塞引起。

［临床表现］　腹痛、黄疸、发热、休克、中枢神经系统抑制，简称Reynolds五联征。患者可有发热，达40℃以上，血压下降、脉搏细速、口唇发绀、全身可出现出血点及皮下瘀斑。剑突或右上腹压痛，可有腹膜刺激征。

［主要辅助检查］　血常规中白细胞计数及中性粒细胞比例升高，肝功能异常，凝血酶原时间延长，血气分析可有氧分压下降，可见代谢性酸中毒及脱水、低钠血症等电解质

紊乱表现。可行肝胆胰脾超声或 CT、MRCP 等检查。

［诊断］ 病因+临床表现+辅助检查。

［鉴别诊断］ 与其他引起腹痛、发热、黄疸的疾病相鉴别。

［治疗］ 常用医嘱见表 3-4。抗感染、补液、纠正水电解质及酸碱平衡紊乱、对症支持治疗等。必要时可行经皮肝穿刺胆道引流（PTCD）、内镜下逆行胰胆管造影（ERCP）相关治疗或外科手术治疗等。患者一般状态有所恢复后必要时行外科手术治疗（ERCP 相关治疗详见第五章第二节）。

表 3-4 急性梗阻化脓性胆管炎患者常用医嘱

消化内科入院常规
一级护理
禁食禁水
监测生命体征、吸氧
急采血：查血常规、血型、尿常规、尿淀粉酶、便常规+潜血、凝血象、肝功能、肾功能、离子、血糖、心肌酶、血清淀粉酶、肌钙蛋白、血气分析、肝炎系列、CRP 等，行心电图、肝胆胰脾超声或 CT、MRCP 等检查
解痉镇痛：必要时山莨菪碱 10mg 肌内注射；必要时盐酸布桂嗪或盐酸哌替啶注射液 25～100mg 肌内注射
抗感染：0.9%氯化钠注射液 100ml+厄他培南 1.0g，每日 1 次，静脉滴注（先经验用药，待细菌培养及药物敏感试验结果回报后调整抗生素）
保肝：如肝功能异常应用保肝药物
补液：根据出入量及所需热量补液（建议成人每日补液 3000ml 左右）
根据患者病情酌情选择 PTCD 或 ERCP 相关治疗或外科手术治疗

（四）胰性脑病

［临床表现］ 可发生于急性胰腺炎起病早期，也可发生于疾病恢复期，是急性胰腺炎的严重并发症之一。急性胰腺炎患者出现定向力障碍、幻觉、耳鸣、复视、谵妄、语言障碍、肢体僵硬、意识障碍、精神失常、昏迷等神经系统症状，要注意是否发生胰性脑病。

［主要辅助检查］ 胰腺 CT，血常规，血尿淀粉酶等。

［诊断］ 由于缺乏特异性临床症状、体征和可靠的影像学及实验室诊断标准，胰性脑病是一种排除性诊断。具有明确的急性胰腺炎或慢性复发性胰腺炎病史；在原发病的基础上，出现不能用其他原因解释的症状，如中枢神经系统器质性改变、休克、继发性脑循环障碍、肝肺肾功能障碍、维生素 B 缺乏、糖代谢紊乱等。满足上述条件应首先考虑胰性脑病。

［鉴别诊断］ 主要与其他引起意识障碍的疾病相鉴别，如脑血管意外、糖尿病酮症酸中毒等。

［治疗］ 参考第二章第一节常见疾病中急性胰腺炎相关内容。其他治疗包括甘露醇脱水控制颅内压；亚低温治疗降低脑氧耗，实施脑保护；使用胆碱、辅酶 A 等中枢神经营养药物及适度的镇静等；必要时行血液净化治疗。

五、典型病例

病例一　患者，女，50 岁。

主诉：发热 5 日，出现意识障碍 1 日。

现病史：患者 5 日前无明显诱因出现发热，最高达 38.3℃，无寒战，无头痛，无明显腹痛，轻度腹胀，自行口服退热药物无明显缓解。1 日前出现烦躁，易激惹，同时出现计算力及定向力障碍，门诊以"意识障碍待查，肝性脑病？"收入院。病程中睡眠倒错，二便无明显改变，体重无明显下降。

既往史：慢性乙型病毒性肝炎 20 余年，肝硬化 5 年，未经系统治疗。

查体：生命体征平稳，肝病病容，昏睡，可唤醒。巩膜轻度黄染，可见蜘蛛痣及肝掌，双肺未闻及干湿啰音，腹软，腹部膨隆，无压痛及反跳痛，肝脏肋下未触及，脾肋下 2cm 可触及，移动性浊音呈阳性，腱反射肌张力亢进，扑翼样震颤阳性。

辅助检查：CT 示肝硬化，腹腔大量积液。ALT 为 98U/L，AST 为 236 U/L，白蛋白为 25g/L，血浆氨为 184μmol/L，PT%为 35%，WBC 为 11.2×10^9/L，PLT 为 65×10^9/L。

［问诊和查体要点］

（1）起病时间、诱因，如是否进食过量高蛋白食物，近期是否有呼吸道、腹腔感染，是否应用镇静类药物？

（2）除发热外，有无呼吸困难、寒战、乏力等伴随症状？

（3）是否在其他医院诊治，效果如何？

（4）查体结果中结膜有无苍白，双下肢有无水肿等？

［临床思路分析］　该患者既往有慢性病毒性肝炎，肝硬化病史，未予以系统治疗，此次以发热为首发症状，表明患者体内存在感染，CT 示腹水。可推测患者腹水导致腹腔感染可能性大。患者存在导致肝性脑病的常见诱因，出现意识障碍，查体可见肝病面容、巩膜黄染、蜘蛛痣、肝掌、扑翼样震颤阳性，实验室化验结果示肝损害、白细胞升高、血氨升高，故可诊断肝性脑病。

［处理措施］　入院后，给予禁蛋白饮食、保肝、促进氨代谢、抗感染、抽放腹水、利尿、对症等治疗，患者入院次日体温降至正常，意识转清，可正确回答问题，计算力及定向力有所恢复。治疗 3 日后患者出院，并给予患者相应生活指导，尽量减少肝性脑病诱因，避免发作，提高患者生存质量。

病例二　患者，男，53 岁。

主诉：黑便 2 日，呕血 1 日。

现病史：患者 2 日前进食干硬食物后出现黑便，共排 5 次黑便，不成形，共约 800g，1 日前出现呕血，暗红色，含有凝血块，不成形，约 200ml，伴有头晕、心悸、出汗，无一过性意识丧失，为求诊治而就诊，门诊以"消化道出血"收入院。病程中小便正常，睡眠欠佳。

既往史：慢性乙型病毒性肝炎、肝硬化失代偿期。反复因消化道出血而入院治疗，曾行内镜下静脉曲张套扎术 2 次。

查体：BP 为 80/40mmHg，HR 为 124 次/分，脉搏细速，一般状态差，意识模糊，四肢湿冷，结膜苍白，巩膜黄染，心肺无显著异常，腹部膨隆，移动性浊音呈阳性，双下肢水肿。

辅助检查：入院后急查血常规，示 HGB 为 52g/L，凝血象示 PT%为 36%，肝功能示 ALT 为 103U/L，AST 为 236 U/L，CT 示肝硬化、腹水。

［问诊和查体要点］

（1）既往有无口服非甾体抗炎药史，近期有无上腹痛、饱胀不适等？

（2）有无针对慢性乙型病毒性肝炎的系统治疗和检查，如抗病毒、定期复查等？

（3）既往有无确诊过肝占位或怀疑肝恶性肿瘤等？

（4）查体结果中有无肝掌、蜘蛛痣、腹膜刺激征等？

［临床思路分析］ 患者既往诊断明确，肝硬化失代偿期，慢性乙型病毒性肝炎，多次内镜下治疗史，此次因进食干硬食物出现消化道大出血导致失血性休克，故考虑食管胃底静脉曲张再次破裂出血的可能性大。此次出血量大，病情危重，患者已经出现四肢湿冷、脉搏细速的休克表现，需第一时间给予紧急抢救治疗，尽量挽救患者生命。

［处理措施］ 监测生命体征，吸氧、建立静脉通路、抑酸、生长抑素、止血、输血、补液等。经以上治疗后，患者出血仍未停止，反复呕血，后行急诊内镜检查发现食管静脉曲张破裂活动性出血，给予食管静脉曲张套扎后出血停止，患者病情逐渐好转。

病例三 患者，女，69 岁。

主诉：右上腹痛伴发热 10 余日，意识模糊 1 日。

现病史：患者 10 余日前无明显诱因出现右上腹痛，为持续性钝痛，伴有发热，最高达 39℃，伴有寒战，无明显呼吸困难。1 日前出现意识模糊、嗜睡，可唤醒，无法正确回答问题，为求进一步诊治而就诊。病程中尿色加深，大便发白，周身瘙痒，睡眠差。

既往史：有胆囊结石病史。

查体：一般状态差，BP 为 95/50mmHg，HR 为 110 次/分，T 为 38.6℃，意识模糊，无法正确回答问题。皮肤、巩膜黄染，右上腹压痛明显，无肌紧张及反跳痛。

辅助检查：WBC 为 12.5×10^9/L，NEU%为 89%，ALT 为 239U/L，AST 为 362U/L，GGT 为 1026U/L，TBil 为 248μmol/L，DBil 为 239μmol/L。肝 CT 及 MRCP 示胆囊结石，胆囊增大，胆总管扩张，胆总管结石。

［问诊和查体要点］

（1）腹痛发作前有无进食油腻食物，腹痛是否与体位有关？是否有加重和缓解腹痛的因素？

（2）每日发热次数，体温波动情况，应用退热药物后效果如何？

（3）有无其他医院治疗史，检查及治疗结果如何？

（4）查体注意有无腹膜刺激征及墨菲征？

［临床思路分析］ 患者既往胆囊结石，此次发病以腹痛、黄疸、发热为主，后期出现意识障碍，入院后测得血压偏低，呈 Reynolds 五联征典型表现，加上辅助检查可明确诊断为急性化脓性胆管炎、胆总管结石、低位胆道梗阻、梗阻性黄疸、胆囊结石、胆囊炎。

［处理措施］ 给予抑酸、抗炎、保肝、补液、降温、镇痛等治疗，患者血压仍较低，生命体征不平稳，急诊行内镜下 ERCP 取石及鼻胆管引流治疗。患者腹痛减轻，逐渐退热，意识恢复，状态明显好转。

第二节 神经系统疾病引起的意识障碍

一、概述

在消化科接诊的意识障碍患者中，也有一部分患者是由神经系统疾病引起的。神经系统疾病包括脑血管疾病、癫痫和中枢神经系统感染等。脑血管疾病指由于各种原因导致的急慢性脑血管病变，包括脑出血、脑梗死、短暂性脑缺血发作（TIA）等。作为神经系统的常见病及多发病，是导致人类死亡及致残的主要疾病之一。脑血管疾病起病急，进展迅速，患者多伴有意识障碍。

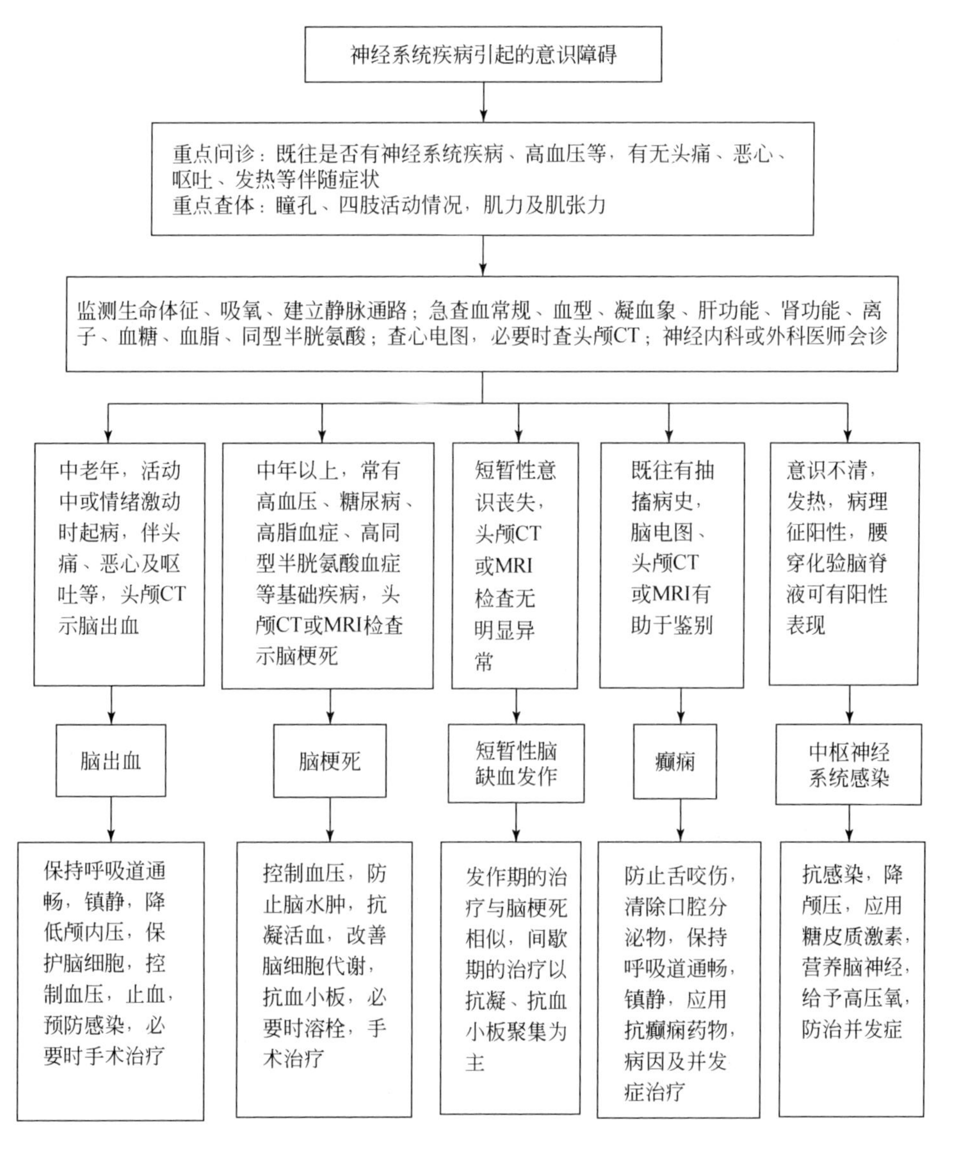

图 3-3 神经系统疾病引起的意识障碍诊治流程

二、诊治流程

在临床上，接诊疑似神经系统疾病导致的意识障碍患者，应在病情允许的第一时间行头颅 CT 或 MRI，必要时行颈部血管超声或血管造影检查。根据患者具体情况给予相应治疗，并请神经科医师协助诊治。若患者病情重，不能做头颅 CT 或 MRI，也需要请神经科医师协助诊治。诊治流程见图 3-3。

三、临床推荐处理措施

在明确诊断之后根据患者病情在神经科医师的指导下具体处理，如抗凝、抗血小板、抗病毒、溶栓、抗感染、纠正离子紊乱等治疗。

四、常见疾病

（一）脑出血

脑出血指原发性非外伤性脑实质内出血。

［病因］ 60%由高血压合并小动脉硬化所致，30%由动脉瘤或动静脉血管畸形破裂所致，还包括脑动脉粥样硬化、血液病、脑淀粉样血管病变、抗凝或溶栓治疗等。经常在活动、用力或精神受刺激后起病。起病突然而迅速，在数分钟至数小时到达高峰。脑疝、呼吸衰竭和各种严重并发症是其死亡的主要原因。

［临床表现］ 通常表现出以下三组症状及体征。①全脑损害症状，如头痛、呕吐，重者可出现嗜睡甚至昏迷，如果脑水肿发展迅速，可引起双侧病理性体征阳性。②局灶性神经功能缺损表现：优势半球出血可伴失语症，病变对侧偏瘫，双眼同向偏斜及视网膜出血和视盘水肿等。③脑外器官功能损伤，如高血压、呼吸紊乱、呕吐咖啡样胃内容物、体温迅速上升及心电图异常等变化。高血压性脑出血有时出血量大，出血可发生在脑内任何部位，如基底核、内囊、丘脑、小脑或脑干。出血形成的血肿对周围脑组织产生压迫与推移、撕裂作用，血肿大时可引起颅内压增高，严重时可发生脑疝，导致死亡。

［主要辅助检查］ CT 扫描是首选的辅助检查，可直接、迅速地显示脑出血的部位、大小、形状及对周围组织结构的影响。其他检查还包括头颅 MRI 和 MRA，必要时行 DSA 检查。其他常规检查包括血常规、生化系列、凝血象、心电图和胸部 X 线等。

［诊断］ 病因+临床表现+辅助检查。

［鉴别诊断］ 应与其他脑血管疾病，如急性脑梗死、蛛网膜下腔出血等，以及酒精中毒、一氧化碳中毒、镇静催眠药物中毒、低血糖昏迷、肝性脑病、肺性脑病、尿毒症脑病、外伤性颅内血肿等进行鉴别。

［治疗］ ①卧床，保持呼吸道通畅，纠正水电解质紊乱，调节血糖，必要时止痛、镇静；②降低颅内压，可用甘露醇、利尿剂、甘油果糖、白蛋白；③控制血压；④止血；⑤防治并发症，如感染、应激性溃疡、下肢深静脉血栓等；⑥必要时行外科治疗及康复治疗。

（二）脑梗死

脑梗死是指各种原因所致脑部血液供应障碍，导致脑组织缺血、缺氧性坏死，出现相应神经功能缺损。脑梗死可分为脑血栓形成、脑栓塞、腔隙性脑梗死。

［病因］ 本病好发于中老年人，大部分由动脉硬化或高血压性动脉狭窄、血栓或栓塞引起。男性多于女性，多在静态下发病。

［临床表现］ 主要取决于梗死灶的部位及面积大小，主要表现为偏瘫、偏身感觉减退与偏盲等。

［主要辅助检查］ 包括头颅 CT 及 MRI、DSA、CTA、MRA、经颅多普勒（TCD），还包括常规血液检测及心电图检查等。

［诊断］ 病因+临床表现+辅助检查。

［鉴别诊断］ 应与脑出血（表 3-5）、脑栓塞、颅内占位病变等进行鉴别。

［治疗］ ①吸氧。②控制血压、血糖。③防治脑水肿可用甘露醇、利尿剂、甘油果糖、白蛋白。④防治并发症，如感染、消化道出血、深静脉血栓形成、水电解质紊乱等。⑤抗凝、抗血小板治疗。⑥介入治疗、外科治疗及康复治疗。

表 3-5 脑出血与脑梗死鉴别要点

鉴别要点	脑梗死	脑出血
发病年龄	多为 60 岁以上	多为 60 岁以下
起病状态	安静或睡眠中	动态起病（活动中或情绪激动时）
起病速度	10 余小时或 1～2 日症状达到高峰	10 分钟至数小时症状达到高峰
全脑症状	轻或无	头痛、呕吐、嗜睡等高颅内压症状
意识障碍	无或较轻	多见且较重
神经体征	多为非均等性偏瘫	多为均等性偏瘫
CT 检查	脑实质内低密度病灶	脑实质内高密度病灶
脑脊液	无色透明	可有血性

（三）短暂性脑缺血发作

短暂性脑缺血发作（TIA）是指因脑血管病变引起的短暂性、局限性脑功能缺失或视网膜功能障碍。一般持续 10～20 分钟，多在 1 小时内缓解，最长不超过 24 小时，不遗留神经功能缺损症状，影像学检查无明显病灶。

［病因］ 主要包括动脉粥样硬化、动脉狭窄、心脏病、血液成分改变及血流动力学变化等。

［临床表现］ TIA 患者多有高血压、动脉粥样硬化、心脏病、糖尿病和血脂异常等高危因素。可反复发作，临床表现和体征几乎相同，椎-基底动脉系统 TIA 更易反复出现。发作间歇无任何神经系统体征。

［主要辅助检查］ 头颅 CT 和 MRI 检查大多正常。CTA、MRA、DSA 检查可见血管狭窄及动脉粥样硬化斑。TCD 检查可发现颅内动脉狭窄。

[诊断]　TIA 主要根据病史确诊。

[鉴别诊断]　应与癫痫的部分性发作、梅尼埃病、心脏疾病、颅内占位性病变等进行鉴别。

[治疗]　①病因治疗，如控制三高（高血脂、高血压、高血糖）等。②抗凝、抗血小板治疗。③必要时行外科或介入治疗。

（四）癫痫

[病因]　癫痫是由多种原因导致的脑部神经元高度同步化异常放电的临床综合征。

[临床特点]　具有发作性、短暂性、重复性和刻板性的特点。

[临床表现]　可表现为感觉、运动、意识、精神、行为、自主神经功能障碍等。

[主要辅助检查]　脑电图、头颅 CT 和 MRI。

[诊断]　病因+临床表现+辅助检查。

[鉴别诊断]　应与晕厥、假性癫痫发作、发作性睡病、基底动脉型偏头痛、短暂性脑缺血发作、低血糖症等进行鉴别。

[治疗]　镇静、抗癫痫药物，必要时行手术治疗。

（五）中枢神经系统感染

[病因]　中枢神经系统感染是由病原微生物侵犯中枢神经系统的实质、被膜及血管等引起的急性或慢性炎症性或非炎症性疾病。

[分类]　依据部位不同可分为脑炎、脊髓炎或脑脊髓炎、脑膜炎、脊膜炎或脑脊膜炎、脑膜脑炎。临床常见化脓性脑膜炎、病毒性脑膜炎和结核性脑膜炎。

[临床表现]　中枢神经系统感染患者可表现为发热、全身不适、头痛、嗜睡、轻微意识和人格改变、记忆丧失等，甚至注意力涣散、反应迟钝、言语减少、情感淡漠、表情呆滞，病情加重可进展为嗜睡、昏睡、昏迷等，重症患者可因广泛脑实质坏死和脑水肿引起颅内压升高，甚至脑疝，导致死亡。患者可有脑膜刺激征及颅内压增高的头痛、呕吐等表现。

[主要辅助检查]　临床常用脑电图，头颅 CT，腰椎穿刺检查脑脊液常规、生化、病原学等以明确诊断。

[诊断]　病因+临床表现+辅助检查。

[鉴别诊断]　应与临床常见的化脓性脑膜炎、病毒性脑膜炎、结核性脑膜炎、单纯疱疹病毒性脑炎进行鉴别。

[治疗]　抗感染、免疫治疗、脱水、降颅压、应用糖皮质激素、营养脑神经、高压氧治疗、支持对症治疗，防治并发症等。

五、典型病例

患者，男，62 岁。

主诉：间断头晕、头痛 2 年，加重伴昏迷 2 日。

现病史：患者 2 年前出现头痛、头晕、健忘等症状，BP 为 160/95mmHg，服用降压药后自觉上述症状缓解。2 日前患者出现剧烈头痛、视物模糊、呕吐后昏迷，呼叫无应答，大小便失禁，为进一步诊治而就诊。

既往史：高血压。

查体：BP为210/110mmHg，HR为110次/分。浅昏迷状态，呼吸深大，颈静脉充盈，左侧上下肢无自主活动，右侧上下肢肌张力下降，病理性体征呈阴性，双下肢水肿。

辅助检查：头颅CT检查示右侧脑桥出血。

[问诊和查体要点]

（1）既往高血压，口服降压药的效果如何，近期是否更换降压药？

（2）2日前头痛有何诱因，是否有激动、紧张等诱因？

（3）有无去其他医院检查及治疗，结果及效果如何？

（4）查体时注意神经深浅反射有无消失，对剧烈刺激有无反应？

[临床思路分析] 患者此次发病有血压升高、头痛、呕吐、偏瘫、昏迷、呼吸深大等症状和体征，结合既往高血压病史，考虑脑出血的可能性最大。

[处理措施] 急查肝功能、肾功能、血糖、血电解质、血气分析，并予以吸氧、建静脉通路、控制血压、应用甘露醇降低颅内压、纠正异常凝血象、抑酸、抗炎等预防消化道出血、感染、离子紊乱等并发症。治疗后患者意识逐渐转清，左侧上下肢活动情况略有好转，但仍有活动障碍，后续行康复治疗。

第三节 内分泌系统疾病引起的意识障碍

一、概述

内分泌系统涉及全身神经及体液调控，全身各脏器组织及细胞在内分泌系统的精确调控下互相交流协调活动，维持生命活动的完整性和精确性。内分泌系统疾病可引起多个器官、系统的病理变化，临床出现意识障碍的患者多与不规律调整胰岛素及激素用量等情况有关。对于此类慢性疾病需要针对病因、诱因及原发病进行治疗，包括避开和限制环境因素、替代治疗、调整药物治疗等。应规律复查，避免病情突然加重。此节主要介绍高渗高血糖综合征（HHS）、糖尿病酮症酸中毒（DKA）、低血糖昏迷、甲状腺功能亢进危象、甲状腺功能减退黏液性水肿昏迷及肾上腺危象引起的意识障碍。

二、诊治流程

在临床上，接诊疑似内分泌系统疾病引起意识障碍的患者，在稳定患者生命体征之后，请内分泌科医师协助诊治。首先要明确患者出现问题的内分泌器官，其功能增强还是减退，引起疾病的具体病因，然后针对具体疾病进行进一步诊治。诊治流程见图3-4。

三、临床推荐处理措施

内分泌系统疾病诊断所需的检查包括功能诊断中的激素相关的生化测定、激素测定、激素代谢产物测定、激素的兴奋试验和抑制试验等；定位诊断中的影像学检查、放射性核素检查、细针穿刺细胞学检查或活体标本检查、静脉导管检查等；病因诊断中的自身抗体检测、染色体检查和基因检查等。内分泌系统疾病包括功能亢进及功能减退两方面，需要内分泌科医师会诊后进行相关检查及治疗。

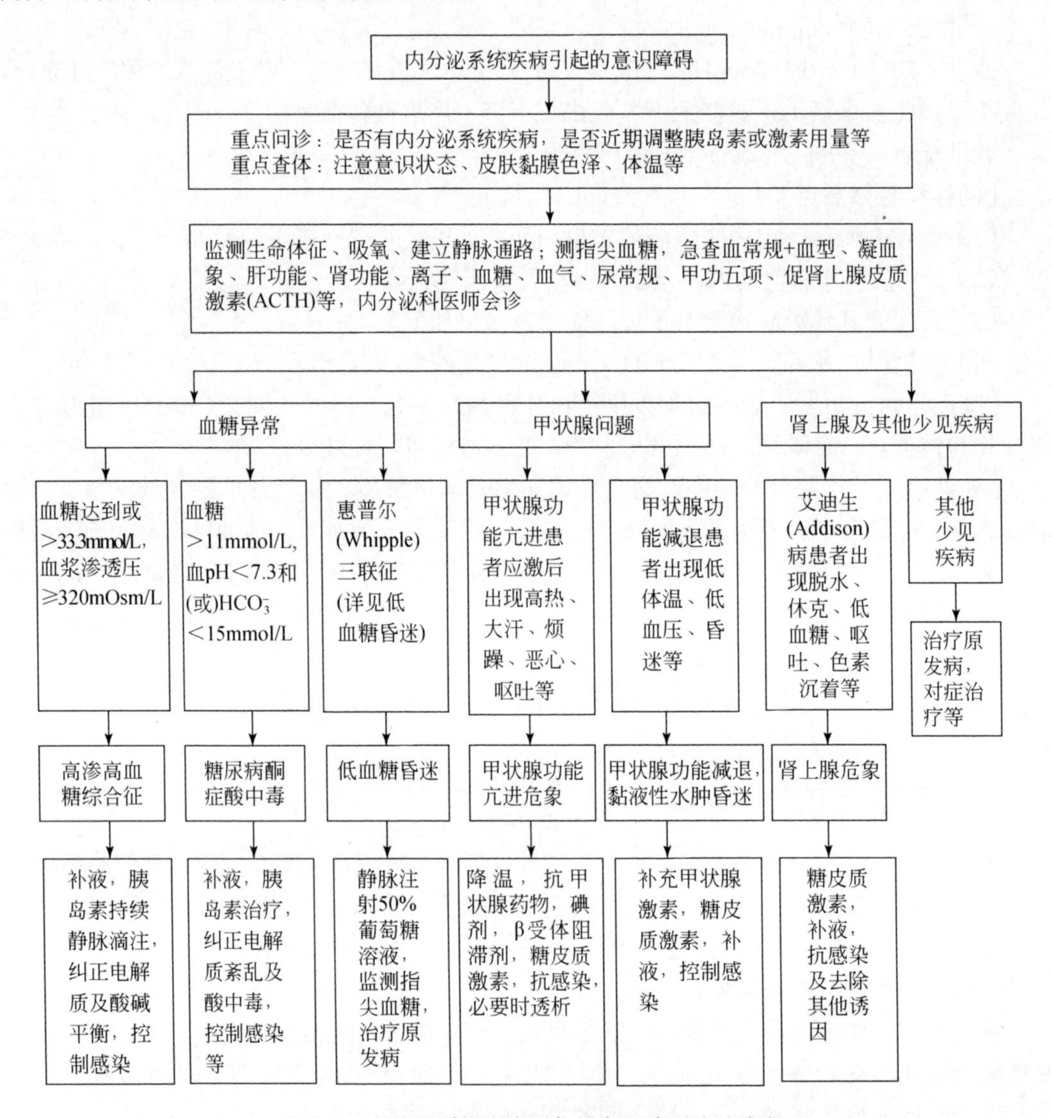

图 3-4 内分泌系统疾病引起的意识障碍诊治流程

四、常见疾病

（一）高渗高血糖综合征（HHS）

［病因］ HHS 常见病因是急性感染、外伤、手术、脑血管意外等应激状态，使用糖皮质激素、利尿剂、甘露醇等药物，水摄入不足或失水，透析治疗等。

［临床表现］ HHS 是糖尿病急性代谢紊乱的一种临床类型，以严重高血糖、高血浆渗透压、脱水为特点，大部分患者无酮症，患者可有不同程度的意识障碍。起病最初为多饮、多尿、食欲减退，逐渐出现严重脱水和精神症状，患者反应迟钝、烦躁淡漠、嗜睡，逐渐陷入昏迷，晚期甚至无尿。与糖尿病酮症相比，失水更为严重，精神症状更明显。

［主要辅助检查］ 血糖明显升高，血气分析、肾功能、离子、尿常规等异常。

［诊断］ 病因+临床表现，血糖≥33.3mmol/L，血浆渗透压≥320mOsm/L。

［鉴别诊断］ 应与糖尿病酮症酸中毒等其他引起意识障碍的疾病相鉴别。

［治疗］ 大量补液，小剂量胰岛素持续静脉滴注，监测血糖，纠正电解质及酸碱平衡紊乱，控制感染。

（二）糖尿病酮症酸中毒（DKA）

［诱因］ DKA是最常见的糖尿病急症，以高血糖、酮症酸中毒为主要表现。常见的诱因为感染、胰岛素治疗中断或不适当减量、各种应激、酗酒及药物等。

［临床表现］ 临床早期“三多一少”症状加重，逐渐出现疲乏，食欲减退，恶心呕吐，多尿，口干，头痛，嗜睡，呼气中有烂苹果味，后期尿量减少，眼眶下陷，皮肤干燥，血压下降，心率加快，晚期出现不同程度意识障碍，甚至昏迷。少数患者表现为腹痛，酷似急腹症。

［主要辅助检查］ 血糖升高，尿酮体呈阳性，血气分析、肾功能、离子、尿常规等异常。

［诊断标准］ 病史+临床表现+血糖超过11mmol/L，血、尿酮体呈阳性，pH＜7.3和（或）HCO_3^-＜15mmol/L，可诊断DKA。

［鉴别诊断］ 应与低血糖昏迷、高渗高血糖综合征、乳酸性酸中毒、尿毒症脑病、脑血管意外等进行鉴别。

［治疗］ 补液、胰岛素治疗、纠正电解质紊乱、纠正酸中毒、控制感染等。

（三）低血糖昏迷

低血糖昏迷是指血浆葡萄糖浓度低于2.8mmol/L时出现昏迷，静脉注射适量葡萄糖后神志迅速恢复的一种临床状态。低血糖昏迷是糖尿病的常见急性并发症，也是糖尿病患者昏迷的常见原因。

［临床特点］ 患者具有惠普尔三联征特点：①与低血糖一致的症状；②通过精确方法测得血糖浓度偏低；③血糖水平升高后上述症状缓解。

［临床表现］ 自主神经低血糖症状包括震颤、心悸、焦虑、出汗、饥饿、感觉异常等；大脑神经元低血糖症状包括认知损害、行为改变、精神运动异常、癫痫发作和昏迷。常见体征有面色苍白和出汗。

［主要辅助检查］ 血糖降低，血浆相关激素如胰岛素、C肽、胰岛素自身抗体等异常。

［诊断］ 病因+临床表现+辅助检查。

［鉴别诊断］ 应与其他引起意识障碍的疾病相鉴别。

［治疗］ 静脉注射50%葡萄糖溶液，然后缓慢静脉滴注5%葡萄糖溶液，监测指尖血糖，治疗原发病如胰岛细胞瘤、胰腺肿瘤等，积极寻找低血糖病因。

（四）甲状腺功能亢进危象（参考第六章第四节“常见疾病”）

［诱因］ 感染、手术、创伤、精神刺激等。

［临床表现］ 高热、大汗、心动过速、烦躁、焦虑不安、谵妄、恶心、呕吐、腹泻、

心力衰竭、休克、昏迷等。

［主要辅助检查］ 甲状腺功能五项指标（甲功五项）及甲状腺超声等异常。

［诊断］ 病因+临床表现+辅助检查。

［鉴别诊断］ 应与肾上腺危象、低血糖昏迷等其他引起意识障碍的疾病相鉴别。

［治疗］ 降温，应用抗甲状腺药物、碘剂、β受体阻滞剂、糖皮质激素，抗感染，必要时透析。

（五）甲状腺功能减退黏液性水肿昏迷

甲状腺功能减退黏液性水肿昏迷又称甲状腺功能减退危象，是甲状腺功能减退患者严重的并发症，病死率可达20%以上。

［诱因］ 各种感染，使用麻醉、镇静剂，及低温、应激状态、寒冷环境等。

［临床表现］ 在原有甲状腺功能减退症状的基础上，出现低体温、低血压、低血糖，甚至昏迷，可伴有低血钠及水中毒、呼吸抑制等。

［主要辅助检查］ 甲功五项等异常。

［诊断］ 病因+临床表现+辅助检查。

［鉴别诊断］ 应与特发性水肿及其他引起意识障碍的疾病相鉴别。

［治疗］ 补充甲状腺激素，支持治疗，对症治疗，糖皮质激素，补液，控制感染等。

（六）肾上腺危象（参考第六章第四节“常见疾病”）

［诱因］ 常有感染、创伤、手术、分娩、过劳、大量出汗、呕吐、腹泻或突然中断激素替代治疗等。

［临床表现］ 原发性肾上腺皮质功能减退症出现危象时病情危重，常有高热、恶心、呕吐、腹痛或腹泻、脱水、血压下降、心动过速、四肢厥冷、虚弱无力、反应淡漠或嗜睡甚至昏迷，或烦躁不安、谵妄、惊厥等。伴肾上腺皮质出血者还可出现腹部和胸背部疼痛，低血糖昏迷。

［主要辅助检查］ 血常规、生化系列、血尿皮质醇、促肾上腺皮质激素、肾上腺影像学检查等异常。

［诊断］ 病因+临床表现+辅助检查。

［鉴别诊断］ 应与甲状腺功能亢进危象、低血糖昏迷等其他引起意识障碍的疾病相鉴别。

［治疗］ 应用糖皮质激素，补液，抗感染及预防其他诱因，必要时行外科手术。

五、典型病例

患者，女，17岁。

主诉：呕吐伴意识障碍10小时。

现病史：患者10小时前无明显诱因出现呕吐，呕吐物为胃内容物。于当地医院行“抗感染，补液”等治疗后无明显好转，患者逐渐出现意识模糊，呼吸急促，面色潮红，为进一步诊治而就诊。病程中患者无发热及黄疸，无呕血及黑便，无尿频、尿急、尿痛。

既往史：否认糖尿病病史，否认食物、药物过敏史，无特殊药物服用史。

查体：T为36.7℃，P为120次/分，R为30次/分，BP为110/75mmHg，体重指数（BMI）为18.7kg/m^2，神志模糊，急性病容，面色潮红，两肺呼吸音清，未闻及干湿啰音，心率为120次/分，心律齐，未闻及病理性杂音，腹软，全腹部压痛，无反跳痛，移动性浊音呈阴性，双下肢无水肿。

辅助检查：血常规示WBC为11.58×10^9/L，RBC为5.26×10^{12}/L，PLT为279×10^9/L。尿常规示尿葡萄糖（+++），尿酮体（+++）。生化示血糖为16.63mmol/L，血钾为5.6mmol/L，血钠为144.5mmol/L。血气分析示pH为7.10，HCO_3^-<3.0mmol/L，乳酸为1.3mmol/L。腹部超声检查未见明显异常。

[问诊和查体要点]

（1）呕吐前有无进食辛辣刺激食物、发热、感染、乏力等情况？

（2）出现意识模糊前有无大量脱水、头晕、头痛、血压升高、尿量改变等情况？

（3）当地医院诊治经过及治疗结果如何？

（4）查体时注意有无四肢末梢凉，眼眶凹陷，呼吸时有无烂苹果味等？

[临床思路分析] 根据患者病史、体征、血糖升高、尿酮体阳性，及血气分析可诊断为糖尿病酮症酸中毒。

[处理措施] 监测血糖及生命体征，持续静脉滴注小剂量胰岛素（胰岛素用量根据血糖情况调整，使血糖以每小时降低3.9～6.1mmol/L为宜，每1～2小时复查1次血糖），快速大量补液，静脉滴注5%碳酸氢钠溶液纠正酸中毒，维持电解质平衡，对症等综合治疗。治疗后患者神志逐渐转清，腹痛逐渐缓解，无呕吐。复查血气分析，示pH为7.38，HCO_3^-<22.1mmol/L，尿酮体呈阴性。随后调整为皮下注射胰岛素以控制血糖，血糖稳定后进一步检查示空腹C肽为0.92ng/ml（参考范围为0.78～5.19ng/ml），谷氨酸脱羧酶抗体阳性，胰岛细胞抗体和抗胰岛素抗体阴性，提示为1型糖尿病。

第四节 心肺系统疾病引起的意识障碍

一、概述

心肺系统涉及全身呼吸循环调控，该系统疾病是引起意识障碍的主要原因之一。心肺系统涉及的疾病众多，本节主要讲述急性心肌梗死和肺性脑病引起的意识障碍。急性心肌梗死是指急性心肌缺血性坏死，大多是在冠状动脉病变的基础上，发生冠状动脉供血急剧减少或中断，相应的心肌严重而持久的缺血，分为急性ST段抬高型心肌梗死（ST segment elevation myocardical infarction，STEMI）和急性非ST段抬高型心肌梗死（NSTEMI）。本节主要介绍STEMI。肺性脑病又称CO_2麻醉，是指由缺氧和CO_2潴留所致的神经障碍综合征，是呼吸衰竭时由于CO_2潴留引起的头痛、头晕、烦躁不安、言语不清、精神错乱、扑翼样震颤、嗜睡、昏迷、抽搐和呼吸抑制等。早期患者经常有失眠、烦躁不安、兴奋等症状，还可表现为视力障碍、木僵、球结膜水肿和发绀等。

二、诊治流程

在临床上接诊疑似心肺系统疾病引起的意识障碍患者，首先稳定患者生命体征，在最短时间内判断患者是否存在严重心力衰竭、严重心律失常、急性心肌梗死、呼吸衰竭等致命性问题，并进行对症处理。然后请心内科或呼吸科医师协助诊治，进一步检查以明确诊断，给予相应治疗。诊治流程见图 3-5。

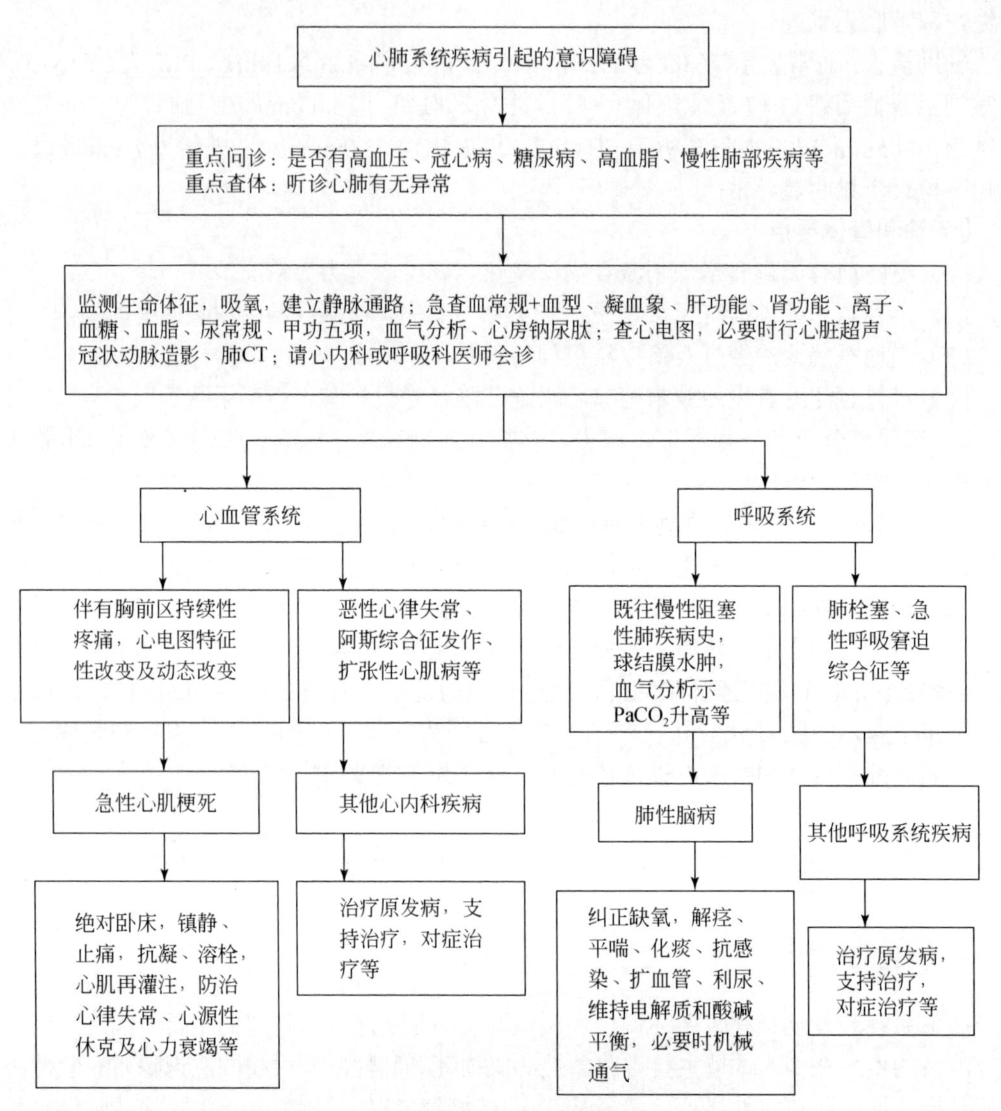

图 3-5　心肺系统疾病引起的意识障碍诊治流程

三、临床推荐处理措施

急性心肌梗死患者临床处理措施包括吸氧、生命体征监护、镇痛、抗凝、抗血小板、心肌再灌注、调节血脂、抗心律失常、抗休克及心力衰竭等，需心内科医师诊治。

肺性脑病患者应保持呼吸道通畅、纠正缺氧及二氧化碳潴留、解痉、平喘、化痰、抗感染，必要时机械通气、应用糖皮质激素、抗凝、扩血管、利尿、维持电解质和酸碱平衡等，需呼吸科医师诊治。

四、常见疾病

（一）急性心肌梗死（参考第二章第一节“常见疾病”）

［病因］ 冠状动脉粥样硬化基础上一支或多支血管管腔急性闭塞，若持续时间达到20分钟以上，心肌即可发生缺血坏死。

［诱因］ 晨起活动或过饱致血液黏稠度增加、体力活动或激动后、脱水、手术或严重心律失常致心排血量下降等。

［临床表现］ 包括胸痛、发热、心动过速、呕吐、心律失常、低血压休克、心力衰竭等，甚至出现一过性意识丧失。

［主要辅助检查］ 心电图（特征性改变及动态性改变），放射性核素，心脏超声，血常规，心肌酶、肌钙蛋白等。

［诊断］ 病史+典型的临床表现、特征性的心电图改变及实验室检查。

［鉴别诊断］ 应与心绞痛、主动脉夹层、急性肺动脉栓塞、急腹症、急性心包炎等相鉴别。

［治疗］ 绝对卧床、吸氧、监护、保持大便通畅、镇静镇痛、抗栓，防治心律失常、心源性休克及心力衰竭，改善心肌代谢，心肌再灌注治疗。

（二）肺性脑病

［病因］ 各种呼吸系统疾病导致肺部通气、换气功能障碍，出现严重 CO_2 潴留，导致患者出现精神、神经症状。

［临床表现］ 精神错乱、躁狂、昏迷、抽搐、嗜睡、淡漠、失眠、烦躁不安、兴奋等症状，除此以外还可表现为视力障碍、木僵、球结膜水肿和发绀等。

［主要辅助检查］ 肺部CT、肺功能、血气分析。

［诊断］ 结合慢性呼吸系统疾病病史、典型临床表现、肺CT、血气分析等可诊断。

［鉴别诊断］ 应与其他原因导致的意识障碍，如低血糖昏迷、脑血管意外等相鉴别。

［治疗］ 保持呼吸道通畅、吸氧、呼吸机对症治疗、针对病因治疗、注意纠正离子紊乱及酸碱平衡失调等。

五、典型病例

病例一 患者，男，68岁。

主诉：阵发性胸痛2年，持续胸痛伴意识模糊40分钟。

现病史：患者2年前活动时出现心前区压榨样疼痛，休息2分钟左右缓解，未予重视，40分钟前无明显诱因再次出现上述疼痛，但疼痛较前加重，舌下含服硝酸甘油无明显缓解，伴有冷汗及意识模糊，无气促及呼吸困难，无咯血，为进一步诊治而就诊。

既往史：冠心病，不稳定型心绞痛。

查体：BP为100/80mmHg，意识模糊，皮肤湿冷，双肺未闻及啰音，心率为110次/分，心律齐，无杂音。

辅助检查：心电图示 V_1～V_5 导联 ST 段明显弓背向上抬高。肌酸激酶同工酶为 57.6μg/L，肌钙蛋白为 10.5μg/L。

［问诊和查体要点］

（1）既往冠心病及不稳定型心绞痛有无进行系统治疗，有无定期复查？

（2）此次发病有无明确诱因，如情绪激动、精神紧张、体力劳动或运动等？

（3）此次胸痛与以前相比较，在程度、性质及口服硝酸甘油缓解方面有何不同？

（4）查体注意心脏听诊有无杂音、异常心音、奔马律等？

［临床思路分析］　结合症状和心电图的特征性表现，患者急性 ST 段抬高型心肌梗死诊断明确。血压虽然尚可，但较平时有显著下降，且心率增快，伴有冷汗、皮肤湿冷，意识模糊，提示患者病情危重，需紧急抢救。

［处理措施］　ST 段抬高型心肌梗死患者应尽快、充分开通阻塞血管，进行心肌再灌注治疗，包括溶栓或介入治疗，介入治疗为首选。同时行抗缺血、抗血小板、抗凝和他汀类药物治疗。

病例二　患者，男，70 岁。

主诉：反复活动后气喘 10 余年，加重 1 周，意识丧失 1 日。

现病史：患者 10 余年前反复出现活动后气喘，伴咳嗽，以冬季明显，每年发作至少 3 个月，多次就诊，考虑“慢性阻塞性肺疾病”，未规律用药。1 周前患者再次出现日常活动后气喘，伴胸闷、胸痛、双下肢轻度水肿，无明显发热、咳嗽、咳痰等。1 日前患者突然出现意识丧失、二便失禁，遂送至医院急诊。

既往史：慢性阻塞性肺疾病。

查体：BP 为 127/80mmHg，P 为 90 次/分，意识丧失，球结膜水肿，双肺呼吸音粗，可闻及干湿啰音。

辅助检查：SpO_2 为 71%，血气分析示 pH 为 7.07，$PaCO_2$ 为 94.7mmHg，PaO_2 为 56mmHg，SaO_2 为 87.8%，心肌酶谱、肌钙蛋白、肝功能、肾功能、电解质、出血功能及凝血象等未见明显异常。心电图示窦性心律，QRS 电轴右偏，顺钟向转位。

［问诊和查体要点］

（1）此次发病有无感染、劳累、发热等诱因？

（2）既往有无严重心脏疾病，如冠心病、心绞痛、心功能不全等？

（3）其他医院诊治结果如何？

（4）查体时注意心肺。

［临床思路分析］　根据患者的病史和体格检查，结合实验室血气分析，诊断为慢性阻塞性肺疾病急性加重（AECOPD）、Ⅱ型呼吸衰竭、肺性脑病、失代偿性呼吸性酸中毒。意识丧失的原因为肺性脑病。

［处理措施］　入院后给予氧疗，呼吸机辅助通气，抗感染，应用糖皮质激素、平喘、化痰、对症等药物。患者逐渐好转后出院。

第五节 水电解质及酸碱平衡紊乱引起的意识障碍

一、概述

水电解质及酸碱平衡紊乱是临床常见的病理生理状态，存在于多种疾病的发生、发展过程中，使原有疾病更加复杂。严重离子紊乱及酸碱平衡紊乱会引起患者精神、神经异常，表现出意识模糊，答非所问，谵妄甚至昏迷等情况。临床需严密监测心、肺、肾、循环功能和体重的变化，详细记录出入量，监测肾功能、离子和动脉血气分析等指标，尤其对于老年患者更需严密监测心功能，根据患者出入量适量补液。

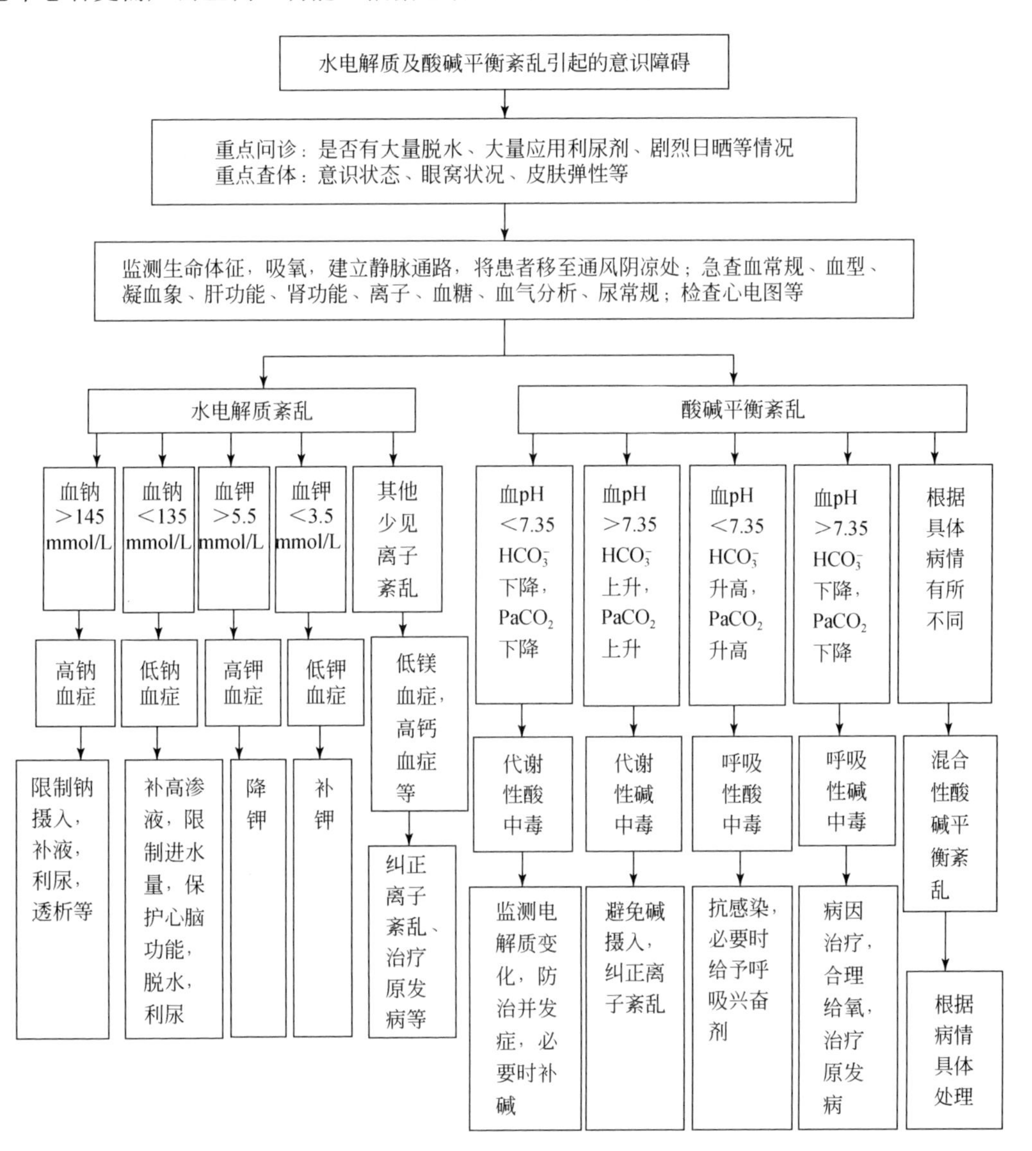

图 3-6 水电解质及酸碱平衡紊乱引起的意识障碍诊治流程

二、诊治流程

在临床上接诊意识障碍的患者，均需急查生化系列等指标以判断患者是否有严重离子紊乱及酸碱失衡。稳定生命体征后，针对病因治疗，系统治疗原发病。水电解质及酸碱平衡紊乱导致意识障碍的诊治流程见图 3-6。

三、临床推荐处理措施

（1）根据病史和临床表现迅速判断患者是否存在血容量不足，若存在血容量不足应立即给予补液以扩充血容量，避免因为等待实验室结果而延误治疗。

（2）等渗性缺水实验室检查常可见血液浓缩现象，包括红细胞计数、血细胞比容和血红蛋白量均明显增高，血钠、血钾等一般无明显变化。若患者短时间内有出血，需警惕此时血红蛋白计数可能低于患者体内实际水平，应根据患者具体情况决定是否需要输血，避免延误治疗。

（3）低渗性缺水患者可能合并多器官功能障碍甚至器官衰竭，不能仅根据公式计算补钠量，应分次纠正，同时监测血钠浓度及临床表现。

（4）高渗性缺水最严重的后果是脑细胞缺水，导致大脑功能出现严重障碍。要警惕低钠、低钾、酸中毒。口渴是高渗性缺水早期的典型表现，后期可出现少尿、唇舌干燥、乏力、皮肤失去弹性、眼窝下陷，严重者可出现精神症状。高渗性缺水补液量＝失水量+继续失水量+生理需要量。

（5）因高钾可引起患者心搏骤停，所以在临床工作中务必注意。其治疗见下文高钾血症。

四、临床常见离子紊乱及酸碱平衡失调概述

（一）分类

水电解质及酸碱平衡紊乱分类见表 3-6。

表 3-6　水电解质及酸碱平衡紊乱分类

水钠代谢失常	钾代谢失常	其他离子	酸碱平衡失常
高渗性失水	低钾血症	低钙血症	代谢性酸中毒
等渗性失水	高钾血症	高钙血症	代谢性碱中毒
低渗性失水		低镁血症等	呼吸性酸中毒
水过多和水中毒			呼吸性碱中毒
低钠血症			混合型酸碱平衡障碍
高钠血症			

（二）低钾血症

1. 定义　指血钾浓度低于 3.5mmol/L。

2. 常见病因　摄入不足，如长期进食不足，补液患者长期接受不含钾盐的液体或钾盐补充量不足；丢失过多，如长期应用排钾利尿剂、肾小管性酸中毒、急性肾衰竭的多尿期、盐皮质激素过多等，使钾离子排出过多；钾离子分布异常，如大量输注葡萄糖和胰岛素等。

3. 临床表现 低钾三联征。①骨骼肌：肌无力为最早表现。②平滑肌：食欲减退、恶心、呕吐、腹胀和肠蠕动消失等肠麻痹表现。③心肌：传导阻滞和节律异常。心电图改变：早期出现 T 波宽而低、QT 间期延长和 U 波；重者可出现 T 波倒置，ST 段下移，多源性期前收缩或室性心动过速，甚至心室扑动、心室颤动。

4. 补钾注意事项 ①能口服者：尽量口服补钾。②每日补钾量：根据血钾浓度不同可补钾 100～500mmol，相当于氯化钾 8～40g，但一般每日补钾不超过 200mmol，相当于氯化钾 15g 为宜。③补钾浓度：静脉滴注液体以含钾 20～40mmol/L 或氯化钾 1.5～3.0g/L 为宜。速度一般为 20～40mmol/h，不超过 60mmol/h，严禁静脉推注。④对于无尿、少尿的患者：应暂缓补钾（即见尿补钾），待尿量超过 30ml/h 或 500ml/d 后才能补钾。

（三）高钾血症

1. 定义 指血清钾浓度超过 5.5mmol/L。

2. 常见病因 入量过多，如静脉补钾过量、过快、浓度过高；肾排钾功能减退，如急性或慢性肾衰竭、应用保钾利尿剂及盐皮质激素不足等；分解代谢增加，如发生酸中毒、严重组织损伤、输入大量库存血或溶血等。大量组织破损后，钾自细胞内排出，释放于细胞外液，引起血钾增高。

3. 临床表现 有肌无力、意识模糊和感觉异常、心律失常等。高钾心电图表现是早期 T 波高而尖，P 波波幅下降，随后出现 QRS 增宽。因高钾血症有导致心搏骤停的危险，所以高钾血症一经确诊，应积极治疗，有条件者应予以心电监护。

4. 治疗 5%碳酸氢钠；钙剂；葡萄糖和胰岛素；聚磺苯乙烯；利尿；必要时透析。

（四）呼吸性酸中毒

呼吸性酸中毒指肺泡通气及换气功能减退，不能充分排出体内生成的 CO_2，以致血浆 PCO_2 升高，引起高碳酸血症。治疗重点在于尽快消除病因，维持呼吸道通畅，改善肺的通气及换气功能，促进蓄积的 CO_2 从体内排出。引起慢性呼吸性酸中毒的疾病大多很难治愈，可采取控制感染、扩张小支气管、促进排痰等措施，改善肺换气功能和减轻酸中毒程度。

（五）代谢性酸中毒

代谢性酸中毒可根据血气分析示 pH 和 HCO_3^- 下降来诊断，代偿期的血 pH 可在正常范围，但 HCO_3^-、碱剩余（BE）均有一定程度的下降。病因治疗应放在代谢性酸中毒治疗的首位，且需边治疗边观察。酸中毒时离子化的 Ca^{2+} 减少，会发生手足抽搐，应及时静脉补充葡萄糖酸钙以控制症状，还需要预防低钾血症。轻度的代谢性酸中毒可自行纠正，不必应用碱性物质；血浆 HCO_3^- 低于 10mmol/L 的重症酸中毒患者，应立即补液和应用碱剂治疗，常用的碱性药物是碳酸氢钠。

（六）呼吸性碱中毒

呼吸性碱中毒的特点是血浆中原发性 PCO_2 减少，代偿性 HCO_3^- 降低，而 pH 升高。危重患者出现急性呼吸性碱中毒常提示预后不良，或将发生急性呼吸窘迫综合征。紧急救治患者时可用纸袋或面罩罩住患者口、鼻，增加无效腔，使呼出的 CO_2 重新吸入，减少 CO_2

的排出，提高血浆 PCO_2。

（七）代谢性碱中毒

代谢性碱中毒时尽管患者的血氧含量和氧饱和度均正常，但组织仍存在缺氧，故应注意及时纠正碱中毒的重要性。代谢性碱中毒的特征性变化：血 HCO_3^- 增加，H^+ 降低，PCO_2 增加而 pH 升高，碱剩余（BE）值增大，缓冲碱（BB）、实际碳酸氢根（AB）、标准碳酸氢盐（SB）均增加。正常人体代谢过程中有大量内源性酸产生，因此对轻或中度代谢性碱中毒患者无须特殊治疗，主要是治疗原发病，同时注意补充足够的水分和电解质。碱中毒时大部分存在低钾血症，故需同时补给氯化钾，但应在尿量超过 40m/h 时开始补钾。

五、典型病例

患者，男，56 岁。

主诉：发作性抽搐伴意识障碍 1 日。

现病史：患者 1 日前无明显诱因出现抽搐，伴四肢强直，大小便失禁，双眼向一侧凝视，过程中伴有意识障碍，无法回答问题，每次持续约 2 分钟，共发作 3 次，门诊以“抽搐伴意识障碍”收入院。

既往史：高血压病史，长期口服利尿剂控制血压。癫痫病史，口服奥卡西平控制癫痫。

查体：BP 为 120/80mmHg，嗜睡，精神萎靡，完全性失语，四肢肌张力增高，双侧巴宾斯基征呈可疑阳性。

辅助检查：头颅 CT 未见明显异常，清醒状态下脑电图明显异常，左侧导联持续出现高波幅复形慢波，以左侧额颞区显著，未见明显痫样放电。实验室检查：Na^+ 为 109mmol/L，肝功能和肾功能无明显异常。

［问诊和查体要点］

（1）是否定期复查癫痫，是否需定期更换药物，此次发病前有无停药、换药？

（2）高血压控制效果如何，是否定期调整药物？

（3）此次发病有无情绪激动、劳累、感染、手术等诱因？

（4）查体时注意瞳孔大小、对光反射、四肢肌力及肌张力，是否出现病理性体征？

［临床思路分析］　实验室检查发现明显低钠血症，结合患者既往口服奥卡西平控制癫痫，考虑奥卡西平诱发低钠血症，严重低钠血症性痫性发作。

［处理措施］　停用奥卡西平，改为拉莫三嗪。停用利尿剂，改为钙离子拮抗剂控制血压，同时给予补液调节离子紊乱等治疗。治疗后患者未再发作，嗜睡症状消失，精神状态明显改善，血清钠升至 135.7mmol/L，好转后出院。

第六节　其他疾病引起的意识障碍

一、概述

我们周围环境中有害的理化因素有很多，包括农药、药品、毒品、空气中有害气体、有毒元素及化合物等。这些因素都可导致患者出现意识障碍，少见内科疾病中尿毒症脑病及狼疮脑病等也可导致意识障碍。

常见中毒的临床表现包括皮肤黏膜损伤，如皮肤及口腔黏膜灼伤、发绀、黄疸等；眼部表现，如瞳孔扩大或缩小等；神经系统表现，如昏迷、谵妄、惊厥、肌纤维颤动、瘫痪、精神失常等；呼吸系统表现，如呼气有特殊气味、呼吸加快、呼吸减慢、肺水肿等；循环系统表现，如心律失常、心搏骤停、休克等；泌尿系统表现，如急性肾衰竭、少尿甚至无尿等；血液系统表现，如溶血性贫血和黄疸、凝血象障碍所致出血、白细胞计数减少、发热等。临床常见毒物中毒的诊断原则包括明确病因、受损靶部位、造成损伤的毒品或药品的剂量与效应关系，以及流行病学调查分析等。防治原则包括迅速脱离有害环境和

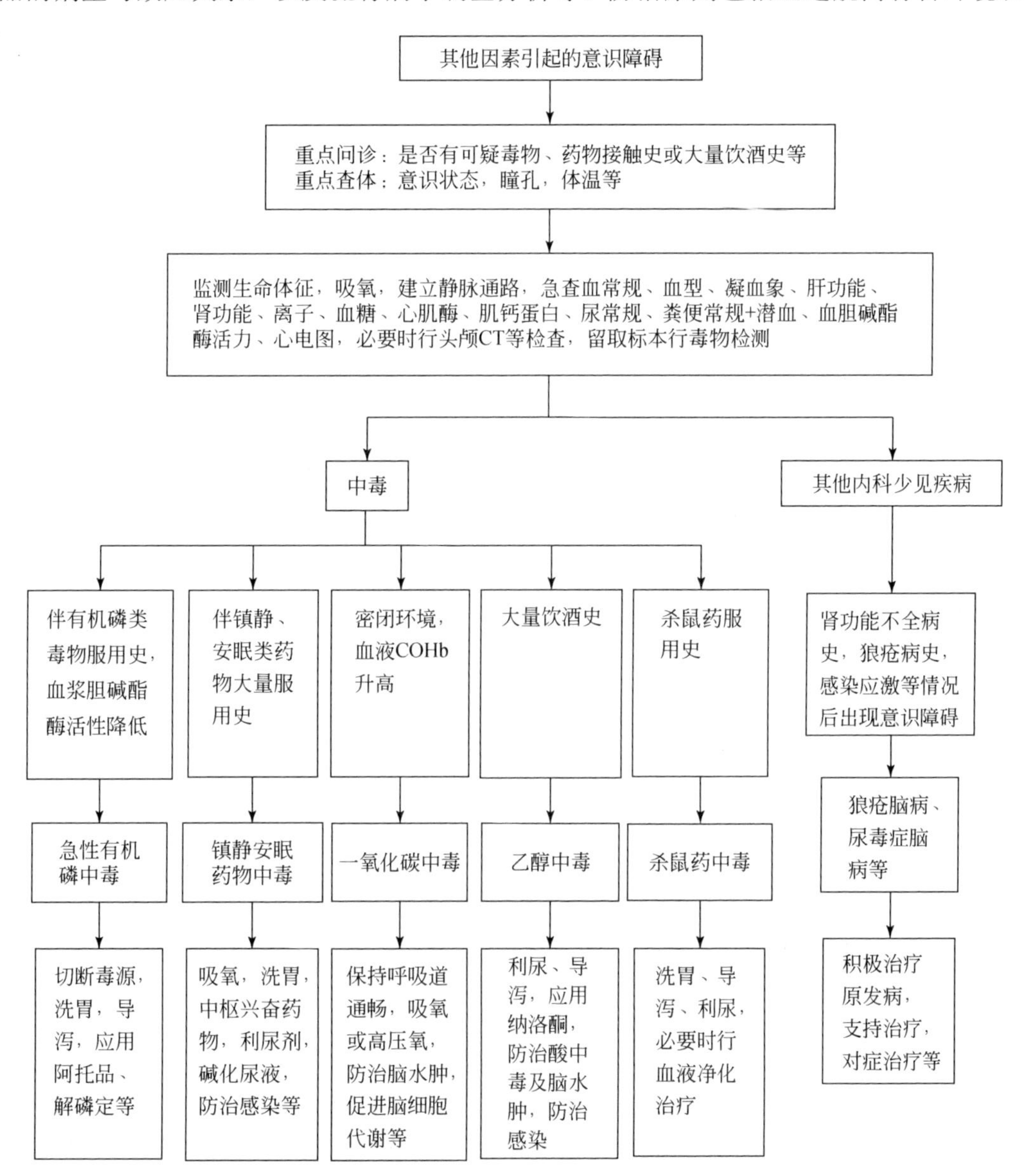

图 3-7 其他疾病引起的意识障碍诊治流程

危害因素、稳定患者生命体征、针对病因和原发病进行对症治疗等。

二、诊治流程

在临床上，接诊疑似急性中毒导致的意识障碍患者，应尽早根据患者体征、气味、周围环境、家属提供的有效信息等第一时间判断患者最可能接触的毒物种类，并尽快进行相应治疗。诊治流程见图3-7。

三、临床推荐处理措施

急性中毒的处理原则为立即终止接触毒物；清除进入体内已经吸收或尚未吸收的毒物；如有可能应用特效解毒药物治疗；对症支持治疗及预防并发症。该原则适用于所有中毒，但有特效解毒药物的中毒却很少，更多的是依靠脏器功能保护和对症支持治疗等综合治疗。接诊急性中毒患者后应立即检查生命体征是否平稳，尽早排毒。洗胃和导泻是中毒常用排毒措施，注意把握适应证和禁忌证，防治可能出现的不良反应。洗胃应在保护气道前提下进行，防止误吸。生命体征不稳定时先监测生命体征，建立静脉通路，待病情允许时进行床旁洗胃。血液净化是广谱的排毒措施，包括血液透析、血液灌流、持续床旁血滤、血浆置换等，清除效果与毒物理化性质、毒代动力学、分布容积等有关，应掌握指征，避免滥用，防治并发症。

对于毒物接触史不明的中毒一般要留院观察。症状轻微者，观察时间也不应少于 48 小时，必要时复诊，并对重要脏器进行监测。了解心、脑、肺、肝、肾等器官和组织受损程度，处理措施通常以脏器功能保护为主，如补充液体及维生素C等。

呼吸衰竭是急性中毒引起死亡的重要原因之一，所以保持呼吸道通畅，及时建立人工气道，熟练使用呼吸机，合理氧疗，维持呼吸循环稳定是急性中毒的救治重点。内环境稳定、营养支持是脏器维持正常功能、毒物降解和排泄的基础条件。在临床缓解期不可放松对病情的观察，应注意对靶脏器迟发性损害的诊断及处理，尤其需注意防治误吸性肺炎及压疮。

四、常见疾病

（一）尿毒症脑病

尿毒症严重时常有反应淡漠、谵妄、惊厥、幻觉、昏迷、精神异常等表现，称为尿毒症脑病。治疗方法主要针对肾功能不全，包括纠正酸中毒和水电解质代谢紊乱，防治感染及肾脏替代治疗等。

（二）狼疮脑病

狼疮脑病可累及中枢神经系统和外周神经系统。中枢神经系统病变包括癫痫、狼疮性头痛、脑血管病变、无菌性脑膜炎、脱髓鞘综合征、运动障碍、脊髓病、急性意识错乱、焦虑状态、认知功能减退、情绪障碍及精神疾病等。治疗中主要根据病情酌情应用糖皮质激素、免疫抑制剂及生物制剂等。

（三）有机磷类药物中毒

［临床表现］ ①急性胆碱能危象包括毒蕈碱样症状：平滑肌痉挛、腺体分泌增加、瞳孔缩小、恶心、呕吐、腹痛、腹泻、多汗、二便失禁、呼吸困难、气管分泌物增加、发绀、肺水肿等。烟碱样症状：支配横纹肌的躯体运动神经兴奋，产生肌束颤动，甚至抽搐，严重者可导致呼吸肌麻痹。中枢神经系统症状：眩晕、头痛、失眠、震颤、言语障碍、意识障碍等。②迟发性多发神经病。③中间综合征：对于急性有机磷农药中毒在胆碱能危象消失 1～4 日后，个别可在中毒后 9 日左右，以肢体近端肌肉、脑神经支配的肌肉以及呼吸肌的无力甚至麻痹为突出表现的综合征，因其发生在胆碱能危象之后，迟发性多发神经病之前，故称为中间综合征。临床表现为意识清醒、抬头及睁眼无力、眼球活动受限、出现复视、声音嘶哑或吞咽困难、肩外展和屈髋困难等。重症患者出现呼吸肌无力和麻痹、口唇面部发绀、烦躁，如不及时进行有效人工呼吸，患者将很快死亡。及时有效的人工通气是抢救成功的前提。

［主要辅助检查］ 血胆碱酯酶活力测定、毒物检测。

［诊断］ 病因+临床表现+辅助检查。

［鉴别诊断］ 应与中暑、急性胃肠炎、脑炎、其他毒物中毒相鉴别。

［治疗］ 切断毒源，洗胃，导泻，催吐，应用阿托品、解磷定，纠正水电解质及酸碱平衡等对症支持治疗。

（四）杀鼠剂中毒

杀鼠剂种类繁多，主要有抗凝血杀鼠剂、致痉挛剂、有机磷酸酯类、氨基甲酸酯类、无机杀鼠剂、天然植物性杀鼠剂等。抗凝血类杀鼠剂可用维生素 K_1 对症治疗，但需警惕脑出血风险。致痉挛剂类需防止舌咬伤、持续抽搐状态等发生。有机磷酸酯类需警惕心肌损害。治疗方法主要包括洗胃、导泻、保护心肌、纠正心律失常、抗惊厥、血液净化、应用特效解毒剂等。无特效解毒剂者主要以支持对症治疗为主。

（五）急性乙醇中毒

［临床表现］ 急性乙醇中毒可分为兴奋期、共济失调期和昏迷期。

［主要辅助检查］ 血清乙醇浓度、血气分析、肝功能、血糖、电解质、心电图等。

［诊断］ 病因+临床表现+辅助检查。

［鉴别诊断］ 应与其他引起意识障碍的疾病相鉴别。

［治疗］ 利尿、导泻、应用纳洛酮、吸氧、保持气道通畅、维持循环、保暖、防治酸中毒及脑水肿、防治感染。急性乙醇中毒昏睡或昏迷的患者可给予纳洛酮。强迫利尿对急性乙醇中毒无效，严重急性中毒时可用血液透析促使体内乙醇排出。低血糖是急性乙醇中毒最严重的并发症之一，应密切监测血糖水平。对烦躁不安或过度兴奋者，可应用小剂量地西泮，避免使用吗啡、氯丙嗪、苯巴比妥类镇静药。

（六）镇静安眠药中毒

［临床表现］ 患者有明确或可疑的过量摄入镇静、催眠药物史；出现意识障碍、瞳

孔缩小、呼吸抑制、血压下降等临床表现；患者一般无明显痛苦表情，身体无明显异常气味。重度镇静、催眠药物中毒患者可出现呼吸抑制或呼吸衰竭，甚至血压下降。

[主要辅助检查] 血、尿、胃液药物浓度测定，血气分析，生化系列等。

[诊断] 病因+临床表现+辅助检查。

[鉴别诊断] 应与脑血管疾病、低血糖昏迷、肝性脑病、其他毒物或药物中毒等相鉴别。

[治疗] 吸氧，洗胃，给予中枢兴奋药物、利尿剂，碱化尿液，防治感染，纠正水电解质及酸碱平衡等。

（七）一氧化碳中毒

[临床表现] 急性一氧化碳中毒按中毒程度可分为轻度中毒，包括头痛、头晕、恶心、呕吐等；中度中毒包括胸闷、气短、呼吸困难、出现幻觉、视物不清等；重度中毒如昏迷、呼吸抑制、心律失常、心力衰竭等。

[主要辅助检查] 血液碳氧血红蛋白（COHb）测定、脑电图、头颅 CT 等。

[诊断] 病因+临床表现+辅助检查。

[鉴别诊断] 应与脑血管意外、脑震荡、脑膜炎、DKA 等相鉴别。

[治疗] 主要以高压氧舱、应用糖皮质激素、重要器官功能支持、防治脑水肿、预防迟发性脑病、防治并发症和后遗症为主。

五、典型病例

患者，女，28 岁。

主诉：呕吐伴意识障碍 2 小时。

现病史：患者 2 小时前口服甲胺磷 200ml 后出现呕吐，伴意识模糊，大小便失禁，被家人发现后送至急诊，急诊以“农药中毒”收入院。

既往史：无。

查体：BP 为 90/50mmHg，P 为 135 次/分，SpO_2 为 90%，R 为 8 次/分，一般状态差，意识障碍，周身可闻大蒜样气味，口吐白沫，双侧瞳孔针尖样大小，呼吸浅慢，双肺可闻及散在干湿啰音，可见胸肌震颤，心率为 135 次/分，心律齐，心音弱，无杂音。腹平软，肝脾未触及。

辅助检查：血胆碱酯酶活力下降。

[问诊和查体要点]

（1）农药中毒前有无与家人生气、情绪障碍等诱因？

（2）发病时患者身边除了甲胺磷，有无其他可疑毒物及药物？是否处于密闭环境发病？周围是否有炉火？

（3）有无洗胃等对症处理？

（4）查体时注意瞳孔大小、对光反射、体温、肌束颤动、四肢肌力及肌张力等。

[临床思路分析] 患者有明确的口服农药史，且体征及辅助检查也符合有机磷中毒，故诊断较容易。但需要注意患者已出现昏迷，血压、血氧下降，呼吸浅慢，心率增快，生命体征不稳定，生命垂危，需密切观察病情变化。

［处理措施］　急查血常规、生化系列、凝血象、血气分析等，监测心电图，洗胃，吸氧，建立静脉通路，应用阿托品及复能剂，必要时气管插管、呼吸机辅助呼吸、血液净化治疗等。治疗过程中需警惕中间综合征及反跳现象。

（张　旭　宁丹丹　耿欣宇）

第四章　发　　热

发热是临床上常见的症状，是疾病进展过程中的重要临床表现，可见于感染性疾病和非感染性疾病。患者在发热的同时会伴随畏寒、乏力、全身酸痛、头痛、食欲减退等症状；有些发热时间长的患者，可能会逐渐耐受，症状常不明显，而持续高热的患者可能出现感染性休克甚至死亡。发热的病因有很多，本章将对发热的相关内容进行介绍，以便在临床工作中对该症状能作出及时、准确的判断和处置，以免延误病情。

一、概述

发热是指机体在致热原的作用下或各种原因引起体温调节中枢的功能障碍时，体温升高超出正常范围。正常人的体温受体温调节中枢调控，并通过神经、体液因素使产热和散热过程呈动态平衡，保持体温在相对恒定的范围内。正常人体温一般为36～37℃。下午体温较早晨稍高，劳动、运动或进餐后体温可略升高，但一般波动范围小于1℃。老年人因代谢率低，体温相对较低。妇女月经前及妊娠期体温均略高于正常。高温环境下体温也可稍升高。在正常情况下，人体的产热和散热保持动态平衡，由于各种原因导致产热增加或散热减少，则出现发热。发热包括感染性发热和非感染性发热。

发热的常见类型有稽留热、弛张热、间歇热、波状热、回归热、不规则热（表4-1）。

表4-1　发热的常见类型、特点及疾病

类型	特点	常见疾病
稽留热	体温恒定地维持在39℃以上的高水平，达数日或数周，24小时内体温波动范围不超过1℃	大叶性肺炎、斑疹伤寒及伤寒高热期
弛张热	体温常在39℃以上，波动幅度大，24小时内波动范围超过2℃，但都在正常水平以上	败血症、风湿热、重症肺结核及化脓性炎症等
间歇热	体温骤升达高峰后持续数小时，又迅速降至正常水平，无热期（间歇期）可持续1日或数日，如此高热期与无热期反复交替出现	疟疾、急性肾盂肾炎等
波状热	体温逐渐上升达39℃或以上，数日后又逐渐下降至正常水平，持续数日后又逐渐升高，如此反复多次	布鲁氏菌病
回归热	体温急剧上升至39℃或以上，持续数日后又骤然下降至正常水平，高热期与无热期各持续数日后规律性交替一次	回归热、霍奇金病等
不规则热	发热时体温曲线无一定规律	结核病、风湿热、支气管肺炎、渗出性胸膜炎等

二、问诊要点

1. 时间　发热出现的时间，如早上、晚上、上午、下午；发热持续的时间，是否为持续高热不缓解，发热一次持续多久能降至正常，正常后多久又升高。

2. 诱因　是否有感染、肿瘤或结缔组织病等。

3. 程度 体温最高是多少，能否自行退热，用退热药物后能否降至正常。

4. 临床表现 如急性高热伴有寒战提示体温超过 39℃。老年人有时发热最主要的表现是乏力和精神不佳；低龄儿童发热常伴有食欲缺乏、精神萎靡。

5. 伴随症状 伴寒战，多见于大叶性肺炎、败血症、急性胆囊炎等；伴结膜充血，多见于麻疹、流行性出血热、斑疹伤寒等；伴单纯疱疹，如口唇单纯疱疹，多见于大叶性肺炎、流行性脑脊髓膜炎、流行性感冒等；伴淋巴结肿大，多见于传染性单核细胞增多症、风疹、淋巴瘤等；伴肝脾肿大，多见于病毒性肝炎、肝及胆道感染、布鲁氏菌病等；伴皮肤黏膜出血，多见于重症感染及某些急性传染病，如流行性出血热、病毒性肝炎等；伴关节肿痛，多见于败血症、猩红热等；伴皮疹，多见于麻疹、猩红热、结缔组织病等；先发热后昏迷，多见于流行性乙型脑炎、斑疹伤寒、流行性脑脊髓膜炎等。

三、诊治流程

在临床上遇到发热的患者，首先应询问病史，如发热的诱因、起病时间、持续时间、最高温度、伴随症状及既往史等。体格检查时应注意生命体征、意识状态、皮疹、黄疸、淋巴结肿大、肝脾肿大、双肺听诊、腹部压痛等。通过询问病史及体格检查判断患者病情的轻重缓急。若为发热的急重症，立即给予监测生命体征，吸氧，建立静脉通路，退热，并急查血常规、血培养等。体温＜38.5℃时可物理降温；≥38.5℃时可给予阿尼利定（安痛定）2ml 肌内注射，若阿尼利定无效，可给予退热栓（外用），但患者容易大量出汗，要注意防治电解质代谢紊乱。待患者病情平稳后，再次询问病史及进行查体，以判断可能导致发热的病因，给予积极治疗。若为发热的轻症，询问病史、查体，完善相关检查：血常规、尿常规、便常规、血培养、C-反应蛋白、降钙素原、生化系列检验及超声、CT 等，根据病因进行个体化治疗，如急性化脓性梗阻性胆管炎、急性胆囊炎等必要时行内镜下治疗、胆囊穿刺或外科手术治疗。诊治流程见图 4-1。

四、知识点

（一）发热的分类

1. 按发病机制分类 分为致热原性发热和非致热原性发热。致热原性包括外源性致热原和内源性致热原。

2. 按病因分类 分为感染性发热和非感染性发热。

（二）发热的分度

以口腔温度（一般比腋下温度高 0.3～0.5℃）为标准，可将发热分为四类：①低热，37.3～38℃；②中等热，38.1～39℃；③高热，39.1～41℃；④超高热，41℃。要注意，不能利用自我的主观感觉代替体温计的测量。

（三）发热的机制及特点

发热的机制及特点见表 4-2。

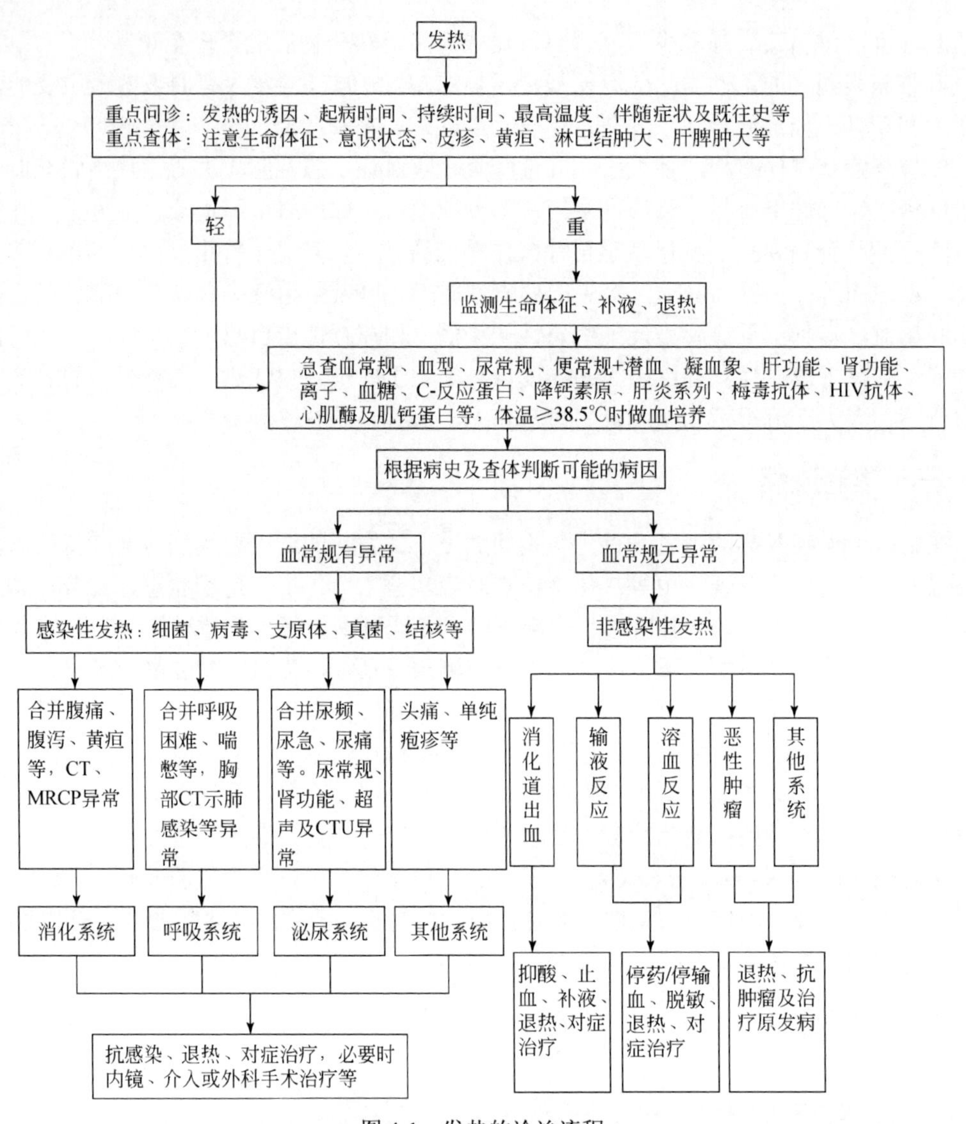

图 4-1　发热的诊治流程

表 4-2　发热的机制及特点

分期	机制及特点	分型
体温上升期	体温调节中枢发出的冲动经交感神经而引起皮肤血管收缩，浅层血流减少表现为皮肤苍白，甚至伴有皮肤温度下降。由于皮肤散热减少刺激皮肤的冷觉感受器并传至中枢引起畏寒。中枢发出的冲动再经运动神经传至运动终板，引起骨骼肌不随意的周期性收缩，发生寒战及竖毛肌收缩，使产热增加。该期产热大于散热，使体温上升	骤升型：体温在几小时内达39℃或以上，常伴有寒战。小儿易发生惊厥。多见于疟疾、大叶性肺炎、败血症、流行性感冒、急性肾盂肾炎、输液或某些药物反应等 缓升型：体温逐渐上升，在数日内达高峰，多不伴寒战，如伤寒、结核病、布鲁氏菌病等所致的发热
高热期	是指体温上升达高峰之后保持一定时间，持续时间长短可因病因不同而有差异。在此期中体温已达到或略高于上移的体温调定点水平，体温调节中枢不再发出寒战冲动，故寒战消失；皮肤血管由收缩转为舒张，使皮肤发红并有灼热感；呼吸加快变深；开始出汗并逐渐增多。使产热与散热过程在较高水平保持相对平衡	无

续表

分期	机制及特点	分型
体温下降期	由于病因的消除，致热原的作用逐渐减弱或消失，体温中枢的体温调定点逐渐降至正常水平，产热相对减少，散热大于产热，使体温降至正常水平。此期表现为出汗多，皮肤潮湿	骤降：指体温于数小时内迅速降至正常，有时可略低于正常，常伴有大汗淋漓。常见于疟疾、急性肾盂肾炎、大叶性肺炎及输液反应等 渐降：指体温在数日内逐渐降至正常，如伤寒、风湿热等

（四）常见的功能性低热

1. 原发性低热　自主神经功能紊乱所致的体温调节障碍或体质异常，低热可持续数月甚至数年之久，热型较规则，体温波动范围较小，多在0.5℃以内。

2. 感染治愈后低热　由于病毒、细菌、原虫等感染致发热后，低热不退，而原有感染已治愈。这是体温调节功能仍未恢复正常所致，但必须与因机体抵抗力降低导致潜在的病灶（如结核）活动或其他感染所致的发热相鉴别。

3. 夏季低热　低热仅发生于夏季，秋凉后自动退热，每年如此反复出现，连续数年后多可自愈。其多见于幼儿，因体温调节中枢功能不完善，夏季身体虚弱，且多由于营养不良或脑发育不全。

4. 生理性低热　如精神紧张、剧烈运动后均可出现低热。月经前及妊娠初期也可有低热现象。

（五）如何区分感染性发热的病原体

根据血常规的结果，若以白细胞总数和中性粒细胞比例升高为主，则考虑细菌感染的可能；若以淋巴细胞或单核细胞比例升高为主，则考虑病毒感染的可能。

第一节　感染性发热

一、概述

感染性发热为致热原性发热，包括外源性和内源性两大类。病原体包括细菌、病毒、支原体、立克次体、螺旋体、真菌、寄生虫等，无论是急性、亚急性或慢性感染，还是局部性或全身性感染，均可出现发热。

1. 外源性致热原　多为大分子物质，特别是细菌的分子量非常大，其不能通过血脑屏障直接作用于体温调节中枢，而是通过激活血液中的中性粒细胞、嗜酸性粒细胞和单核巨噬细胞系统，使机体产生并释放内源性致热原，引起发热。外源性致热原包括：①各种微生物病原体及其产物，如细菌、病毒、真菌及细菌毒素等；②炎性渗出物及无菌性坏死物质；③抗原抗体复合物；④某些类固醇物质；⑤多糖体成分及多核苷酸、淋巴细胞激活因子等。

2. 内源性致热原　又称为白细胞致热原，如白介素（IL-1）、肿瘤坏死因子（TNF）和干扰素等。一方面可通过血脑屏障直接作用于体温调节中枢的体温调定点，使调定点上升，体温调节中枢必须对体温加以重新调节发出冲动，并通过垂体内分泌因素使代谢增加或通过运动神经使骨骼肌阵缩（临床表现为寒战），产热增多；另一方面可通过交感神经使皮肤血管及竖毛肌收缩，停止排汗，散热减少。这一综合调节作用使产热大于散热，从而使体温升高引起发热。

二、诊治流程

在临床上遇到疑似感染性发热的患者，首先需要做好医护人员的自我防护，因患者感染的病因不明，不排除传染的可能，需要询问患者的流行病学史。感染性发热患者中急重症者较多，需要格外注意患者的生命体征、意识状态，有无皮疹、黄疸、淋巴结肿大及腹部有无压痛、肝脾肿大等。对于高热患者，进行物理及药物降温后容易大量出汗，要注意补液，防止水电解质紊乱。待患者病情平稳后再补充询问病史及查体判断可能导致发热的病因，给予积极治疗。如急性化脓性胆管炎患者，若感染未能控制，可能因高热导致惊厥、抽搐，出现感染性休克的临床表现，应立即给予监护、吸氧、抗感染、补液、扩容、抗休克治疗，并谨慎选择抗生素，需要反复向患者核实过敏史，先经验性用药，待细菌培养及药物敏感试验结果回报后再调整用药。诊治流程见图 4-2。

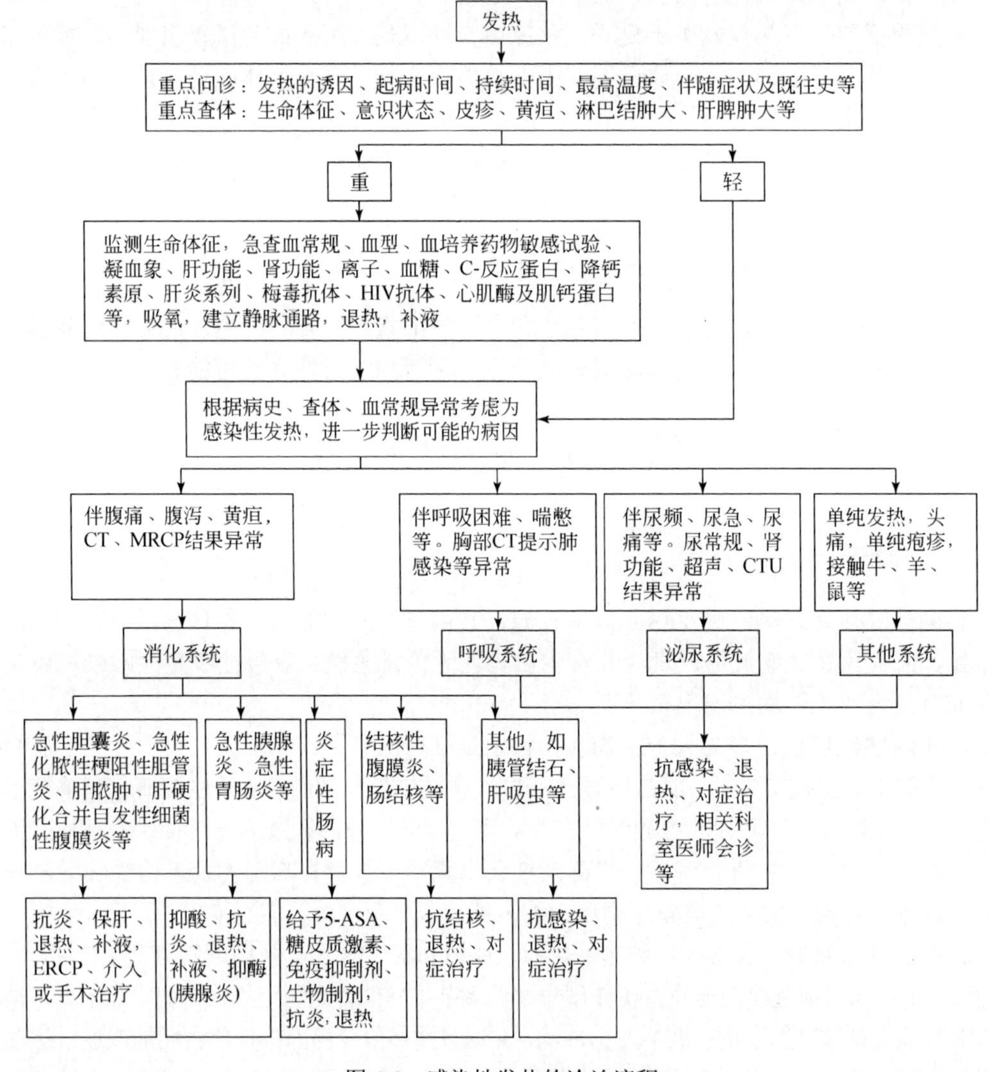

图 4-2　感染性发热的诊治流程

三、临床推荐处理措施

感染性发热的临床推荐处理措施见表 4-3 和表 4-4。

表 4-3　消化系统疾病导致发热的常用医嘱

消化内科入院常规
一级护理
必要时吸氧、监护
流食（如急性胃肠炎等）、必要时禁食禁水（如急性胰腺炎、急性胆囊炎、急性梗阻性化脓性胆管炎等）、高营养饮食（如肝脓肿等）
急查血常规+血型、血培养、C-反应蛋白、凝血象、肝功能、肾功能、离子、血糖、心肌酶、肌钙蛋白、肝炎系列、梅毒抗体、HIV 抗体、T-SPOT、结核抗体、尿常规、便常规+潜血，必要时做粪便培养等
床旁心电监护，必要时行腹部超声、CT（如肺部感染、急性胰腺炎等）、MRCP（如胆道梗阻）等
抗感染：青霉素类、头孢类、喹诺酮类或β-内酰胺类抗生素（根据情况选择药物，并根据病情变化增减用量）
退热：体温<38.5℃可以物理降温，≥38.5℃可以给予退热贴外用或阿尼利定（安痛定）2ml 肌内注射治疗。若无效，可给予退热栓外用，但患者容易大量出汗，要注意补液
补液：结合患者生理需要量、尿量及出汗等情况，一般成年人 24 小时液体量不小于 3000ml（需根据情况选用脂肪乳）
对症治疗及治疗原发病：①胆石症可用解痉药，山莨菪碱 10mg 肌内注射，必要时 ERCP 治疗、介入治疗或外科手术治疗；②急性胰腺炎控制疼痛，盐酸布桂嗪注射液 50～100mg 肌内注射，盐酸哌替啶注射液 25～100mg 肌内注射；③急性胰腺炎抑酸，H_2 受体阻滞剂或质子泵抑制剂（如 0.9%氯化钠注射液 100ml+泮托拉唑或埃索美拉唑等 40mg，每日 2 次静脉滴注）；抑制胰酶分泌，5%葡萄糖 250ml+生长抑素 3mg，每 12 小时持续静脉滴注 1 次（根据情况选择药物，并根据病情变化增减用量）

表 4-4　非消化系统疾病导致发热的常用医嘱

消化内科入院常规
必要时一级护理
休克时监测血压、脉搏、指尖血氧饱和度
必要时吸氧
急查血常规+血型、血培养、C-反应蛋白、凝血象、肝功能、肾功能、离子、血糖、心肌酶、肌钙蛋白、肝炎系列、梅毒抗体、HIV 抗体、布病抗体检测、降钙素原、真菌葡聚糖、T-SPOT、结核抗体、TORCH 系列、EBV 测定、尿常规、便常规+潜血，必要时做粪便培养
床旁心电监护，必要时行头颅、胸部 CT、腹部超声等
建立静脉通路，退热，补液
对症治疗及治疗原发病
请相关科室医师协助诊疗

四、常见疾病

感染性发热常见的消化系统疾病包括急性胆囊炎、急性梗阻性化脓性胆管炎、细菌性肝脓肿、急性胰腺炎、急性胃肠炎、炎症性肠病、结核性腹膜炎、肠结核、肝硬化合并自发性细菌性腹膜炎。非消化系统疾病包括大叶性肺炎、急性肾盂肾炎、败血症、布鲁氏菌病等。

（一）急性胆囊炎

［**病因**］　主要病因为胆管梗阻和细菌感染。急性结石性胆囊炎是结石直接损伤受压部位的胆囊黏膜引起的，而细菌感染在胆汁淤滞的情况下出现。急性非结石性胆囊炎病因尚不清楚，在创伤、烧伤及手术后出现。致病因素主要是胆汁淤滞和黏膜缺血，易出现胆囊坏疽、穿孔。

［**临床表现**］　①发热，多为轻至中度，可有畏寒，如出现寒战高热，可能发生胆囊坏疽、穿孔等。②上腹部疼痛，多为阵发性绞痛。③恶心、呕吐。④轻度黄疸。⑤墨菲征呈阳性。

［**主要辅助检查**］　血常规：白细胞计数及中性粒细胞百分比可明显增高。胆囊超声检查可见胆囊增大、胆囊壁增厚＞4mm，水肿明显时见“双边征”，胆囊结石显示强回声，其后有声影。

［**诊断**］　病因+临床表现+辅助检查。

［**鉴别诊断**］　①急性胰腺炎：有大量饮酒、暴饮暴食、肥胖或高脂血症等病因，持续性上腹痛，向腰背部放射，伴或不伴恶心、呕吐、腹胀等，胰腺 CT 及血尿淀粉酶有助于鉴别。②消化性溃疡合并穿孔：有周期性节律性腹痛数年，突然出现剧烈腹痛、发热等。腹部立位 X 线片有助于鉴别。

［**治疗**］　①一般治疗：禁食或清淡流质饮食、营养支持、补充维生素、纠正水电解质及酸碱代谢紊乱。抗感染治疗可选用对革兰氏阴性菌及厌氧菌有效的抗生素，同时应用解痉镇痛、消炎利胆药物。对老年患者应监测血糖及心、肺、肾等器官的功能，治疗并存疾病。②经皮经肝胆囊穿刺引流（percutaneous transhepatic gallbladder drainage，PTGD）。③外科手术治疗：胆囊切除术。

（二）急性梗阻性化脓性胆管炎（acute obstructive suppurative cholangitis）

［**病因**］　最常见的病因是肝内外胆管结石，其次为胆道寄生虫和胆管狭窄、恶性肿瘤、胆道良性病变引起的狭窄。

［**临床特点**］　典型表现为腹痛、寒战高热和黄疸，称为夏科三联征（Charcot triad）。在夏科三联征基础上出现休克和中枢神经系统抑制表现，则称为雷诺五联征（Reynolds pentad）。

［**临床表现**］　①发热伴寒战：胆管梗阻后胆管内压力升高常继发感染，细菌和毒素可经毛细胆管经肝窦逆流入血，发生胆源性肝脓肿脓毒血症、感染性休克、DIC 等，一般主要表现为弛张热，体温可高达 39℃。②腹痛：发生于剑突下及右上腹部，多为绞痛，呈阵发性发作或持续性疼痛伴阵发性加剧，可向右肩背部放射，伴恶心、呕吐。进食油腻食物后常可诱发。③黄疸：胆道梗阻后，患者可出现尿色深黄及皮肤、巩膜黄染，部分患者可伴皮肤瘙痒。④如结石嵌顿没有解除，炎症进一步加重，患者可出现雷诺五联征。

［**主要辅助检查**］

（1）实验室检查：①白细胞计数升高，可超过 20×10^9/L，中性粒细胞比例升高，胞质内可出现中毒颗粒。②肝功能有不同程度的损害，凝血酶原时间延长。③动脉血气分析可有 PaO_2 下降、血氧饱和度降低。④常见症状有代谢性酸中毒及缺水、低钠血症等水电解质及酸碱平衡紊乱。

（2）影像学检查：①肝胆超声；②肝胆 CT、MRCP；③对需要行经皮经肝胆管引流

（percutaneous transhepatic cholangio-drainage，PTCD）或经内镜鼻胆管引流（endoscopic naso-biliary drainage，ENBD）减压者可行 PTC 或 ERCP 检查及治疗。

［诊断］ 病因+临床表现+辅助检查。

［鉴别诊断］ ①败血症：患者可有寒战、高热、休克的表现，血培养、MRCP 及腹部 CT 有助于鉴别。②急性胆囊炎：多有腹痛、发热、轻度黄疸，胆囊超声和 MRCP 有助于鉴别。

［治疗］ 治疗原则是解除胆道梗阻并引流。胆管内压力降低后，患者情况能暂时改善，有利于争取时间进一步治疗。

（1）非手术治疗：补液扩容，先晶体溶液，后胶体溶液；联合应用足量抗生素，宜选择针对革兰氏阴性杆菌兼顾抗球菌及厌氧菌的抗生素；纠正水电解质和酸碱平衡紊乱；对症治疗，如降温、吸氧等。

（2）紧急胆管减压引流：①经皮经肝胆管引流需注意凝血象；②ERCP 及鼻胆管引流；③胆总管切开减压、T 管引流。

（三）细菌性肝脓肿

［病因］ 全身细菌性感染，特别是腹腔内感染，细菌可侵入肝，如患者抵抗力弱，可发生肝脓肿。有基础性疾病特别是糖尿病患者，为高发人群。

［临床特点］ 寒战、高热、肝区疼痛、叩击痛和肝大等。

［临床表现］ ①发热，体温可达 39～40℃。②肝区痛，持续性钝痛或胀痛，可伴右肩牵涉痛。③肝区叩击痛和肿大，可伴右上腹肌紧张和局部明显触痛；严重或并发胆道梗阻时，可出现黄疸。

［主要辅助检查］ ①实验室检查：白细胞计数和中性粒性细胞百分比增高；转氨酶和碱性磷酸酶增高；CRP 增高；血培养和脓液培养可见致病菌。②影像学检查：肝部超声、肝部增强 CT。

［诊断］ 病因+临床表现+辅助检查。

［鉴别诊断］ ①肝癌：患者多有病毒性肝炎病史或家族史，肝增强 CT、AFP 可鉴别。②右膈下脓肿：患者多有高热、呼吸困难等表现，肝脏超声、胸部 X 线检查等可鉴别。

［治疗］ ①全身支持治疗：营养支持，必要时输血和血浆、纠正低蛋白血症，纠正水电解质和酸碱平衡紊乱等。②抗生素治疗：先经验性选用广谱抗生素，后根据脓汁或血培养药物敏感试验结果选用敏感抗生素。应大剂量、足疗程。③经皮经肝脓肿穿刺置管引流术：直径 3～5cm 的单个脓肿，在超声下见到液化区域时可经超声引导行肝脓肿穿刺置管引流。④手术治疗。

（四）急性胰腺炎（参考第二章第一节“常见疾病”）

［病因］ ①胆道疾病：胆石症及胆道感染是急性胰腺炎（AP）的主要病因。②酒精。③胰管阻塞。④十二指肠降段疾病。⑤手术与创伤。⑥代谢障碍。⑦药物。⑧感染及全身炎症反应疾病。⑨先天性因素。⑩其他。

［临床表现］

（1）症状：①发热。合并胆道感染者常伴有寒战高热。持续性高热是胰腺坏死伴感染的主要症状之一。②腹痛。常于饱餐和饮酒后发作，为剧烈腹痛，多位于左上腹，向左肩及左腰部放射。病变累及全胰时疼痛范围较宽，呈束带状向背部放射。③腹胀。由腹腔神经丛受刺激引起肠麻痹，出现排气、排便停止，初为反射性，继发感染后则由腹膜后的炎症刺激所致，有腹水时可加重腹胀。④恶心、呕吐。呕吐物为胃、十二指肠内容物，偶可呈墨绿色或咖啡色。

（2）重要体征：①腹膜炎体征。轻症急性胰腺炎压痛多只限于上腹部，无肌紧张。重症急性胰腺炎可表现为全腹部压痛，伴有肌紧张和反跳痛。肠鸣音减弱或消失，移动性浊音呈阳性。②胰腺坏死伴感染。少数严重急性胰腺炎患者的胰腺出血可经腹膜后途径渗入皮下，在腰部、季肋部和下腹部皮肤出现大片青紫色瘀斑，称格雷·特纳（Grey-Turner）征；出现在脐周，称卡伦（Cullen）征。

[主要辅助检查]

（1）实验室检查：①血、尿淀粉酶。血清淀粉酶在发病数小时后开始升高，24 小时达高峰，4～5 日后逐渐降至正常。尿淀粉酶在 24 小时才开始升高，48 小时达高峰，下降缓慢，1～2 周后恢复正常。②其他检查可发现白细胞计数增高、高血糖、肝功能异常、低血钙、血气分析异常等。③诊断性腹腔穿刺若抽出血性腹腔积液，且淀粉酶值升高对该病诊断有帮助。④发病 48 小时 CRP 增高＞150mg/ml，提示病情较重。

（2）影像学诊断：①胰腺 CT 是最具诊断价值的影像学检查。②胰腺超声可发现胰腺肿大和胰周液体积聚。③MRCP 可显示胆管及胰管，对诊断胆道结石、胆胰管解剖异常等引起的胰腺炎有重要作用。

[诊断] 病因+临床表现+辅助检查。

[鉴别诊断] ①消化性溃疡：有周期性节律性腹痛，无发热，胃镜检查有助于鉴别。②心肌梗死：患者多有心脏病病史，心电图、血心肌酶、肌钙蛋白检查可鉴别。

[治疗] ①去除病因。②一般治疗：监护，禁食禁水，镇痛。③器官支持：液体复苏、呼吸支持、肠功能维护、连续性血液净化。④生长抑素及其类似物：对于轻中症急性胰腺炎患者给予生长抑素 250μg/h 或奥曲肽 25μg/h，持续静脉滴注 3 日。对于中重症急性胰腺炎患者，宜在起病后48小时内予以生长抑素500μg/h或奥曲肽50μg/h，3～4日后分别减量为250μg/h或 25μg/h，应用 4～5 日。⑤预防和抗感染：要尽早恢复肠内营养，以利于肠黏膜修复，减少细菌移位；重症急性胰腺炎患者可给予亚胺培南或美罗培南 7～10 日。确定胰腺感染时，应选择针对革兰氏阴性菌和厌氧菌，且能透过血胰屏障的抗生素，应用 7～14 日。若出现真菌感染，经验性应用抗真菌药。⑥择期 ERCP、腹腔镜或手术等治疗以去除病因。⑦患者教育。

（五）急性胃肠炎

[病因] 多由于饮食不当，食入生冷腐馊、秽浊不洁的食品。

[临床表现] ①发热：不规则低热或高热。②恶心、呕吐：呕吐物为胃内容物。③腹泻：一般每日排便在 10 次以下，为黄色或黄绿色，有时粪便呈“蛋花汤样”。④腹胀；⑤严重者可表现为烦躁不安、精神不振、意识模糊，甚至昏迷。

[辅助检查] 便常规可见白细胞；粪便细菌培养一般正常；血常规中白细胞计数可正常或升高。

[诊断] 病因+临床表现+辅助检查。

[鉴别诊断] ①寄生虫感染：周围血嗜酸性粒细胞增多，可见于钩虫、血吸虫、绦虫、囊类圆线虫所致的寄生虫病。②胃肠道肿瘤：也可有周围血嗜酸性粒细胞增多，但属

继发性，应有肿瘤的其他临床表现。

［治疗］ ①补液，对症治疗，如止吐、解痉、止泻等。②如有肠道感染，加用抗生素治疗。

（六）克罗恩病（参考第八章第二节“常见疾病”）

［病因］ 克罗恩病（Crohn disease，CD）与环境、遗传及肠道微生态等多因素相互作用导致肠道异常免疫失衡有关。

［临床表现］ ①发热：多为低热或中度热，出现高热时应注意是否合并感染或有脓肿形成。②腹泻：多为糊状便，可有血便，但黏液脓血便没有溃疡性结肠炎明显。③腹痛：多位于右下腹或脐周，间歇性发作。④瘘管形成、肛门周围瘘管、脓肿及肛裂等。⑤营养障碍：表现为贫血、低蛋白血症。⑥肠外表现：口腔黏膜溃疡、皮肤结节性红斑、关节炎及眼病等。⑦腹部压痛：多在右下腹，少数患者右下腹与脐周可触及腹部包块。

［主要辅助检查］ ①血液检查：血常规示贫血、白细胞计数增加；红细胞沉降率加快及 CRP 增高均提示 CD 处于活动期。②便常规+潜血。③结肠镜、胶囊内镜。④CT 或磁共振小肠成像可作为小肠 CD 的常规检查。⑤腹部超声：可发现瘘管、脓肿和炎性包块，必要时超声引导下行腹腔脓肿的穿刺引流。

［诊断］ 病因+临床表现+辅助检查。

［鉴别诊断］ ①肠淋巴瘤：临床表现为腹痛、腹部包块、体重下降、肠梗阻、消化道出血等，发热少见。与 CD 鉴别有一定困难，X 线、超声或 CT 检查有助于鉴别，小肠镜或手术探查的活体标本病理检查可鉴别。②溃疡性结肠炎：见表 4-5。

表 4-5 溃疡性结肠炎与克罗恩病的鉴别诊断

鉴别要点	溃疡性结肠炎	克罗恩病
症状	脓血便多见	脓血便较少见
病变分布	连续性	节段性
直肠受累	绝大多数	少见
肠腔狭窄	少见，中心性	多见，偏心性
溃疡及黏膜	溃疡浅，黏膜弥漫性充血水肿、颗粒状，脆性增加	纵型溃疡、黏膜呈鹅卵石样，病变间的黏膜正常
组织病理	固有膜全层弥漫性炎症、隐窝脓肿、隐窝结构明显异常、杯状细胞减少	裂隙状溃疡、非干酪性肉芽肿、黏膜下层淋巴细胞聚集

［治疗］

（1）控制炎症反应：①氨基水杨酸类，仅适用于病变局限在回肠末段或结肠的轻症 CD 患者。②糖皮质激素，适用于中至重度患者及对 5-氨基水杨酸（5-ASA）无效的轻度患者。病变局限在回肠末端或升结肠的轻至中度患者，可考虑使用局部作用的激素布地奈德，口服剂量每次 3mg，3 次/日。③免疫抑制剂，硫唑嘌呤或巯嘌呤适用于激素治疗无效或对激素依赖的患者，标准剂量为硫唑嘌呤 1.5～2.5mg/（kg·d）或巯嘌呤 0.75～1.5mg/（kg·d），显效时间需 3～6 个月。要严密监测不良反应，如白细胞减少等骨髓抑制表现，不耐受者可尝试换用甲氨蝶呤。④抗菌药物，对合并腹腔脓肿或肛周脓肿的患者，充分引流的同时可根据药物敏感试验选用抗生素。⑤生物制剂，英夫利昔单抗（infliximab）及阿达木单抗（adalimumab）等对传统治疗无效的活动性 CD 有效，可用于 CD 的诱导缓解与维持治疗。

使用英夫利昔单抗得以缓解者，为维持缓解需继续使用，也可改用免疫抑制剂维持。维持缓解治疗需在 4 年以上。⑥全肠内营养，对降低炎症反应有帮助。

（2）对症治疗，纠正水电解质紊乱，可酌情应用抗胆碱能药物止痛或止泻药物治疗腹泻。

（3）手术治疗。

（七）溃疡性结肠炎（参考第八章第二节“常见疾病”）

［病因］　溃疡性结肠炎（ulcerative colitis，UC）与环境、遗传及肠道微生态等多因素相互作用导致肠道异常免疫失衡有关。

［临床特点］　反复发作的腹泻、黏液脓血便及腹痛，发作与缓解交替。

［临床表现］　①发热：多见于中、重度患者的活动期，呈低至中度发热，高热多提示严重感染或并发症。②腹泻和黏液脓血便：轻症者排便 2～3 次/日，可无便血；重症者排便可在 10 次/日以上，甚至有大量脓血便。排便次数在轻重症之间者为中度表现。③腹痛：为轻至中度左下腹或下腹隐痛，也可累及全腹，便后腹痛可缓解。④营养不良。⑤肠外表现：外周关节炎、口腔复发性溃疡、骶髂关节炎等。⑥左下腹压痛：轻、中度患者有轻压痛；重症患者可有明显压痛。观察到腹肌紧张、反跳痛、肠鸣音减弱等体征，出现这些体征提示中毒性巨结肠、肠穿孔等。

［主要辅助检查］　①实验室检查：血常规示贫血、白细胞计数增加、红细胞沉降率加快及 CRP 增高均提示 UC 处于活动期；便常规示肉眼可见黏液脓血，显微镜见红细胞和脓细胞，急性发作期可见巨噬细胞。②结肠镜。③X 线钡剂灌肠：慎做，以免诱发中毒性巨结肠。

［诊断］　病因+临床表现+辅助检查。

［鉴别诊断］　①感染性肠炎：各种细菌感染如志贺菌、沙门菌等，表现为腹泻、黏液脓血便、里急后重等症状，易与 UC 混淆。粪便致病菌培养可分离出致病菌，抗生素可治愈。②克罗恩病：鉴别要点见表 4-5。

［治疗］　①控制炎症反应：5-ASA 制剂和柳氮磺吡啶（SASP）；糖皮质激素；免疫抑制剂；生物制剂。②对症治疗：及时纠正水电解质紊乱；病情严重时应禁食，并予以完全肠外营养治疗；对重症有继发感染者，应静脉给予广谱抗生素；手术治疗。

（八）结核性腹膜炎（参考第七章第一节“常见疾病”）

［病因］　多继发于肺结核或其他部位结核病，以直接蔓延为主，少数可由淋巴血行播散引起结核性腹膜炎。

［临床表现］　①结核毒血症：主要是低热与中度热，呈弛张热或稽留热，可有盗汗。高热伴有明显毒血症者，主要见于渗出型、干酪型结核性腹膜炎，或见于伴有粟粒型肺结核、干酪样肺炎等严重结核病患者。后期有营养不良等症状。②腹痛：为持续或阵发性隐痛，多位于脐周、下腹或全腹。③腹胀、腹水。④腹部触诊常有揉面感。⑤腹部肿块：多见于粘连型或干酪型结核性腹膜炎，以脐周为主。

［主要辅助检查］

（1）实验室检查：①血常规检查示轻至中度贫血，白细胞计数可增高；红细胞沉降率增快提示病变处于活动期；结核菌素试验呈强阳性；腹水多为草黄色渗出液，少数为浑浊或淡血性，偶见乳糜性，腹腔积液细胞总数大于 500×10^6/L，以淋巴细胞或单核细胞为主，比重大于 1.018，蛋白质定性试验阳性，定量在 30g/L 以上，腹腔积液普通细菌培养为阴性。

（2）影像学检查：腹部超声、CT、MRI 可见增厚的腹膜、腹水、腹腔内包块、瘘管；腹部 X 线片可见肠系膜淋巴结钙化影；X 线钡剂造影发现肠粘连、肠结核、肠瘘肠腔外肿块等征象；必要时腹腔镜检查，但禁用于广泛腹腔粘连者。

［诊断］ 病因+临床表现+辅助检查。

［鉴别诊断］ ①腹腔恶性肿瘤：包括腹膜转移癌、淋巴瘤、腹膜间皮瘤等。如腹水中有癌细胞，可与结核性腹膜炎相鉴别。②肝硬化腹水：多有肝炎或长期大量饮酒史，且腹水为漏出液，合并感染时可为渗出液，但腹水细胞以多形核细胞为主，腹水普通细菌培养呈阴性。

［治疗］ 抗结核；如有大量腹水，可适当抽放腹水以减轻症状；必要时手术治疗。

（九）肠结核

［病因］ 由人型结核分枝杆菌引起，可由血行播散引起，常继发于粟粒型肺结核，或由腹（盆）腔内结核病灶直接蔓延引起。

［临床表现］ ①发热及结核中毒症状：溃疡型肠结核多伴有长期不规则低热、盗汗、消瘦、贫血和乏力。②腹痛：多位于右下腹或脐周，间断发作，餐后加重。③大便习惯改变：溃疡型肠结核多伴有长期不规则低热，伴腹泻且多为糊样便，无脓血，可有腹泻、便秘交替。增生型肠结核以便秘为主。④腹部肿块：多见于增生型肠结核，位于右下腹，较固定，轻至中度压痛；溃疡型可因病变肠段、淋巴结粘连形成腹块。

［主要辅助检查］

（1）实验室检查：结核菌素试验呈强阳性。红细胞沉降率增快，提示结核活动期。便常规可见脓细胞和红细胞。

（2）影像学检查：①X 线钡剂灌肠，溃疡型可见钡剂激惹征。②CTE，病变常在回盲部附近，可见钙化。③结肠镜及病理，可发现肉芽肿、干酪坏死或抗酸杆菌。

［诊断］ 病因+临床表现+辅助检查。

［鉴别诊断］ ①克罗恩病：无肠外结核表现，病程长，缓解与复发交替，抗结核治疗无效，结肠镜检查及活体标本病理检查有助于鉴别。②右侧结肠癌：本病比肠结核发病年龄大，一般无结核毒血症表现。结肠镜检查及活体标本病理检查较易确诊。

［治疗］ ①抗结核治疗；②补液，纠正水电解质及酸碱平衡紊乱；③必要时手术治疗。

（十）肝硬化合并自发性细菌性腹膜炎

［病因］ 大多为肝硬化合并需氧菌感染所致。由于腹水中氧的浓度很高，故厌氧菌和非需氧菌感染少见。

［临床表现］ ①发热，多为不规则发热，其次为弛张热或稽留热。高热伴脓毒症状者常有败血症。②腹痛，程度轻重不等。③腹胀，多由于腹水所致，肠蠕动减弱。④腹膜刺激征。

［主要辅助检查］ 腹水常规：多数情况下细胞数＞500×10^6/L，其中以多形核白细胞升高为主。多为淡黄色，也可浑浊。李凡他试验（+）。

［诊断］ 病因+临床表现+辅助检查。

［鉴别诊断］ ①继发性腹膜炎：多继发于外科手术后，起病急骤，伴明显脓毒症表现，腹腔穿刺液为脓性。有消化道穿孔时，腹腔穿刺液可见消化道内容物残渣。②结核性腹膜炎：患者多有结核病史，午后低热、盗汗；腹部触诊揉面感，结核菌素试验阳性；试验性抗结核治疗有效。

［治疗］ 抗菌治疗，应遵循广谱、足量、肝肾毒性小的原则。首选第三代头孢菌素，其次为阿莫西林、氟喹诺酮类抗生素，氨基糖苷类如丁胺卡那、氨曲南等抗生素。最好根据药物敏感试验结果选择抗生素。补充白蛋白、利尿、腹腔穿刺放液治疗。

（十一）大叶性肺炎（参考第六章第四节“常见疾病”）

［病因］ 主要致病菌是肺炎链球菌（*Streptococcus pneumoniae*，*Sp*），少数可发生菌血症或感染性休克。

［诱因］ 发病前常有受凉、淋雨、疲劳、醉酒、病毒感染等。

［临床特点］ 高热、寒战、咳嗽、血痰及胸痛。

［临床表现］ ①起病急骤，高热、寒战，体温快速升至39℃或以上，下午或傍晚体温最高，或呈稽留热。②患侧胸部疼痛。③痰呈铁锈色或带血。④恶心呕吐、腹痛或腹泻。⑤急性热病容，面颊绯红，甚至可出现发绀。

［主要辅助检查］ 白细胞计数和中性粒细胞比例升高；痰涂片及胸腔积液细菌培养可见双球菌或链球菌；肺CT可见大片炎症浸润阴影或实变影，实变影中可见支气管充气征。在炎症消散期，可见“假空洞”征，起病3～4周后病变完全消散，但老年人容易吸收不完全而发展为机化性肺炎。

［诊断］ 病因+临床表现+辅助检查。

［鉴别诊断］ ①小叶性肺炎：又称支气管肺炎，多见于2岁以内的儿童，以细菌和病毒感染为主，也可为混合感染。②其他病原体所致肺炎：如病毒性肺炎、肺炎支原体肺炎、肺炎衣原体肺炎，检测病毒、支原体等可鉴别。③肺癌：多见于老年人，可有胸痛、咯血，肺CT及肿瘤标志物可鉴别。

［治疗］ ①抗菌药物治疗：首选青霉素，对青霉素过敏者或耐药者，可用氟喹诺酮类、头孢噻肟或头孢曲松等药物，感染多重耐药菌株者可应用万古霉素、替考拉宁或利奈唑胺。②支持治疗、对症治疗：休息，补充蛋白质、热量及维生素，补液，必要时镇痛，对症治疗。③并发症的治疗：胸腔积液及脓胸应积极引流排脓。

（十二）急性肾盂肾炎

［病因］ 尿路梗阻，膀胱输尿管反流，神经源性膀胱，泌尿系统结构异常等。

［临床表现］ ①全身症状：发热、寒战，体温高于38.0℃，多为弛张热，也可呈稽留热或间歇热，伴头痛、全身酸痛、恶心、呕吐等。②泌尿系统症状：尿频、尿急、尿痛、排尿困难等。③腰痛：多为钝痛或酸痛。④肋脊角或输尿管点压痛和（或）肾区叩击痛。

［主要辅助检查］ ①尿液检查：尿常规、尿培养等。②血液检查：白细胞计数、中性粒细胞比例常升高。红细胞沉降率可增快。③影像学检查：B超、CT、静脉肾盂造影（IVP）、排尿期膀胱输尿管反流造影、逆行性肾盂造影等。

［诊断］ 病因+临床表现+辅助检查。

［鉴别诊断］ ①尿道综合征：常见于女性，患者有尿频、尿急、尿痛及排尿不适等尿路刺激症状，但多次检查均无真性细菌尿。②肾结核：本病膀胱刺激症状明显，一般抗生素治疗无效，尿沉渣可找到抗酸杆菌，尿培养结核分枝杆菌呈阳性，而普通细菌培养为阴性。

［治疗］ ①全身治疗：卧床休息，输液、退热、多饮水，每日尿量达 1.5L 以上。②在尿培养和敏感性实验结果给出前，以广谱抗生素治疗为主。③对症治疗。

五、典型病例

病例一 患者，男，35 岁。

主诉：发热伴右上腹痛及皮肤、巩膜黄染 2 日。

现病史：患者 2 日前无明显诱因突然出现发热，体温最高达 38.8℃，伴寒战，自行口服退热药后体温可短暂降至正常，伴右上腹绞痛，阵发性加剧，伴皮肤、巩膜黄染，无皮肤瘙痒，伴尿黄，呈豆油色，伴恶心、呕吐，呕吐物为胃内容物，无白陶土样便，无胸闷、气短，为进一步诊治而就诊。

既往史：因胆囊结石行胆囊切除术后 3 年。否认肝炎病史。

查体：T 为 38.2℃，P 为 110 次/分，R 为 22 次/分，BP 为 125/90mmHg。一般状态欠佳，急性病容，神志清，结膜红润，皮肤及巩膜黄染。显著异常。腹部饱满，腹软，右上腹部压痛，无反跳痛，肝脾未触及，肺肝界存在，腹部叩诊鼓音明显，移动性浊音呈阴性，肠鸣音 3 次/分。

［问诊和查体要点］

（1）是否有暴饮暴食？腹痛与进食是否相关？本次疾病之前是否有过类似发作？是否有肝炎病史？是否有特殊用药史？

（2）腹痛的性质？是否有加重和缓解因素？是否有放射痛？呕吐之后腹痛是否缓解？

（3）发热时的伴随症状，有无咳嗽、咳痰？有无腹胀？有无排气、排便异常？

（4）是否有皮肤瘙痒？是否有白陶土样便？

（5）诊治经过，或是否自行口服药物？

［临床思路解析］

（1）患者此次发病较急，无基础心血管系统疾病病史，有腹痛、黄染、恶心、呕吐等消化系统症状，故考虑消化系统疾病所致急性腹痛。

（2）患者叩诊肺肝界存在，故不考虑消化道穿孔；患者阵发性上腹部绞痛，故消化性溃疡可能性小。患者发热且伴黄疸，否认既往肝炎病史，考虑为胆道梗阻相关疾病。

（3）患者曾因胆囊结石行胆囊切除术，此次腹痛合并发热、黄疸，考虑胆总管结石可能性大，除常规检查外，需要查 MRCP，必要时查肝胆胰 CT。

［处理措施］ MRCP 及肝胆胰 CT 示胆总管结石。急查血常规、凝血象、肝功能、肾功能、离子、血糖、心肌酶、肌钙蛋白、血清淀粉酶、尿淀粉酶。必要时吸氧。给予保肝、抗炎、补液、对症治疗，择期行 ERCP 取石。

病例二 患者，男，45 岁。

主诉：发热伴右上腹闷胀感 5 日。

现病史：患者 5 日前无明显诱因出现发热，体温最高达 39℃，伴寒战，伴右上腹闷胀感，无腹痛，无皮肤、巩膜黄染，无恶心、呕吐，无腹泻，无胸闷、气短，无咳嗽、咳痰，为进一步诊治而就诊。

既往史：糖尿病病史 15 年。应用胰岛素治疗，血糖控制欠佳。

查体：T 为 38.7℃，P 为 112 次/分，R 为 22 次/分，BP 为 130/90mmHg。一般状态欠佳，急性病容，神志清，结膜红润，皮肤及巩膜无黄染。显著异常。腹部饱满，腹软，腹部无压痛，无反跳痛，肝脾未触及，肺肝界存在，腹部叩诊鼓音明显，移动性浊音呈阴性，肠鸣音 3 次/分。

[问诊和查体要点]

（1）是否有病毒性肝炎病史？是否有接触牛、羊等动物史？

（2）发热的持续时间，缓解因素及伴随症状，是否有咳嗽、咳痰、腹痛、排气及排便异常等症状？

（3）有无移动性浊音？有无肝区叩击痛？

（4）诊治经过，或是否自行口服药物？

[临床思路解析]

（1）患者发热，既往无呼吸系统基础疾病，无牛、羊等动物接触史，伴右上腹不适，故考虑消化系统疾病的可能。

（2）患者否认肝炎病史，且无右上腹痛，故原发性肝癌可能性小。患者发热伴寒战，右上腹闷胀，故考虑肝胆系统感染可能性大。

（3）患者既往糖尿病史，且血糖控制欠佳，故考虑肝脓肿可能性大，除常规检查外，需要完善肝脏超声及增强 CT 等检查。

[处理措施]　测指尖血糖，结果为 16.1mmol/L；心电图无明显异常；肝脏超声及增强 CT 示肝脓肿。急查血常规、血培养、凝血象、肝功能、肾功能、离子、静脉血糖，必要时吸氧，给予保肝、抗炎、补液、肝脓肿穿刺引流治疗，并行脓汁细菌培养。

病例三　患者，男，23 岁。

主诉：发热伴腹泻 1 日。

现病史：该患者 1 日前进食麻辣烫后突然发热，体温最高达 38.2℃，口服退热药物后体温可降至正常，伴腹泻，排黄色稀水样便共 6 次，伴恶心、呕吐，呕吐物为胃内容物，为进一步诊治而就诊。

既往史：体健。

查体：T 为 38℃，P 为 100 次/分，R 为 16 次/分，BP 为 120/70mmHg。一般状态欠佳，急性病容，神志清，结膜红润，皮肤及巩膜无黄染。显著异常。腹部饱满，腹软，中上腹部压痛，无反跳痛，肝脾未触及，肺肝界存在，腹部叩诊鼓音明显，移动性浊音呈阴性，肠鸣音 3 次/分。

[问诊和查体要点]

（1）既往是否有此种情况？发热前是否进食不洁食物？

（2）腹泻的次数及大便的性状，粪便中是否含黏液、脓性物及血等？

（3）发热时的伴随症状，有无寒战，有无咳嗽、咳痰，自行应用药物后是否能恢复至正常？

（4）有无腹膜炎的体征？

[临床思路解析]

（1）患者此次发病较急，既往体健，无基础疾病，且与进食相关，故考虑消化系统疾病所致发热、腹泻。

（2）患者腹部触诊示中上腹部压痛，无反跳痛及肌紧张，无腹膜炎体征，不考虑急腹症。

（3）患者腹泻、发热、恶心、呕吐，故考虑急性胃肠炎可能性大。

［处理措施］　心电图无明显异常；腹部 CT 示肠管胀气。急查血常规、凝血象、肝功能、肾功能、离子、血糖、便常规，必要时行便细菌培养及药物敏感试验检查。给予抑酸、抗炎、补液、止泻、退热治疗。

第二节　非感染性发热

一、概述

非感染性发热又称非致热原性发热，常见于以下几种情况：①体温调节中枢直接受损，如颅脑外伤、出血、炎症等；②引起产热过多的疾病，如癫痫持续状态、甲状腺功能亢进症等；③引起散热减少的疾病，如广泛性皮肤病变、心力衰竭等，还包括血液及结缔组织系统疾病等。

二、诊治流程

在临床上，遇到疑似非感染性发热的患者，其处理与发热的患者类似，但是需要通过询问病史、查体，判断非感染性发热的可能原因，然后根据具体的原因进行治疗。诊治流程见图 4-3。

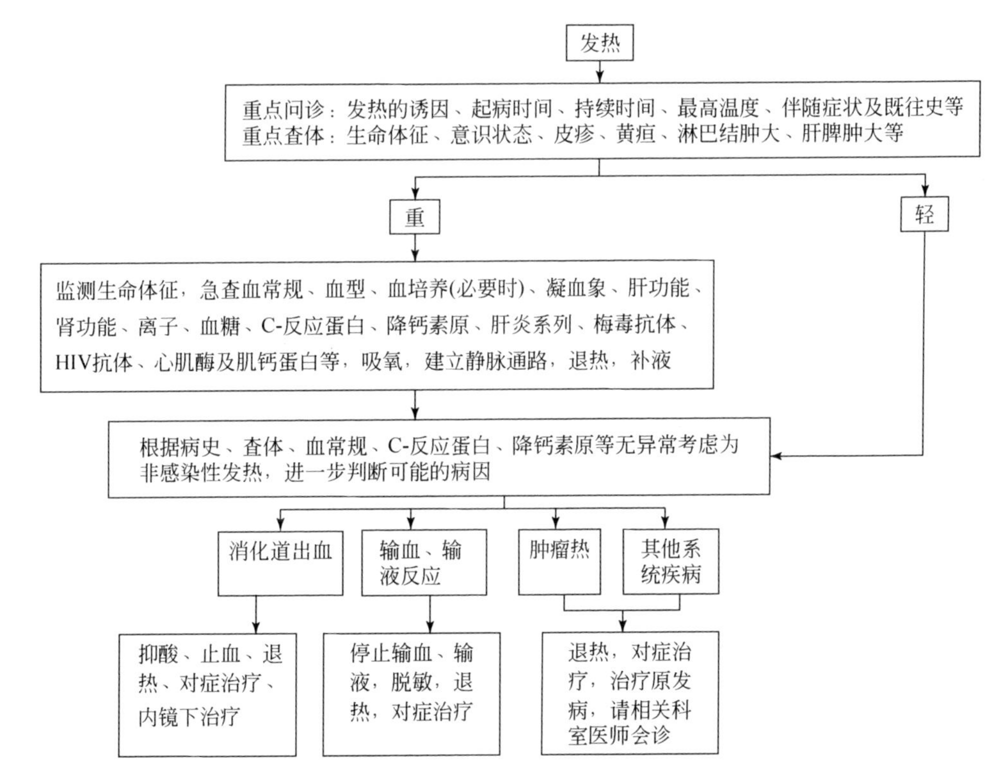

图 4-3　非感染性发热的诊治流程

三、临床推荐处理措施

消化道出血导致的发热分为继发感染发热及吸收热两种，本节主要介绍吸收热的处理措施。其临床推荐处理措施见表 4-6 和表 4-7。

表 4-6 消化道出血所致非感染性发热的常用医嘱

消化内科入院常规
一级护理
禁食禁水
监测血压、脉搏、指尖血氧饱和度，吸氧
急查血常规+血型、凝血象、肝功能、肾功能、离子、血糖、C-反应蛋白、降钙素原、肝炎系列、梅毒抗体、HIV 抗体、尿常规、便常规+潜血、心肌酶及肌钙蛋白等
床旁心电监护
建立静脉通路，补液，抑酸，止血，预防性应用抗生素，退热
对症治疗及治疗原发病

表 4-7 非消化系统疾病所致非感染性发热的常用医嘱

消化内科入院常规
一级护理
软食
监测血压、脉搏、指尖血氧饱和度
吸氧，肺部疾病可选择高流量吸氧
急查血常规+血型、凝血象、肝功能、肾功能、离子、血糖、心肌酶、肌钙蛋白、C-反应蛋白、降钙素原、肝炎系列、梅毒抗体、HIV 抗体、尿常规、便常规+潜血、甲状腺功能、类风湿因子、自身抗体、补体等
床旁心电监护，必要时行头颅 CT、肺 CT、腹部 CT 等检查
建立静脉通路，退热
对症治疗及治疗原发病
请相关科室医师协助诊疗

四、常见疾病

（一）消化道出血

具体内容详见第一章。

（二）输血、输液反应

［病因］ 输入红细胞、血小板或血浆等血液制品。输液反应指患者在输液的过程中，因内在因素及外在因素造成的自身的一系列不舒适的情况。

［临床表现］ ①过敏反应：输血中或输血后出现皮肤瘙痒、红斑、荨麻疹、呼吸困难、过敏性休克等；②非溶血性发热性输血反应（FNHTR）：输血中或输血后 1～2 小时内，

体温升高1℃以上，以发热、寒战为主要临床表现；③循环超负荷：输血中或输血后1小时内，突然出现呼吸困难、咳大量泡沫样痰，头痛、血压升高、烦躁不安，双肺湿啰音，颈静脉怒张等；④迟发性溶血反应（DHTR）：输血24小时后发生，以原因不明的发热、贫血及黄疸为临床特征。

［主要辅助检查］ 血常规+血型、溶血象、尿血红蛋白。

［诊断］ 病因+临床表现+辅助检查。

［治疗］ ①立即停止药物或血液输入、吸氧、监测生命体征；②脱敏（异丙嗪25mg肌内注射、5%葡萄糖溶液100ml+葡萄糖酸钙2.0g静脉滴注）；③退热、对症治疗。

（三）肿瘤热

［病因］ 肿瘤热（neoplastic fever）的发病机制目前并不明确，常由肿瘤负荷增加或肿瘤细胞快速增殖引起，也可能与肿瘤坏死、肿瘤坏死因子（TNF）的释放和其他致热原细胞因子的释放有关，是由肿瘤本身引起的一种副癌综合征。

［临床表现］ 常表现为间歇热或不规则热，体温在38℃左右，甚至40℃以上，常见皮肤发红及出汗，很少出现畏寒，应用抗菌药物无效。可发生于所有的恶性肿瘤患者，但主要发生在恶性淋巴瘤、急性白血病等非实体瘤及肝细胞癌、肾细胞癌、肺癌等实体瘤患者，少数可发生在心房黏液瘤等良性肿瘤患者。

［主要辅助检查］ 血常规检查一般正常，可有轻度的白细胞升高或贫血。

［诊断标准］ 目前肿瘤热的诊断标准：①每日≥1次体温超过37.8℃；②发热持续时间＞2周；③在以下方面缺少感染证据，包括体格检查，实验室检查（如痰涂片或痰培养，血、尿、便、骨髓、脑脊液、胸腔积液培养），影像学检查（如胸部X线，以及头颅、腹部及盆腔CT），并排除局部病变；④排除变态反应（如药物过敏、输血反应、放疗或化疗药物反应）；⑤对经验性抗感染治疗≥1周无效。

［鉴别诊断］ 肿瘤患者免疫功能低下，是感染的高发人群。肿瘤热是恶性肿瘤常见的症状，因有发热，需与感染性疾病相鉴别。

［治疗］ ①萘普生可完全控制发热。如在接受恰当的萘普生治疗时能维持正常体温，则提示肿瘤热。②治疗原发病。③对症退热。

（四）淋巴瘤

［病因］ 一般认为感染及免疫因素起重要作用，理化因素及遗传因素等也有不可忽视的作用。

［临床表现］ ①霍奇金淋巴瘤（HL）：表现为发热、盗汗、瘙痒及消瘦等全身症状，部分患者以持续发热为起病症状；还可有淋巴结肿大、器官组织或深部淋巴结肿大或压迫症状。②非霍奇金淋巴瘤（NHL）：常以高热为主要表现，伴无痛性进行性的淋巴结肿大或局部肿块，伴吞咽困难、鼻塞、鼻出血，及颌下淋巴结肿大、咳嗽、胸闷、气促、肺不张、腹痛、腹泻和腹部包块、肝大、黄疸等症状。

［主要辅助检查］

（1）霍奇金淋巴瘤（HL）：①血常规显示轻或中度贫血，部分患者嗜酸性粒细胞计数升高，骨髓涂片发现R-S细胞；②影像学及病理学检查。

（2）非霍奇金淋巴瘤（NHL）：①白细胞多正常，伴淋巴细胞增多。部分骨髓涂片可找到淋巴瘤细胞。红细胞沉降率增加，提示疾病为活动期，LDH 升高提示预后不良。B 细胞 NHL 可并发抗人球蛋白试验阳性或阴性的溶血性贫血。②B 超引导下淋巴结穿刺活体标本病理检查，CT、MRI 及 PET/CT 等检查。

［诊断］ 病因+临床表现+辅助检查。

［鉴别诊断］ ①与淋巴结肿大相鉴别：局部淋巴结肿大需与淋巴结炎和恶性肿瘤转移相鉴别；结核性淋巴结炎多局限于颈的两侧，可彼此融合，与周围组织粘连，晚期由于软化、溃破而形成窦道。②与以发热为主要表现的疾病相鉴别：如结核病、败血症、结缔组织病等。③结外淋巴瘤：与相应器官的其他恶性肿瘤相鉴别。

［治疗］ 霍奇金淋巴瘤（HL）是一种用化疗能治愈的恶性肿瘤，ABVD 是首选化疗方案，可采用化疗加放疗的综合治疗。非霍奇金淋巴瘤（NHL）以化疗为主，可采用化放疗结合的综合治疗、生物治疗、手术治疗等。

（五）系统性红斑狼疮

［病因］ 包括遗传因素、环境因素、雌激素等。

［临床表现］ ①全身表现：各种热型的发热，尤以低、中度热为常见。②皮肤与黏膜表现：呈蝶形分布的红斑、盘状红斑、指部和甲周红斑、指端缺血、面部及躯干皮疹，其中以鼻梁和双颧颊部呈蝶形分布的红斑最具特征性，多无明显瘙痒。口腔及鼻黏膜无痛性溃疡和脱发（弥漫性或斑秃）较常见，常提示疾病活动期。③浆膜炎可有多发性浆膜腔积液。④肌肉关节表现：多为指、腕、膝关节对称性疼痛，少伴红肿。⑤肾部表现：蛋白尿、血尿、肾衰竭。少数有输尿管扩张和肾积水。⑥心血管表现：心包炎。⑦肺部表现：活动后气促、干咳、低氧血症。⑧神经系统表现：狼疮脑病。⑨消化系统表现：可有食欲减退、腹痛、呕吐、腹泻等。⑩血液系统表现：活动性 SLE 中血红蛋白下降、白细胞和（或）血小板减少常见。⑪抗磷脂综合征、干燥综合征、眼部表现等。

［主要辅助检查］ 血常规、尿常规、生化、自身抗体、补体等异常。脑脊液变化、蛋白尿增多、炎症指标升高都提示狼疮活动期。炎症指标包括红细胞沉降率增加、血清 C-反应蛋白升高、血小板计数增加。肾活体标本病理检查及影像学检查异常。

［诊断］ 病因+临床表现+辅助检查。

［鉴别诊断］ 由于 SLE 累及多系统，均应根据症状与相应的系统疾病相鉴别。

［治疗］ ①一般治疗：心理干预、卧床休息、抗感染、避免强阳光暴晒和紫外线照射。②对症治疗：镇痛、降压、控制血糖、降颅内压、抗癫痫、抗抑郁等。③药物治疗（糖皮质激素）：若为诱导缓解期，泼尼松每日 0.5～1mg/kg，稳定 2～6 周后缓慢减量。若病情允许，以小于 10mg/d 的泼尼松小剂量长期维持。出现狼疮危象时给予甲泼尼龙 500～1000mg 静脉滴注，1 个疗程为 3～5 日，1～2 周后可重复使用。④免疫抑制剂：若为诱导缓解期，建议首选环磷酰胺（CTX）或吗替麦考酚酯（MMF）治疗，如无明显的不良反应，建议至少应用 6 个月以上。⑤其他药物治疗：可根据情况选用大剂量免疫球蛋白（IVIG）、血浆置换、造血干细胞或间充质干细胞移植、生物制剂等。合并抗磷脂综合征应用阿司匹林或华法林抗血小板、抗凝治疗。

五、典型病例

病例一　患者，女，30岁。

主诉：间断呕血伴发热10日。

现病史：患者10日前无明显诱因突然出现呕血，为暗红色，含凝血块，间断出现，伴黑便。2日前出现发热，体温最高达38℃，无寒战，自行口服退热药后体温可短暂降至正常，为进一步诊治而就诊。

既往史：乙型肝炎病史10年。

查体：T为38℃，P为100次/分，R为19次/分，BP为125/70mmHg。一般状态欠佳，慢性病容，神志清，结膜略苍白，皮肤及巩膜略黄染。显著异常。腹部饱满，腹软，中上腹部压痛，无反跳痛，肝肋下未触及，脾肋下2cm可及，质地韧，移动性浊音呈阳性，肠鸣音4次/分。

[问诊和查体要点]

（1）既往是否有消化道出血史？

（2）发热之前是否有咳嗽、流涕等感冒症状？是否有腹水，腹水有无感染表现？

（3）诊治经过，或是否自行口服药物？

（4）有无肝掌、蜘蛛痣、腹壁静脉曲张等？有无腹部压痛、反跳痛及肌紧张等腹膜刺激征？

[临床思路解析]

（1）患者有乙型肝炎病史，否认NSAID药物史，故考虑肝炎后肝硬化所致消化道出血。

（2）患者发热，若腹水为漏出液，则不考虑自发性细菌性腹膜炎所致发热。

（3）若除外感染性发热，则考虑为吸收热。

[处理措施]　心电图无明显异常；急查血常规、血型、血培养、凝血象、肝功能、肾功能、离子、血糖，必要时吸氧，给予止血、抑酸、降低门静脉压力、抗炎、补液、对症治疗，必要时内镜下止血治疗。

病例二　患者，男，80岁。

主诉：发热20日。

现病史：患者20日前无明显诱因出现发热，体温最高达38℃，无寒战，口服退热药后可短暂降至正常，伴中上腹痛及全腹胀，偶有恶心、呕吐，病程中食欲欠佳，为进一步诊治而前来就诊。

既往史：胰腺癌病史4个月，抗肿瘤化疗史。

查体：T为38℃，P为90次/分，R为19次/分，BP为100/60mmHg。一般状态差，慢性病容，神志清，结膜无苍白，皮肤及巩膜略黄染。显著异常。腹部低平，腹软，中上腹可触及大小约3cm质硬包块，活动度差，中上腹部压痛，无反跳痛及肌紧张，肝脾肋下未触及，移动性浊音呈阴性，肠鸣音4次/分。

[问诊和查体要点]

（1）既往是否有发热病史？是否有大量输血、输液史？是否有明显黄疸，高热、寒战症状？除外胆道梗阻引起的胆道感染。

（2）发热的伴随症状，是否有咳嗽、流涕等感冒症状？是否有其他脏器感染的表现？

（3）既往放化疗过程中或之后是否出现发热？

［临床思路解析］

（1）患者既往胰腺癌病史 4 个月，既往放化疗过程中未出现发热。

（2）患者无其他器官感染的临床表现，不考虑由感染引起的发热。

（3）若化验检查除外感染性发热，则考虑为胰腺癌所致的肿瘤热。

［处理措施］　急查血常规、血培养、凝血象、肝功能、肾功能、离子、血糖，必要时吸氧，给予退热、治疗原发病、对症治疗。

病例三　患者，女，30 岁。

主诉：发热 15 日。

现病史：患者 15 日前无明显诱因出现发热，体温最高达 38.1℃，无寒战，伴腹痛、呕吐、腹泻，伴乏力、食欲缺乏，于当地医院就诊，给予对症治疗后无明显缓解，为求进一步诊治而就诊。

既往史：抗磷脂综合征、干燥综合征病史。

查体：T 为 38.1℃，P 为 90 次/分，R 为 19 次/分，BP 为 110/65mmHg。一般状态欠佳，慢性病容，神志清，双颊部可见蝶形红斑。显著异常。腹平坦，腹软，腹部无压痛，无反跳痛及肌紧张，肝脾肋下未触及，移动性浊音呈阴性，肠鸣音 4 次/分。

［问诊和查体要点］

（1）既往是否有发热病史？是否有咳嗽、咳痰等感冒症状？

（2）腹痛是否与饮食相关，是否有腰背部放射痛？

（3）抗磷脂综合征治疗后发热是否缓解？

［临床思路解析］

（1）患者无进食不洁食物史，无进食相关的腹痛，且患者无其他器官感染的临床表现，故不考虑由感染引起的发热。

（2）患者发热虽伴消化系统症状，但既往有抗磷脂综合征、干燥综合征病史，故考虑可能为风湿免疫系统疾病引起的发热。

（3）查体可见双颊部蝶形红斑，故考虑为系统性红斑狼疮引起的发热。

［处理措施］　急查血常规、血培养、凝血象、自身抗体、补体、CSR、红细胞沉降率等，给予激素、免疫抑制剂、退热、对症治疗。

（崔　琳　赵　磊　吕成倩）

第五章　黄　　疸

黄疸（jaundice）既是一种常见的临床症状，也是一种体征。黄疸的病因很多，常见于肝、胆道、胰腺及血液系统疾病。本章将对黄疸的相关内容进行介绍，以便在临床工作中对该症状能作出及时、准确的诊断及处置。因先天性非溶血性黄疸在临床少见，且诊断困难，故未详细介绍。

一、概述

黄疸是由于胆红素代谢障碍引起的血清胆红素升高，致使皮肤、黏膜和巩膜发黄。临床上将黄疸分为隐性黄疸和显性黄疸。当血清胆红素在 17.1～34.2μmol/L 时，临床上不易察觉，称为隐性黄疸；当血清胆红素超过 34.2μmol/L 时，出现临床可见的黄疸，称为显性黄疸。

正常人每日生成胆红素 340～510μmol，其中 80%～85%来自衰老红细胞中的血红蛋白。血液循环中衰老的红细胞经单核/巨噬细胞破坏，降解为血红蛋白，血红蛋白分解为血红素和珠蛋白，血红素再转变为胆绿素，后者再经还原酶还原为胆红素；另有 15%～20%来自骨髓幼稚红细胞的血红蛋白和肝内含有亚铁血红素的蛋白质。上述形成的胆红素称为非结合胆红素（unconjugated bilirubin，UCB），也称间接胆红素。非结合胆红素与血清白蛋白结合被运送到肝，在内质网与葡萄糖醛酸结合，形成结合胆红素（conjugated bilirubin，CB），也称直接胆红素。结合胆红素经胆管排入肠道，部分结合胆红素经细菌分解还原形成尿胆原，大部分尿胆原随粪便排出，即粪胆原。小部分经肠道吸收后经血液循环回到肝，形成“胆红素的肝肠循环”。被吸收回肝的小部分尿胆原经血液由肾小球滤除，随尿液排出体外，即尿胆素。

正常血清胆红素的浓度相对恒定，总胆红素（total bilirubin，TB）为 1.7～17.1μmol/L。其中，CB 为 0～3.42μmol/L；UCB 为 1.7～13.68μmol/L。

二、问诊要点

1. 黄疸的起病　询问起病缓急、持续时间、有无波动、食欲、体重及二便颜色等，尤其是询问大便的颜色，有助于判断黄疸的类型和原因，如大便呈白陶土色可考虑胆汁淤积性黄疸。

2. 伴随症状　①伴发热，常见于急性胆管炎、肝脓肿、败血症、病毒性肝炎和溶血性黄疸等；②伴剧烈上腹痛，可见于胆总管结石和胆道蛔虫病，持续性右上腹钝痛可见于病毒性肝炎、肝脓肿或原发性肝癌等；③伴胆囊增大，提示有胆总管梗阻，常见于胆总管结石、胆总管癌、胰头癌等；④伴脾大，常见于各种原因所致的肝硬化、溶血性贫血及淋巴瘤等；⑤伴腹水，常见于重症肝炎、肝硬化或肝癌等；⑥伴肝大，常见于脂肪肝、病毒性肝炎及肝癌等。

3. 诊治经过 患者就诊经过，做过哪些辅助检查及相应治疗。

4. 既往史 如传染病史（病毒性肝炎、结核等）、饮酒史（嗜酒时间、酒的种类、度数及每日或每周的饮酒量）、用药史（药物成分、剂量及疗程）、饮食史（生食鱼虾、贝类等）、输血史、胆囊结石病史、自身免疫性疾病史、毒物接触史、遗传代谢疾病史、溶血性疾病史等。

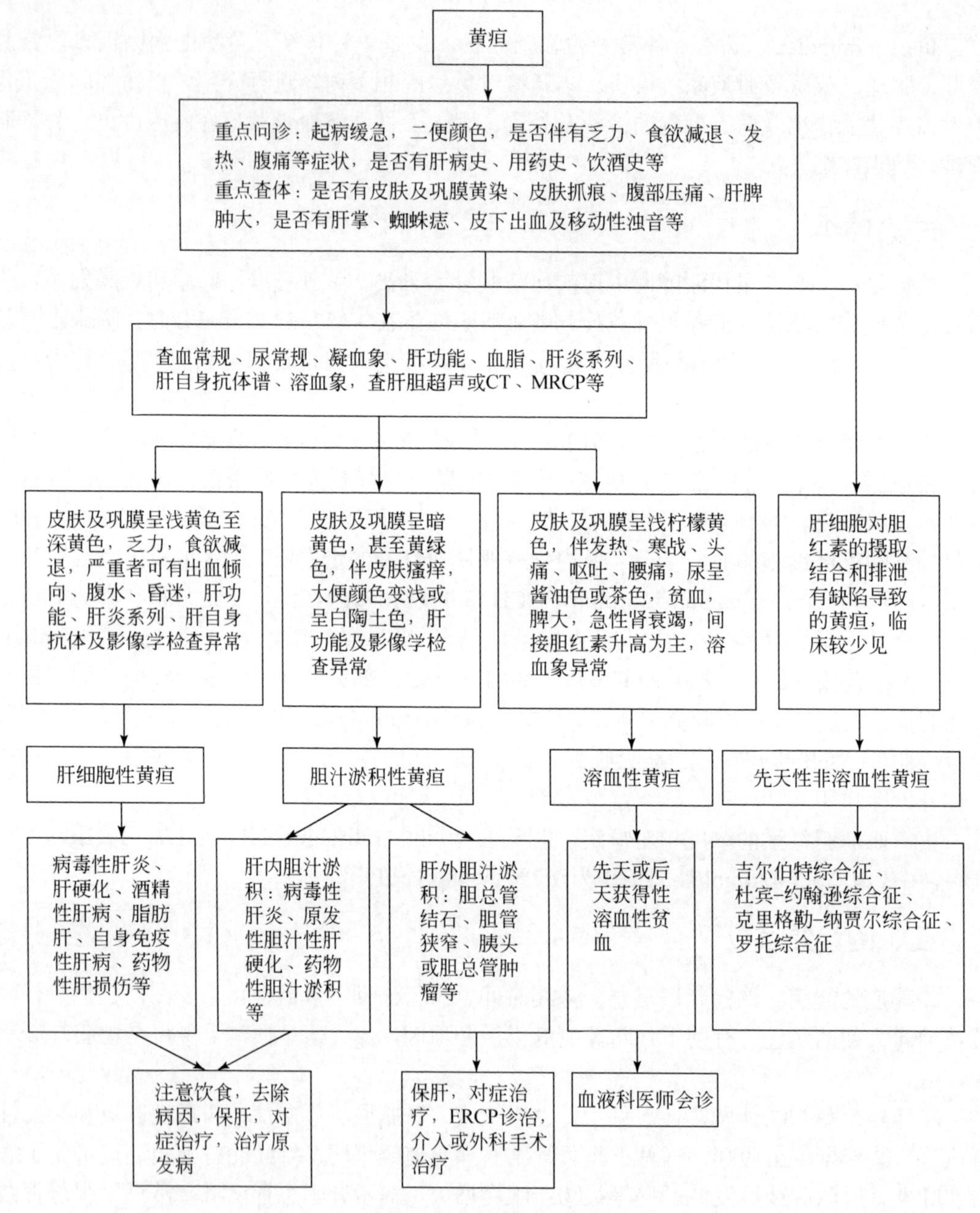

图 5-1　黄疸的诊治流程

三、诊治流程

在临床上接诊疑似黄疸的患者，首先应确定是否为黄疸。患者所说的皮肤、眼睛发黄，应与高胡萝卜素血症和球结膜下脂肪沉积相鉴别，应仔细检查巩膜的黄染情况和询问尿液颜色。详细询问病史，如黄疸出现的时间、起病缓急、二便颜色，是否伴发热、腹痛、皮肤瘙痒等症状；细致询问既往病史，尤其是肝病病史。重点查体，如全身营养状况和神志状态，皮肤、巩膜黄染程度，是否有贫血，是否有腹部压痛、反跳痛及肌紧张，是否有肝脾肿大，移动性浊音是否阳性等。完善相关辅助检查，如血常规、凝血象、肝功能、血浆氨、肝炎系列、肝自身抗体谱、甲胎蛋白及肝胆超声等影像学检查。然后根据病史、体征及实验室检查确定其为何种原因的黄疸，并给予针对性的治疗。诊治流程见图 5-1。

四、知识点

（一）黄疸的病因学分类

黄疸按病因学分类，可分为肝细胞性黄疸、胆汁淤积性黄疸、溶血性黄疸、先天性非溶血性黄疸。

（二）黄疸病因的鉴别

虽然患者临床表现为黄疸，但导致黄疸的病因不同，其治疗原则也不同，能够准确判断黄疸的病因，进行明确诊断并有效治疗在临床工作中十分重要。黄疸病因的鉴别主要依据各自的临床特点，如表 5-1。

表 5-1 黄疸病因的鉴别要点

项目	肝细胞性黄疸	胆汁淤积性黄疸	溶血性黄疸
病因	病毒性肝炎、饮酒、药物、自身免疫性疾病等	药物、自身免疫性疾病、病毒性肝炎、寄生虫、胆道梗阻等	溶血性贫血、输血、感染等
症状	乏力、食欲减退、腹胀、出血倾向等	皮肤瘙痒，粪便颜色变浅等	发热、腰痛、酱油色尿等
体征	肝病面容、肝掌、蜘蛛痣、脾大、腹水等	黄疸严重，皮肤可呈黄绿色，可见皮肤抓痕，右上腹可有压痛等	黄疸颜色新鲜，皮肤可呈浅柠檬黄色，贫血、脾大等
胆红素	直接胆红素和间接胆红素均升高，且直接胆红素升高幅度高于间接胆红素	总胆红素升高，以直接胆红素明显升高为主，间接胆红素可正常或轻度升高	总胆红素升高，以间接胆红素升高为主，直接胆红素可正常或轻度升高
ALT、AST	明显升高	可升高	正常
GGT、ALP	升高	明显升高	正常
胆固醇	轻度升高或降低	明显升高	正常
白蛋白	降低	正常	正常
尿胆红素	+	++	−
尿胆原	轻度增加	减少或消失	增加
肝炎病毒	可阳性	可阳性	阴性
肝胆超声	肝发生改变，可有脾大	肝可有改变，肝外梗阻可见梗阻部位	肝正常，可有脾大
MRCP、EUS	胆管无扩张	肝外梗阻可见胆管扩张及梗阻部位	胆管无扩张

注：AST. 天冬氨酸氨基转移酶；ALT. 丙氨酸氨基转移酶；ALP. 碱性磷酸酶；GGT. γ-谷氨酰转移酶；MRCP. 磁共振胰胆管成像（MR cholangiopancreatogrphy）；EUS. 超声内镜（endoscopic ultrasonography）。

（三）临床表现

部分肝病持续存在，可逐渐进展为肝硬化。当肝硬化由肝功能代偿期进展至失代偿期时，临床表现见表 5-2。

表 5-2 肝硬化失代偿期的临床表现

肝功能减退	门静脉高压
黄疸（皮肤、巩膜黄染）、乏力、双下肢凹陷性水肿、食欲缺乏、厌油腻、腹胀等	门体侧支循环的开放：食管胃底静脉曲张、腹壁静脉曲张、痔静脉曲张等
贫血及出血倾向，如牙龈、鼻腔出血等	脾大及脾功能亢进：血常规可出现“三系减少”
肝掌、蜘蛛痣、男性乳房发育等（雌激素灭活减少所致）	腹水：腹部膨隆、脐疝、移动性浊音呈阳性等

（四）肝组织活体标本检查

肝穿刺病理学检查主要用于各种肝脏疾病的鉴别诊断，如鉴别黄疸的性质和产生的原因；了解肝脏病变的程度及活动性；提供各型病毒性肝炎的病原学诊断依据；发现早期、静止期或尚在代偿期的肝硬化；判别临床疗效；尤其在确定肝纤维化严重程度上是国际公认的“金标准”。

第一节　肝细胞性黄疸

一、概述

肝细胞性黄疸是指因肝细胞损害所导致的黄疸。常见的病因有肝炎病毒、酒精、药物等，这些病因又引起了多种相关疾病（表 5-3）。由于肝细胞的严重损伤使肝细胞对胆红素的摄取、结合、排泄功能减退，导致血清中胆红素升高而出现黄疸。另外，肝细胞将间接胆红素转变为直接胆红素后，这些直接胆红素一部分随胆道排出，一部分由于肿胀的肝细胞及炎性细胞浸润压迫毛细胆管和胆小管，或因胆栓的阻塞使胆汁排泄受阻而反流入血，亦使血清中直接胆红素升高出现黄疸。

表 5-3 肝细胞性黄疸的常见病因及疾病

病因	常见疾病
肝炎病毒	甲型、乙型、丙型、丁型、戊型病毒性肝炎，乙肝、丙肝长期慢性感染引起的肝硬化
长期大量饮酒	酒精性肝病，长期大量饮酒引起的酒精性肝硬化
自身免疫异常	自身免疫性肝病，如自身免疫性肝炎等
高脂血症	非酒精性脂肪性肝病等
寄生虫感染	肝吸虫、血吸虫病等
循环障碍	慢性充血性心力衰竭、布加综合征、缩窄性心包炎等
遗传代谢障碍	肝豆状核变性、血色病等
药物、毒物	抗结核药、抗肿瘤药、四氯化碳、磷等
特殊病毒感染	巨细胞病毒、EB 病毒、单纯疱疹病毒等
其他	败血症、全肠外营养、不明原因的肝损伤等

肝细胞性黄疸有以下临床特点。①症状：黄疸呈浅黄色至深黄色，常伴随乏力、食欲减退、腹胀、低热、出血倾向等肝功能减退症状，严重时可出现肝性脑病、腹水及消化道出血等临床表现。此类患者既往常有肝病病史。②体征：常可见患者面色晦暗、肝掌、蜘蛛痣、皮肤瘀点或瘀斑、肝脾肿大、移动性浊音呈阳性、双下肢凹陷性水肿等。③辅助检查：血清间接胆红素和直接胆红素均升高，ALT 和 AST 可明显升高，尿胆红素和尿胆原轻度增加。超声可见肝回声异常，肝内外胆管无明显扩张。

二、诊治流程

在临床上，接诊肝细胞性黄疸患者时，应通过详细询问病史、重点查体及完善相关的辅助检查判断引起肝细胞性黄疸的疾病。引起肝细胞性黄疸常见的疾病有病毒性肝炎、酒精性肝病、自身免疫性肝病等（表 5-3）。根据患者的症状，如黄疸、尿黄、乏力、食欲缺乏、低热、出血倾向等肝功能减退的表现；患者的体征，如肝病面容、肝掌、蜘蛛痣、腹壁静脉曲张、脾大、腹水等；患者的既往病史，如病毒性肝炎病史、长期大量饮酒史、用药史等；患者的辅助检查，如肝功能、肝炎系列、肝自身抗体谱、超声等，可判断患者为何种原因造成的肝细胞性黄疸。诊治流程见图 5-2。

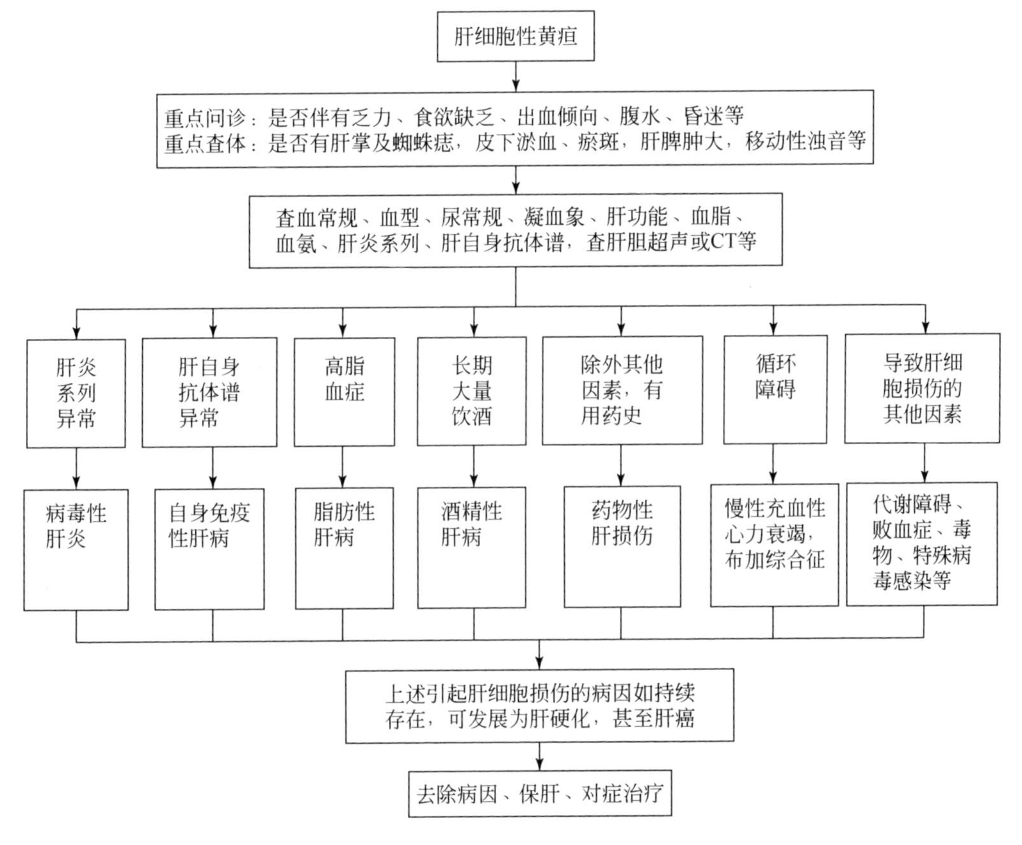

图 5-2　肝细胞性黄疸的诊治流程

在诊治的过程中要注意一些重要的信息，如肝炎系列异常提示病毒性肝炎；长期大量饮酒史提示酒精性肝病；单纯高脂血症提示非酒精性脂肪性肝病；有抗结核药物如异烟肼、化疗药如甲氨蝶呤等用药史，并除外其他病因，提示药物性肝损伤；肝自身抗体谱、ANA谱异常提示自身免疫性肝病；肝损伤伴循环障碍导致的肝静脉回流受阻，提示肝静脉阻塞综合征（布加综合征）、慢性充血性心力衰竭、缩窄性心包炎等。

三、临床推荐处理措施

肝细胞性黄疸的患者，入院后应给予如下处理措施：①避免劳累、合理安排膳食；②完善相关的辅助检查，如肝功能、肝炎系列、肝自身抗体谱及超声等检查；③针对病因的治疗，去除损伤肝脏的因素，如抗病毒、戒酒及停用肝损伤的药物等；④保肝治疗，如稳定肝细胞膜、促进肝细胞膜的流动性及促进胆汁的排泄等；⑤对症治疗、支持治疗，如纠正低蛋白血症、纠正电解质紊乱及针对肝硬化并发症的治疗；⑥必要时可行“人工肝”血浆置换或肝移植（表5-4）。

表5-4 肝细胞性黄疸常用医嘱

消化内科入院常规
一级护理或二级护理（根据病情选择）
早期高热量、高蛋白、高维生素饮食（根据病情）；有腹水时低盐饮食；有食管胃底静脉曲张时进软食；有肝性脑病时限制蛋白或禁蛋白饮食
急查血常规、血型、凝血象、肝功能、肾功能、离子、血糖、血脂、血浆氨，肝炎系列、梅毒及HIV抗体、肝自身抗体谱、ANA谱、AFP、CA199、尿常规、便常规等
心电图
肝胆脾胰超声或CT，必要时行MRCP或EUS检查以除外胆道梗阻造成的黄疸
如病因始终不能明确可行肝穿刺组织病理检查
保肝治疗：具体药物及用法见附录
病因治疗：乙肝抗病毒治疗（干扰素，核苷类似物如恩替卡韦、阿德福韦酯、拉米夫定等）、戒酒、清除体内毒物等
对症治疗：利尿，补充白蛋白、输注血浆，必要时“人工肝”血浆置换或肝移植等

注：选用保肝药物应根据患者肝功能损伤的程度而定；治疗过程中需要监测肝功能、离子、凝血象等指标，及时调整治疗方案。

四、常见疾病

（一）病毒性肝炎

［病因］ 病毒性肝炎（viral hepatitis）是由多种肝炎病毒引起的，以肝细胞损伤为主的一组传染病。目前已证实甲型、乙型、丙型、丁型、戊型肝炎病毒是病毒性肝炎的致病因子，其中甲型肝炎和戊型肝炎为急性感染，乙型肝炎、丙型肝炎和丁型肝炎多呈慢性感染，少数病例可发展为肝硬化或肝癌。

［临床表现］ 不同类型的病毒性肝炎临床表现相似。患者可有发热、黄疸、乏力、食欲缺乏、腹胀等肝功能减退的表现。病情发展为肝硬化后，可出现门静脉高压的临床表现。

［主要辅助检查］ 肝炎系列：肝炎病毒抗原或抗体异常。血常规：急性肝炎黄疸期白细胞总数正常或稍低，淋巴细胞相对增多；肝炎后肝硬化伴脾功能亢进时可有白细胞、

红细胞、血小板减少的“三少”现象。尿常规：尿胆红素和尿胆原轻度增加。肝功能检测：转氨酶、白蛋白、胆红素等指标异常。肝纤维化指标：Ⅲ型前胶原肽（PⅢP）、Ⅳ型胶原、透明质酸、层粘连蛋白异常。肝胆脾胰超声可见肝组织弥漫性改变或肝硬化征象。

［诊断］ 病因+临床表现+辅助检查。

［鉴别诊断］ ①酒精性肝病：肝炎系列结果为阴性，有长期大量饮酒史可鉴别。②自身免疫性肝病：肝炎系列呈阴性，肝自身抗体异常可鉴别。③胆总管结石：常有腹痛、黄疸、发热等症状，大便颜色变浅，肝胆超声、MRCP 或 EUS 可鉴别。④药物性肝损伤：除外其他原因肝病，有用药史可鉴别。⑤非酒精性脂肪性肝病：常有肥胖、2 型糖尿病、高脂血症等病因，并排除其他原因肝病可鉴别。⑥溶血性贫血：常有发热、贫血、腰痛、酱油尿等症状，黄疸颜色浅，溶血象异常可鉴别。

［治疗］ ①病因治疗：慢性乙型病毒性肝炎的抗病毒治疗适应证见表 5-5；②保肝治疗：常用保肝药物见附录；③注意休息、合理安排饮食、增加营养；④对症支持治疗，如输注血浆、白蛋白；⑤积极治疗肝硬化的各种并发症；⑥必要时行“人工肝”血浆置换或肝移植。

表 5-5 慢性乙型病毒性肝炎抗病毒治疗的适应证

1. 血清 HBV-DNA 阳性、ALT 持续异常（大于正常上限）且排除其他原因所致者，建议抗病毒治疗
2. 对于 HBV-DNA 阳性的代偿期肝硬化和 HBV-DNA 检测不到但 HBsAg 阳性的失代偿期肝硬化患者，建议抗病毒治疗
3. 血清 HBV-DNA 阳性且 ALT 正常，如有以下情形之一，则疾病进展风险较大，建议抗病毒治疗
（1）肝组织学检查提示明显炎症（≥G2）或纤维化（≥S2）
（2）有乙型肝炎肝硬化或乙型肝炎肝癌家族史且年龄＞30 岁
（3）ALT 持续正常且年龄＞30 岁，建议肝纤维化无创诊断技术检查或肝组织学检查，存在明显的肝脏炎症或纤维化
（4）HBV 相关的肝外表现（肾小球肾炎、血管炎、结节性多动脉、周围神经病变等）

［注意］ ①慢性乙型病毒性肝炎抗病毒的适应证应依据血清 HBV-DNA、ALT 水平和肝脏疾病严重程度，同时需结合年龄、家族史和伴随疾病等因素，综合评估患者疾病进展风险，决定是否给予抗病毒治疗，动态评估比单次检测更有临床意义。②ALT 持续正常，每 3 个月检查 1 次，持续 12 个月。③导致 ALT 升高的其他因素，如其他病原体感染、药物性肝损伤、酒精性肝炎、非酒精性脂肪性肝炎、自身免疫性肝病、全身系统性疾病累及肝脏等，同时应注意排除应用降酶药物后暂时性的 ALT 正常。

（二）酒精性肝病

［病因］ 酒精性肝病（alcoholic liver disease，ALD）是指由长期大量饮酒导致的肝脏损伤，引起广泛肝细胞坏死，严重时可引起肝衰竭。起初表现为脂肪肝，逐渐可进展为酒精性肝炎、肝纤维化和肝硬化。长期大量饮酒标准：有长期饮酒史，一般超过 5 年；折合乙醇量男性≥40g/d，女性≥20g/d；或 2 周内有大量饮酒史，折合乙醇量＞80g/d。但应注意性别、遗传易感性等因素的影响。换算公式：乙醇量（g）=饮酒量（ml）×乙醇含量（%）×0.8。

［临床表现］ 可无症状，或仅有右上腹胀痛、食欲缺乏、乏力、体重减轻等非特异性症状；随着病情加重，可有黄疸、神经症状、蜘蛛痣、肝掌、腹水及脾大等表现。

［主要辅助检查］ 酒精性脂肪肝时可有 AST、ALT 轻度升高，酒精性肝炎时 AST 升高比 ALT 升高明显，AST/ALT 常大于 2，此外总胆红素、GGT 等可有不同程度的改变。

超声显示为肝实质脂肪浸润或肝硬化征象。

[诊断]　病因+临床表现+辅助检查。

[鉴别诊断]　酒精性肝病无特异性临床诊断方法，仔细询问病史非常重要。首先符合长期大量饮酒标准，并排除其他原因的肝病，同时具有肝功能改变及超声等影像学表现，可诊断为酒精性肝病。该疾病应与引起肝损伤的其他疾病相鉴别，如病毒性肝炎、自身免疫性肝病、药物性肝损伤等。

[治疗]　①戒酒、营养支持；②保肝治疗；③对症治疗。

（三）药物性肝损伤

[病因]　各类导致肝损伤药物，如非甾体抗炎药、抗结核药、抗肿瘤药，以及何首乌、土三七等中药。药物性肝损伤（drug-induced liver injury，DILI）是最常见和最严重的药物不良反应之一，严重者可导致肝衰竭，甚至死亡。

[临床表现]　以乏力、食欲缺乏、厌油腻、黄疸、上腹部不适等肝功能减退为主要表现。药物导致的慢性持续性肝损伤可出现肝硬化的相应表现，如腹水、脾大、肝掌、蜘蛛痣等。

[主要辅助检查]　肝功能异常，超声检查可有肝大或肝硬化征象。

[诊断]　病因+临床表现+辅助检查。

[鉴别诊断]　药物性肝损伤无特异性诊断方法，仍需进行排他性诊断后确诊。首先通过因果关系来确认可能存在导致肝损伤的药物，其次排除其他肝病。需与各类型肝病，如病毒性肝炎、脂肪肝、酒精性肝病、自身免疫性肝病等相鉴别。

[治疗]　①停用导致肝损伤或可疑导致肝损伤的药物；②保肝治疗；③对症支持治疗；④“人工肝”或肝移植。

（四）非酒精性脂肪性肝病

[病因]　肥胖、2 型糖尿病和高脂血症等都是非酒精性脂肪性肝病（non-alcoholic fatty liver disease，NAFLD）的易感因素。随着糖尿病和肥胖症患者的增多，非酒精性脂肪性肝病已逐渐成为我国慢性肝病的最主要原因之一，包括非酒精性脂肪肝、非酒精性脂肪性肝炎及其相关的肝硬化。

[临床表现]　起病隐匿，发病缓慢，常无特异症状，少数患者可有乏力、肝区不适等非特异症状。病情进展后可出现黄疸、腹胀、食欲缺乏等症状。查体可见肝大。当发展为酒精性肝硬化时，与其他原因导致的肝硬化表现相似。

[主要辅助检查]　肝功能化验：转氨酶及 GGT 水平正常或轻、中度升高。超声有脂肪肝表现。

[诊断]　病因+临床表现+辅助检查。

[鉴别诊断]　排除大量饮酒、肝炎病毒、自身免疫性疾病及药物等可以导致肝损伤的原因，结合临床表现、肝功能、血脂化验及影像学检查可诊断非酒精性脂肪性肝病。在诊断过程中，与其他导致肝损伤的疾病相鉴别。

[治疗]　①一般治疗：减重、控制饮食、运动；②保肝治疗；③降脂、对症支持治疗。

（五）自身免疫性肝病

［病因］ 自身免疫性肝病是一组由于自身免疫异常导致的肝脏疾病，突出特点是血清中存在自身抗体，主要包括自身免疫性肝炎（autoimmune hepatitis，AIH）、原发性胆汁性肝硬化（primary biliary cirrhosis，PBC）、原发性硬化性胆管炎（primary sclerosing cholangitis，PSC）及其他自身免疫疾病，如系统性红斑狼疮（SLE）及干燥综合征（SS）等。

［临床表现］ 起病缓慢，女性多见，常合并肝外自身免疫性疾病。除了肝功能减退的症状和体征外，常合并肝外表现，如持续性发热，急性、复发性、游走性关节炎等。

［主要辅助检查］ AIH 患者可有血清转氨酶、胆红素、碱性磷酸酶的异常；可有血清γ-球蛋白和 IgG 升高；免疫学检查可出现抗核抗体（ANA）、抗平滑肌抗体（SMA）、抗肝肾微粒体抗体（LKM1）、抗中性粒细胞胞质抗体（pANCA）等异常。PBC 患者肝功能化验示胆汁淤积性黄疸改变，免疫学检查示血清免疫球蛋白增加，尤其是 IgM、血清抗线粒体抗体（AMA）异常。

［诊断］ 病因+临床表现+辅助检查。

［鉴别诊断］ PBC 的诊断除肝自身抗体异常外，应排除肝内外胆管阻塞引起的继发性胆汁性肝硬化，应与肝炎后肝硬化、肝吸虫引起的肝硬化、药物性肝内胆汁淤积及其他类型肝硬化相鉴别。

［治疗］ ①应用熊去氧胆酸（ursodeoxycholic acid，UDCA）和牛磺熊去氧胆酸；②激素治疗；③保肝治疗；④必要时可考虑肝移植。

五、典型病例

病例一 患者，男，52 岁。

主诉：皮肤、巩膜黄染 1 周。

现病史：患者 1 周前无明显诱因出现皮肤、巩膜黄染，伴有尿色加深，呈豆油色，伴有乏力、腹胀、食欲缺乏、厌油腻，无发热，无腹痛，无呕血及黑便。尿量减少，24 小时尿量约 700ml。病程中未给予特殊处置，为进一步诊疗而就诊。

既往史：慢性乙型病毒性肝炎病史 10 年，未定期检查及给予特殊治疗。

家族史：其哥哥因“肝硬化合并上消化道大出血”于 58 岁病逝。

查体：T 为 36.2℃，P 为 78 次/分，R 为 18 次/分，BP 为 110/75mmHg，一般状态差，神清语明，结膜正常，皮肤、巩膜明显黄染，颈前可见散在数枚蜘蛛痣。显著异常。腹部略膨隆，肝肋下未触及，脾脏肋下 2cm 可触及边缘，质地韧，无触痛，全腹部无压痛及反跳痛，腹部叩诊呈鼓音，移动性浊音呈阳性，肠鸣音 4 次/分。

［问诊和查体要点］

（1）是否伴有发热、腹痛，是否伴有腰痛、酱油色尿等？二便情况如何？

（2）详细询问既往病史，如肝病病史、溶血性疾病病史、输血史、饮酒史、用药史及毒物接触史等，是否到过病毒性肝炎疫情流行区？

（3）查体时注意是否有肝病面容、肝掌、蜘蛛痣、腹壁静脉曲张、肝脾肿大，腹部有无压痛、反跳痛，以及是否有移动性浊音等？

［临床思路解析］

（1）患者有黄疸、乏力、食欲缺乏等肝功能减退的症状和蜘蛛痣、腹水、脾大等肝硬化的体征，可判断疾病为失代偿期肝硬化。

（2）结合患者既往慢性乙型病毒性肝炎病史，其哥哥因“肝硬化合并上消化道大出血”于 58 岁病逝。考虑黄疸原因为慢性乙型病毒性肝炎导致失代偿期肝硬化。

（3）入院后为患者查肝功能、肝炎系列、AFP 等，除外合并甲型、戊型、丙型病毒性肝炎，查肝脏超声除外肝占位性病变。

［诊疗措施］

（1）急查血常规、血型、尿常规、便常规+潜血、凝血象、肝功能、肾功能、离子、血糖、血脂、肝炎系列、梅毒及 HIV 抗体、乙型肝炎病毒定量、血氨、甲胎蛋白、心电图、肝胆脾胰腺超声等，必要时查肝脏 CT。

（2）给予保肝、利尿，必要时行抗病毒、输白蛋白、血浆及抽放腹水治疗。

病例二 患者，男，56 岁。

主诉：皮肤、巩膜黄染半个月，嗜睡 1 日。

现病史：患者于半个月前无明显诱因出现皮肤、巩膜黄染，呈进行性加重，伴乏力，活动后加重。伴尿色加深，呈浓茶色，24 小时尿量约 800ml，大便 1 次/日。1 日前患者进食海参后出现嗜睡，可唤醒，可认人，为进一步诊治而就诊。

既往史：长期大量饮酒史 10 余年，每日饮酒折合酒精量约 80g。酒精性肝硬化病史 2 年，否认病毒性肝炎病史，否认高血压及糖尿病病史。

查体：T 为 36.7℃，P 为 80 次/分，R 为 18 次/分，BP 为 110/75mmHg，一般状态差，嗜睡、可唤醒，定向力和计算力下降，肝病面容，皮肤、巩膜明显黄染。可见肝掌，腹壁可见静脉曲张，腹部膨隆，肝、脾触不清，移动性浊音呈阳性，双下肢可见凹陷性水肿。

［问诊和查体要点］

（1）详细询问饮酒史，判断是否符合长期大量饮酒？

（2）详细询问既往病史，如病毒性肝炎、自身免疫性肝病，用药史，尤其是镇静药物用药史，有无高血压及糖尿病病史？

（3）询问患者 24 小时尿量及排便情况，有无发热、高蛋白饮食、大量利尿等肝性脑病的诱因？

（4）重点检查：肝掌、蜘蛛痣、腹水、脾大等体征。

（5）检查神经系统疾病相关的体征：如口角歪斜、一侧鼻唇沟变浅、伸舌偏向一侧、肌力下降、巴宾斯基征呈阳性等，以除外脑血管疾病造成的嗜睡或昏迷。

［临床思路解析］

（1）患者嗜睡，可唤醒，但计算力和定向力等下降，属于意识障碍。

（2）意识障碍的原因首先要除外脑血管疾病和代谢性疾病。患者既往长期大量饮酒史，饮酒量符合长期大量饮酒标准，且有肝硬化病史 2 年，本次急性起病，首先考虑黄疸原因为酒精性肝硬化所致。意识障碍原因可能为肝硬化的并发症肝性脑病。

（3）入院后查肝功能、血浆氨、肝炎系列、甲胎蛋白、肝脏超声等除外其他类型肝病，必要时查头颅 MRI，除外脑血管疾病。

［诊疗措施］

（1）急查血常规、血型、凝血象、肝功能、肾功能、离子、血糖、血脂、血氨、肝炎系列、梅毒及 HIV 抗体、肝自身抗体谱、ANA 谱、尿常规、便常规+潜血。

（2）患者意识状态差，不适合外出进行检查，可行床旁心电图、肝脏超声，待病情平稳后进一步完善影像学检查，如头颅 CT 或 MRI 等。

（3）降血氨治疗：口服乳果糖；抗生素；应用支链氨基酸、精氨酸、门冬氨酸鸟氨酸；弱酸液灌肠。

（4）保肝治疗：具体药物见附录。

（5）待患者病情允许后给予利尿治疗，必要时抽放腹水治疗。

（6）针对肝性脑病病因的治疗。

（7）禁蛋白饮食，戒酒，营养支持，对症治疗。

病例三 患者，女，45 岁。

主诉：皮肤、巩膜黄染 3 日。

现病史：患者 3 日前无明显诱因出现皮肤、巩膜黄染，尿色深黄，伴有乏力、腹胀，伴腹泻，每日 3 次，稀水样便，无脓血，食欲缺乏、厌油腻，无发热，无腹痛。于当地医院查肝功能，示转氨酶及胆红素明显升高。病程中未给予特殊处置。为明确诊治而就诊。

既往史：银屑病病史 2 年，近半个月银屑病加重，口服中药治疗，具体成分不详。否认病毒性肝炎病史、饮酒史。

查体：T 为 36.6℃，P 为 80 次/分，R 为 16 次/分，BP 为 105/75mmHg，一般状态尚可，神清语明，结膜正常，皮肤、巩膜明显黄染。明显异常。腹部饱满，肝脾肋下未触及，腹部无压痛及反跳痛，腹部叩诊呈鼓音，移动性浊音呈阴性，肠鸣音 4 次/分。

［问诊和查体要点］

（1）详细询问患者既往史，如病毒性肝炎、饮酒史、用药史、自身免疫性肝病、遗传代谢类疾病等导致肝损伤的疾病。

（2）银屑病的既往治疗情况？追问药物成分，本次服用的药物与之前相同还是更换了药物？

（3）询问黄疸的伴随症状，如发热、腹痛、食欲缺乏、乏力等?

（4）查体时重点注意有无皮疹、肝脾肿大等体征?

［临床思路解析］

（1）患者有黄疸、乏力、食欲缺乏等肝功能减退表现，自带辅助检查提示肝功能异常，故考虑患者为肝功能损伤。

（2）患者既往无肝病病史，结合用药史与黄疸出现的时间可判断患者可能为药物性肝损伤。

（3）结合相应的辅助检查，如肝炎系列、肝自身抗体谱等，进一步排除其他病因导致的肝损伤。

［诊疗措施］

（1）急查血常规、血型、凝血象、肝功能、肾功能、离子、血糖、血脂、血氨、肝炎系列、梅毒及 HIV 抗体、肝自身抗体谱、ANA 谱、甲胎蛋白、心电图，以及肝胆脾胰超声等。

（2）停用损伤肝脏的可疑药物，保肝，对症治疗。

第二节 胆汁淤积性黄疸

一、概述

胆汁淤积性黄疸也称为阻塞性黄疸，是各种原因造成的肝内外胆管的阻塞，使胆汁分泌和排泄出现障碍，胆汁不能正常流入十二指肠而进入血液引起的黄疸。胆汁淤积性黄疸通常可分为肝内胆汁淤积和肝外胆汁淤积。临床上认为总胆红素升高且以直接胆红素升高为主，ALP 水平高于 1.5 倍正常上限值，且 GGT 水平高于 3 倍正常上限值为胆汁淤积。引起胆汁淤积的原因很多，常见的有病毒、细菌、寄生虫、药物、毒物、自身免疫、结石、肿瘤、遗传代谢等，任何可引起肝细胞、胆管细胞损伤及胆道系统梗阻的疾病都能导致胆汁淤积（表 5-6）。

表 5-6 胆汁淤积性黄疸的常见疾病

肝内胆汁淤积	肝外胆汁淤积
病毒性肝炎	胆总管结石
原发性胆汁性肝硬化	胆总管狭窄
原发性硬化性胆管炎	胆管癌
药物性肝损伤	胰头癌
肝内胆管结石	肝吸虫病
肝吸虫病	胆道蛔虫病
肝癌	IgG_4 相关性胆管炎

胆汁淤积性黄疸有以下特点。①症状：患者黄疸程度重，呈暗黄色甚至黄绿色，常伴有皮肤瘙痒，粪便颜色变浅或呈白陶土色，可伴寒战、高热、上腹痛、恶心、呕吐等。②体征：可有发热、皮肤抓痕、腹部压痛、反跳痛、肌紧张、胆囊肿大等。③辅助检查：血清总胆红素升高，以直接胆红素升高为主，且 ALP 和 GGT 明显升高，尿胆红素明显升高，尿胆原可减少或消失。肝胆超声可见胆管扩张、胆管梗阻、胆囊增大等征象；MRCP、EUS 可见胆管扩张及胆管梗阻征象。

二、诊治流程

在临床上，接诊胆汁淤积性黄疸患者时，诊断大致可分为三步：①首先根据病史及肝功能化验结果确定患者是否为胆汁淤积性黄疸；②其次确定是肝内胆汁淤积还是肝外胆汁淤积；③最后明确引起肝内外胆汁淤积的疾病。通过详细询问病史，如黄疸的起病缓急、有无波动，尿液、大便颜色，是否伴皮肤瘙痒，是否伴发热、腹痛、消瘦等表现；重点查体，如皮肤抓痕、胆囊增大、上腹部压痛、肝区叩击痛等；既往史，如胆结石、寄生虫感染、自身免疫性肝病等病史；辅助检查，如肝功能化验以直接胆红素升高为主，磁共振胰胆管成像（MRCP）、超声内镜（EUS）或内镜下逆行胰胆管造影（ERCP）示胆管梗阻、肝内外胆管扩张。通过上述病史、体征及辅助检查可判断患者为何种原因造成的胆汁淤积性黄疸，然后进行针对性治疗。诊治流程见图 5-3。

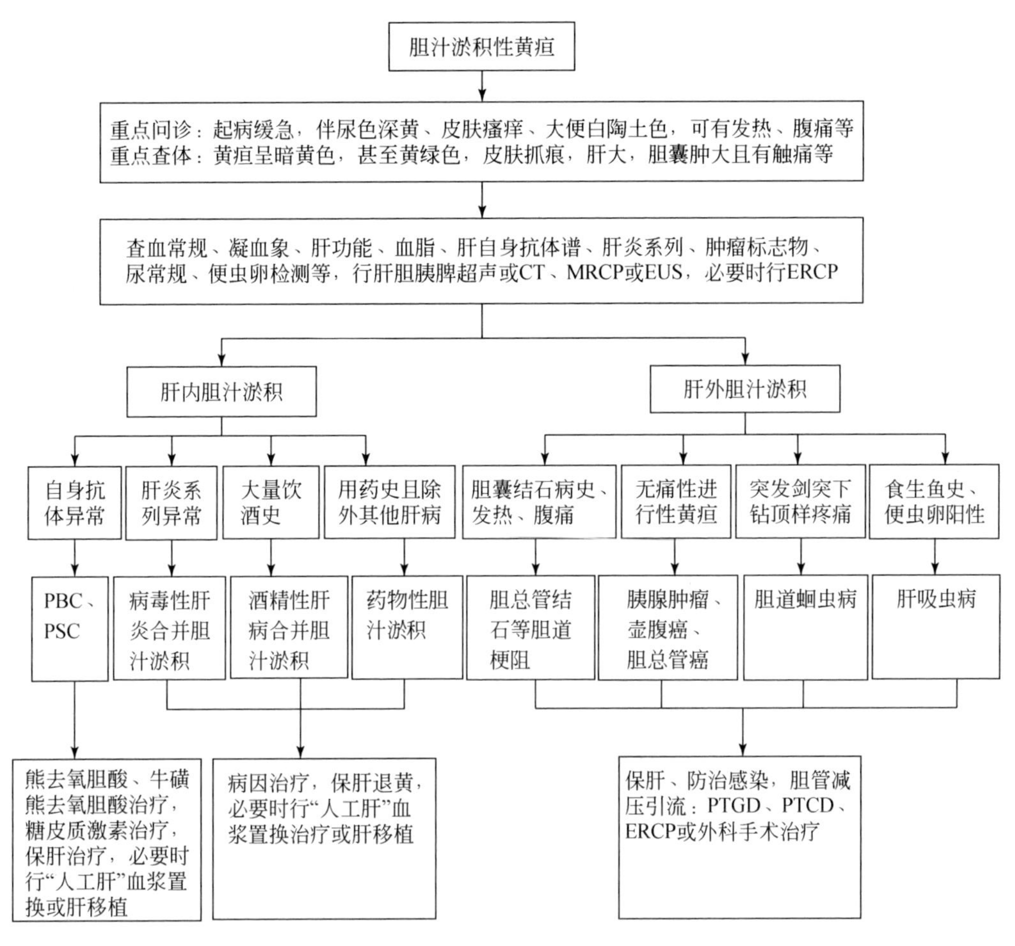

图 5-3 胆汁淤积性黄疸的诊治流程

PTCD. 经皮经肝胆管引流术；PTGD. 经皮经肝胆囊引流术

在诊治过程中需要注意一些重要的信息，如肝自身抗体异常提示自身疫性肝炎、原发性硬化性胆管炎或原发性胆汁性肝硬化等；既往胆囊结石或肝内胆管结石等病史，伴发热、剧烈腹痛提示胆总管结石；突发剑突下钻顶样疼痛提示胆道蛔虫病；无痛性进行性黄疸加重提示胰腺或胆管肿瘤；食用生鱼史结合便虫卵阳性提示肝吸虫感染；肝功能化验符合胆汁淤积合并以下情况，如病毒性肝炎、用药史、饮酒史、妊娠史等，提示为上述情况合并的胆汁淤积。

三、临床推荐处理措施

胆汁淤积性黄疸的治疗可分为以下几个方面。

1. 自身免疫性肝病 ①熊去氧胆酸、牛磺熊去氧胆酸治疗；②糖皮质激素治疗；③保肝治疗；④对症支持治疗；⑤必要时行“人工肝”血浆置换或肝移植。

2. 其他肝内胆汁淤积性肝病治疗同肝细胞性黄疸 见表 5-4。

3. 肝外胆汁淤积性黄疸 ①保肝治疗；②防治感染；③胆管减压引流（表 5-7 和表 5-8）。

表 5-7 肝外胆汁淤积性黄疸常用医嘱

消化内科入院常规
一级护理或二级护理（视病情选择）
低脂饮食，合并急腹症时禁食禁水
查血常规、血型、凝血象、肝功能、肾功能、离子、血糖、血脂、肝自身抗体谱、ANA 谱、肿瘤标志物、肝炎系列、梅毒及 HIV 抗体、尿常规、便常规、便虫卵检测等
心电图
肝胆胰脾超声或 CT、MRCP 或 EUS，必要时行 ERCP（图 5-4）
抗感染：联合应用足量抗生素，选用针对革兰氏阴性杆菌及厌氧菌的抗生素以防治感染
胆管减压引流：PTCD、PTGD、鼻胆管引流（ENBD）或胆总管切开减压并引流
保肝治疗：常用药物及用法见附录
对症治疗：解痉止痛：阿托品 1mg 肌内注射、山莨菪碱（654-2）10mg 肌内注射等

［注意］ ①诊断肝外胆道梗阻的金标准是 ERCP，但其为有创检查，因此在肝外胆道梗阻不能确定是否需要内镜下治疗时，应该首选 MRCP 和 EUS 明确患者胆道梗阻的位置和原因，EUS 下可穿刺行病理组织学检查；②肝外胆道梗阻未解除前，不宜应用促进胆汁排出的退黄药物治疗；③肝外胆道梗阻并发急性梗阻性化脓性胆管炎时，应尽早进行胆管减压。

ERCP 的适应证：疑似胰胆疾病者。主要包括：①疑有胆管结石、肿瘤、炎症、寄生虫或梗阻性黄疸原因不明者；②胆囊切除或胆管术后症状复发者；③临床疑有胰腺肿瘤、慢性胰腺炎或复发性胰腺炎缓解期者；④疑有十二指肠乳头或壶腹部炎症、肿瘤或胆源性胰腺炎需去除病因者；⑤疑有胆总管囊肿等先天性畸形及胰胆管汇合异常者；⑥因胆胰疾病需收集胆汁、胰液或行奥迪括约肌测压者；⑦因胆胰疾病需内镜下治疗者；⑧因胰腺外伤后怀疑胰管破裂者；⑨胆管术后疑有误伤者；⑩疑有胰腺先天性变异者。对于急性胆管炎、胆源性胰腺炎、胰腺囊肿，在条件具备时应尽早行内镜下诊断及处理。随着 MRCP 和 EUS 技术的应用，ERCP 技术很少单纯用于诊断。

ERCP 的禁忌证：①有消化道狭窄、梗阻，估计十二指肠镜不能抵达十二指肠降段者；②严重的心肺疾病等内镜检查禁忌者；③非结石嵌顿性急性胰腺炎或慢性胰腺炎急性发作期者；④有胆管狭窄或梗阻，而不能行胆管引流者。

表 5-8 ERCP 相关技术的适应证

技术名称	适应证
内镜下逆行胆管造影术（ERC）	确定病变性质及梗阻部位
内镜下乳头括约肌切开术（EST）	应用于胆管结石、胆管末端良性狭窄、急性胆源性胰腺炎等胆胰疾病的治疗
内镜下鼻胆管引流术（ENBD）	充分引流胆汁，急性梗阻性化脓性胆管炎首选方法
内镜下胆管塑料支架引流术（ERBD）	治疗胆道良、恶性疾病的主要方法 适用于：①老年或其他手术风险大、不宜手术者；②不宜行 EST 或内镜取石不成功者；③恶性胆道梗阻的术前准备或姑息治疗；④胆瘘
内镜下胆管金属支架引流术（EBMSD）	适用于：①无法根治性切除的恶性胆管梗阻；②良性狭窄的胆管扩张和塑形
内镜下取石术	用于胆管及胰管结石的取出治疗

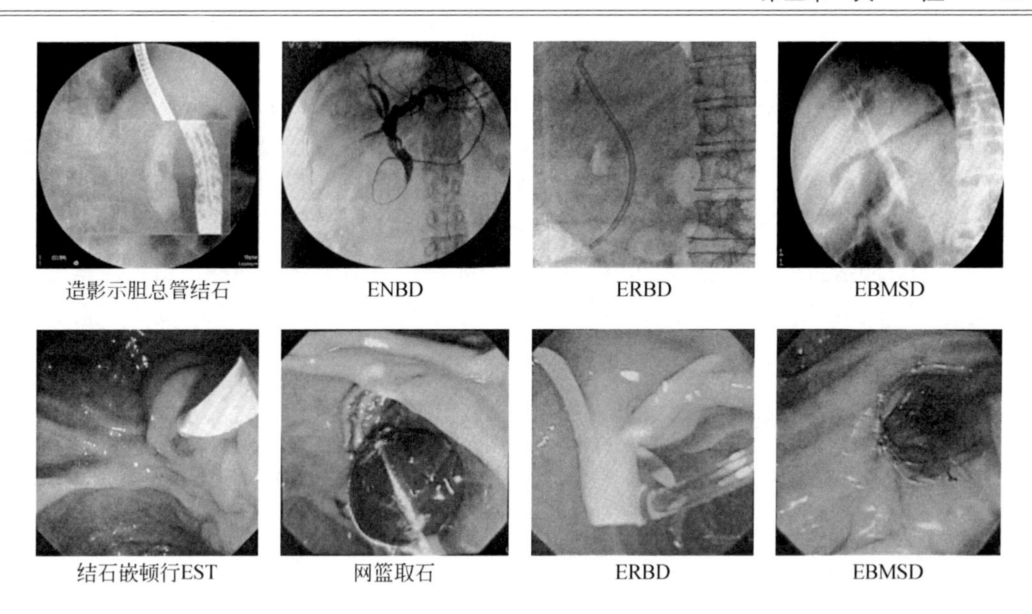

图 5-4　ERCP 相关技术

四、常见疾病

（一）胆总管结石

［病因］　胆总管结石常来自胆囊结石、肝内胆管结石，胆总管原发结石通常由寄生虫或细菌感染引起，胆总管结石可以通过奥迪括约肌排入十二指肠，无明显临床症状，也可以引起胆管梗阻，继发胆管炎或急性胰腺炎。胆总管结石的主要症状是肝外胆道梗阻和胆管炎引起的症状。胆道结石进入胆总管后，引起胆道部分或完全梗阻，出现胆汁淤积性黄疸，也称梗阻性黄疸，胆管梗阻后容易引起细菌感染，出现胆管炎或肝脓肿。胆总管结石持续存在，可引起肝内外胆管扩张和胆系感染，逐渐继发胆管狭窄甚至发生胆汁淤积性肝硬化和胆管癌。

［临床表现］　胆总管结石不造成梗阻时可无明显临床症状，或仅有上腹部不适；当造成梗阻时可出现黄疸和剧烈的上腹痛。腹痛的特点是剑突下或右上腹绞痛、阵发性加剧、可放射至右肩或背部，伴恶心、呕吐。大便颜色变浅，完全梗阻时可呈白陶土色，尿色加深，伴皮肤瘙痒。当继发胆管炎症时，可出现典型的查科三联征，即腹痛、寒战高热、黄疸三大临床表现。当胆总管结石合并急性梗阻性化脓性胆管炎时，可出现 Reynolds 五联征，即腹痛、寒战高热、黄疸、休克、中枢神经系统受抑制的临床表现。当继发胆管炎症时，查体可出现右上腹部的肌紧张、压痛、反跳痛，胆囊增大且有触痛，常伴有肝区叩击痛。

［主要辅助检查］　①实验室检查：肝功能化验可见总胆红素升高，以直接胆红素升高为主，伴有 ALP 及 GGT 明显升高。②血常规：白细胞总数升高、中性粒细胞百分比升高。尿胆红素升高，尿胆原及粪胆素减少或消失。③影像学检查：MRCP 可提高胆总管结石的检出率，可观察结石大小、位置，肝内外胆管的扩张情况。虽然肝胆脾胰超声可作为首选，但因患者常常腹胀明显而影响胆总管的观察。也可通过 EUS 及 ERCP 对胆管行进一步检查。

［诊断］ 病因+临床表现+辅助检查。

［鉴别诊断］ 需要与以下疾病进行鉴别：肾绞痛、肠绞痛、急性胰腺炎、胰头癌或胆总管癌，以及引起肝细胞性黄疸的相关疾病等，腹部超声、CT 及 MRCP 有助于鉴别。

［治疗］ 胆总管结石可引起严重的并发症，应及时治疗。①应用强效广谱抗生素防治感染；②ERCP+十二指肠乳头括约肌切开术（EST）+鼻胆管引流术（ENBD）或超声引导下经皮经肝胆囊或胆管引流术；③保肝治疗；④对症支持治疗，补液。值得注意的是：如胆总管结石合并急性梗阻性化脓性胆管炎时，患者会出现腹痛、黄疸、发热、意识障碍和休克表现，需要立即处理，进行胆管减压。

（二）胆管癌及胰头癌

［病因］ 胆管癌、十二指肠壶腹部癌及胰头癌都可以造成胆管系统的完全或不完全阻塞，使胆汁流出不畅，导致黄疸的发生。胆管癌是指发生于左右肝管到胆总管远端的恶性肿瘤。胆管癌和十二指肠壶腹部癌黄疸出现较早，而胰头癌黄疸出现相对较晚。

［临床表现］ 黄疸呈进行性加重，阻塞越完全，黄疸越深，皮肤、黏膜可呈黄绿色，常伴有皮肤瘙痒，尿色深黄，大便可呈白陶土色。早期可无腹痛或仅有上腹部不适，可伴有食欲缺乏、消化不良、腹泻等消化道症状，可有乏力、消瘦等恶病质表现。查体：皮肤、巩膜黄染；胆囊肿大，无触痛；肝可肿大，肋缘下可触及，肝区可有叩击痛。

［主要辅助检查］ 实验室检查示血清总胆红素升高，以直接胆红素升高为主，ALP 和 GGT 明显升高，而 ALT 和 AST 轻度升高；血清肿瘤标志物 CA199 可升高；如继发胆管炎症，血常规可出现异常。影像学检查：肝胆脾胰超声可见肝内外胆管扩张和胆管内肿物；CT 和 MRCP 可见胆管近端扩张及远端梗阻，并有助于判断梗阻位置及病变性质；EUS 下可观察胆管梗阻情况，并可行肿瘤穿刺活体标本病理检查；ERCP 可观察胆管造影后情况，并可同时放置支架引流。

［诊断］ 病因+临床表现+辅助检查。

［鉴别诊断］ 当患者以黄疸为症状就诊时，需要与引起黄疸的其他原因相鉴别：①引起肝细胞性黄疸的疾病，如病毒性肝炎、酒精性肝病等；②引起胆汁淤积性黄疸的其他疾病，如原发性胆汁性肝硬化、胆道蛔虫病、胆总管结石等；③溶血性贫血，可有严重的腰背及四肢酸痛。急性溶血性贫血时可伴头痛、呕吐、寒战，随后出现高热、黄疸，慢性溶血性贫血时可有贫血、黄疸、脾大。实验室检查血清总胆红素升高，以间接胆红素升高为主。

［治疗］ ①手术治疗。②非手术治疗：ERCP 下胆道支架置入、经皮经肝胆管引流术（PTCD）。③保肝治疗，对症支持治疗。

（三）胆道蛔虫病

［病因］ 蛔虫是人肠道内常见的寄生虫，蛔虫有钻孔的习性。当蛔虫钻入胆管内，引起一系列临床症状时，称为胆道蛔虫病。机械的刺激可引起奥迪括约肌的痉挛，导致胆绞痛或诱发胰腺炎，继发胆管炎症，严重时可引起急性梗阻性化脓性胆管炎、肝脓肿等。随着我国卫生水平的提高，胆道蛔虫病在临床上已经越来越少见。

［临床表现］ 突发剑突下钻顶样剧烈疼痛，阵发性加剧，可伴有恶心、呕吐，放射至右肩或背部。继发胆管系统感染时，可出现腹痛、黄疸、发热等症状。查体：仅有右上

腹或剑突下轻压痛，剧烈的腹痛症状与较轻的腹部体征不符。

［主要辅助检查］ 超声检查常能确诊，可显示胆道内有平行强光带及蛔虫影，十二指肠镜检查时可在乳头处发现蛔虫。

［诊断］ 病因+临床表现+辅助检查。

［鉴别诊断］ 根据症状、辅助检查一般可确诊。但仍需要与胆总管结石、急性胰腺炎等疾病相鉴别：胆总管结石常有胆囊结石、肝内胆管结石病史，血尿淀粉酶、超声及CT检查有助于鉴别。

［治疗］ ①解痉镇痛：阿托品、山莨菪碱肌内注射。②利胆驱虫：驱虫净、左旋咪唑等，驱虫治疗需待症状缓解后进行。③抗感染：选用对厌氧菌和肠道细菌敏感的抗生素预防和控制感染。④十二指肠镜下取虫。⑤必要时手术治疗。

（四）肝吸虫病

［病因］ 肝吸虫是寄生于人和其他动物胆管系统内的寄生虫，肝吸虫的宿主不具有传染性。人和动物通过生食受污染的鱼虾或通过饮用水而感染肝吸虫。肝吸虫寄生于胆管系统导致肝细胞的损伤、胆管梗阻而引起一系列的临床症状，严重者可发展为门静脉高压和肝硬化。

［临床表现］ 轻度感染可无明显症状，少数患者可有上腹部不适、腹泻、乏力、食欲缺乏、肝区疼痛等症状。严重感染时患者发生胆管阻塞，可出现黄疸。继发胆管感染时患者常有上腹部阵发性绞痛、发热。继发肝硬化时可出现肝硬化的临床表现与并发症。

［主要辅助检查］ 血嗜酸性粒细胞明显升高，大便镜检可见虫卵。血清转氨酶升高，ALP和GGT明显升高，血清胆红素升高。超声检查可有肝内外胆管不同程度扩张、胆管壁粗糙、增厚。

［诊断］ 病因+临床表现+辅助检查。

［鉴别诊断］ 根据患者食生鱼史、大便中发现肝吸虫虫卵，结合血嗜酸性粒细胞升高和超声下表现可诊断为肝吸虫病。但该疾病仍应与引起胆汁淤积的其他疾病相鉴别，如原发性胆汁性肝硬化、原发性硬化性胆管炎、病毒性肝炎、肝癌、胆管癌等。

［治疗］ ①保肝治疗，如合并胆管阻塞且未行胆管引流前，不宜应用促进胆汁排出的退黄药物。②驱虫治疗：三氯苯达唑。胆管梗阻解除前，不建议驱虫治疗，因为驱虫治疗时大量死亡的虫体会堵塞胆管，引起胆管梗阻。③胆管引流：ERCP下置入鼻胆管将胆管内虫卵及虫体引出。④对症治疗、支持治疗。

五、典型病例

病例一 患者，男，65岁。

主诉：腹痛、发热、皮肤及巩膜黄染2日，意识障碍2小时。

现病史：患者于2日前无明显诱因出现腹部绞痛，以上腹痛为主，呈持续性，伴有阵发性加剧。伴寒战、发热，体温最高达40.0℃。伴有恶心、呕吐，呕吐后腹痛不缓解。伴皮肤及巩膜黄染，尿色加深，呈豆油色。2小时前患者再次寒战、发热，后出现意识模糊，可唤醒。病程中自行口服布洛芬（安瑞克）和山莨菪碱后病情无明显好转。为求进一步诊治而收入院。

既往史：胆囊结石病史 3 年，为泥沙样结石。

查体：T 为 39.6℃，P 为 105 次/分，R 为 22 次/分，BP 为 80/55mmHg，一般状态差，嗜睡，可唤醒，懒言，皮肤及巩膜明显黄染，右上腹肌紧张、压痛、反跳痛，右侧肋下可触及肿大胆囊，有触痛，肝脾肋下未触及，移动性浊音呈阴性，双下肢无水肿。

辅助检查：肝胆脾胰超声示胆总管扩张、胆总管结石。

［问诊和查体要点］

（1）详细询问患者起病情况，有无诱因？腹痛的性质、部位、特征，发热的特点？

（2）详细询问既往病史，如胆囊结石、肝内胆管结石等，询问既往有无类似发作？

（3）询问患者是否有高血压、糖尿病、脑血管疾病病史？

（4）重点检查患者血压、意识状态，肝、胆囊的触诊。

（5）重点检查神经科疾病相关的体征：肌力、巴宾斯基征等，除外脑血管疾病造成的意识障碍。

［临床思路解析］

（1）患者有腹痛、发热，伴有意识障碍、血压下降，考虑为感染性休克，但要通过神经系统查体除外神经系统疾病。

（2）本次急性起病，出现腹痛、发热、黄疸等胆管梗阻、胆管炎症的表现；查体示胆囊肿大，右上腹压痛、反跳痛；既往胆囊结石病史，结合患者休克表现，考虑可能为胆总管结石并发急性梗阻性化脓性胆管炎。

（3）结合患者血常规、肝功能、超声或 MRCP 结果确定诊断。

［诊疗措施］　治疗原则是立即解除胆管梗阻并引流。

（1）非手术治疗

1）立即建立静脉通道，心电监护，血压、血氧、脉搏监护，吸氧，给予补液扩充血容量，抗休克治疗。

2）急查血常规、血型、凝血象、肝功能、肾功能、离子、血糖、血脂、血淀粉酶、血氨、肝炎系列、梅毒抗体、HIV 抗体、尿常规、尿淀粉酶。必要时查 MRCP 以明确梗阻原因。

3）抗感染治疗：联合应用足量抗生素，以针对厌氧菌和革兰氏阴性杆菌抗生素为首选。

4）短期内如患者循环衰竭情况无好转，给予血管活性药物治疗，如多巴胺。

5）保肝，对症支持治疗：纠正水电解质及酸碱平衡紊乱、解痉、退热治疗等。

（2）紧急胆管减压引流

1）ERCP 相关治疗：ERCP 下胆管结石取出及鼻胆管引流，对高位胆道梗阻效果差。

2）PTCD、PTGD：经皮经肝肝内胆管或胆囊引流，对高位胆管阻塞效果好。

3）外科手术：胆总管切开减压+T 管引流。

病例二　患者，女，59 岁。

主诉：皮肤、巩膜黄染 20 日。

现病史：患者于 20 日前无明显诱因出现皮肤、巩膜黄染，呈进行性加重，伴上腹部隐痛，以右上腹为主。伴有乏力、食欲缺乏、厌油腻、恶心，无呕吐。伴发热，于每日午后明显，体温最高可达 38.5℃，无寒战及盗汗。伴有皮肤瘙痒，伴尿色加深，呈浓茶色。大便颜色变浅，呈白陶土色。近 2 个月体重减轻约 5kg。为求进一步诊治而收入院。

既往史：无。

查体：T 为 36.6℃，P 为 98 次/分，R 为 18 次/分，BP 为 110/72mmHg，一般状态欠佳，皮肤、巩膜明显黄染，心肺查体无著征；腹部凹陷，腹软，右上腹轻压痛，无反跳痛，右肋下可触及肿大胆囊，质地软，无触痛，肝脾肋下未触及，移动性浊音呈阴性，双下肢无水肿。

辅助检查：肝功能化验明显异常。肝胆胰腺超声示胆总管扩张、胆道梗阻、胆囊明显增大、胰腺未见明显异常。

［问诊和查体要点］

（1）详细询问患者起病情况，有无发热，有无腹痛、乏力、食欲缺乏、出血倾向等肝功能减退的表现，体重改变情况？

（2）详细询问既往病史，如病毒性肝炎、酒精性肝病、肝硬化、胆囊结石、肝吸虫、用药史等。

（3）查体：患者有无肝掌、蜘蛛痣、脾大、腹水等肝功能减退的体征。重点进行胆囊和肝脾触诊。

［临床思路解析］

（1）患者起病缓慢，黄疸呈进行性加重，大便颜色变浅，呈白陶土色，可初步判断患者为梗阻性黄疸。

（2）患者体重下降明显，并有乏力、发热等恶病质表现，考虑梗阻原因为恶性可能。结合胆囊增大，无触痛，超声显示胰腺无明显异常，考虑梗阻原因为胆总管癌可能。

（3）入院后结合增强 CT、MRCP、EUS 或 ERCP 等明确造成梗阻性黄疸的原因。

［诊疗措施］ 治疗原则是解除胆管梗阻。

（1）非手术治疗

1）急查血常规、血型、凝血象、肝功能、肾功能、离子、血糖、血脂、血淀粉酶、血氨、肝炎系列、梅毒及 HIV 抗体、CA199、CEA、AFP、尿常规、尿淀粉酶、便常规+潜血。行肝胆脾胰超声、EUS、MRCP 或 ERCP 等检查。

2）保肝治疗，梗阻解除前不宜应用促进胆汁排出的退黄药物。

3）对症支持治疗：纠正水电解质和酸碱平衡紊乱等。

（2）胆管减压引流

1）首选外科手术治疗。

2）ERCP 下支架置入术。

3）PTCD：经皮经肝胆管引流术。

病例三 患者，男，47 岁。

主诉：腹痛伴发热，皮肤、巩膜黄染 1 周。

现病史：患者 1 周前无明显诱因出现间断性右上腹部绞痛。伴发热、体温最高达 38.4℃，伴畏寒，无明显寒战。伴皮肤、巩膜黄染，尿色加深，呈浓茶色。伴食欲减退，厌油腻，伴乏力。于当地医院检查，示肝功能异常、血嗜酸性粒细胞明显升高。诊断为“黄疸原因待查”，给予抗炎、保肝及对症治疗后无明显好转，为进一步诊治而收入院。

既往史：高血压病史5年，血压最高160/100mmHg，口服非洛地平，平日血压控制在120～130/80～90mmHg。否认病毒性肝炎病史、否认长期大量饮酒史、否认自身免疫性肝病病史。

流行病学病史：经常外地出差、外出就餐，有食用生鱼史。

查体：T为38.2℃，P为90次/分，R为18次/分，BP为120/78mmHg，一般状态尚可，皮肤、巩膜明显黄染，心肺查体无著征；腹软，右上腹压痛，无反跳痛，墨菲征呈阴性，肝脾肋下未触及，移动性浊音呈阴性，双下肢无水肿。

辅助检查：肝胆脾胰超声示肝内外胆管扩张，胆管壁回声增强、粗糙、增厚。

[问诊和查体要点]

（1）详细询问患者起病情况，发热的特点，伴随症状，如腹痛、乏力、消瘦、尿黄等。

（2）详细询问既往病史，如肝炎病史、饮酒史、用药史、毒物接触史、溶血病史。家人是否有类似症状。

（3）细致询问患者流行病学史、饮食史，是否到过肝炎疫区。

（4）详细询问外院诊疗的经过。

（5）重点进行腹部查体，如肝、脾、胆囊的触诊。

[临床思路解析]

（1）患者有腹部疼痛、皮肤和巩膜黄染、发热表现，考虑存在肝胆系统疾病。

（2）因患者有食用生鱼史，血嗜酸性粒细胞明显升高，初步考虑患者肝损伤原因为肝吸虫感染。

（3）入院查肝炎系列、肝自身抗体谱等除外其他病因肝病。进一步查便虫卵确定诊断。长期慢性肝吸虫感染可导致肝硬化，应结合超声检查，确定患者是否有肝硬化。

[诊疗措施]

（1）急查血常规、血型、凝血象、肝功能、肾功能、离子、血糖、肝炎系列、梅毒及HIV抗体、肝吸虫抗体、肝自身抗体谱、ANA谱、CA199、CEA、AFP、尿常规、便常规、便虫卵检测。行肝胆超声，不除外肝内外胆管梗阻时，可行MRCP或EUS检查。

（2）保肝治疗：常见保肝药物及用法见附录。

（3）驱虫治疗：三氯苯达唑口服。胆道梗阻未解除前，驱虫治疗应慎重。

（4）并发胆管梗阻时，必要时可行ENBD引流。

（5）对症支持治疗。

第三节　溶血性黄疸

一、概述

溶血性黄疸通常是由溶血性疾病造成的，由于大量的红细胞被破坏，形成了大量的间接胆红素，超过了肝细胞的摄取、结合和排泄能力而出现的黄疸。溶血性贫血通常有家族性贫血、输血、药物及感染史等，引起的黄疸经治疗后（如应用激素）消退较快。溶血性贫血可分为先天性和后天获得性溶血性贫血，其常见疾病见表5-9。

表 5-9 溶血性黄疸的常见疾病

先天性溶血性贫血	后天获得性溶血性贫血
遗传性球形细胞增多症	自身免疫性溶血性贫血
红细胞葡萄糖-6-磷酸脱氢酶缺乏症	阵发性睡眠性血红蛋白尿（PNH）
地中海贫血	感染：疟疾、黑热病
镰状细胞贫血	血型不符的输血反应

溶血性黄疸有如下临床特点。①症状：贫血、头痛、腰痛、发热、乏力、酱油色尿等溶血性贫血的表现，黄疸程度较轻时，不伴皮肤瘙痒。②体征：结膜苍白，黄疸颜色较浅，呈浅柠檬黄色，脾大等。③辅助检查：肝功能化验总胆红素升高，以间接胆红素升高为主，血常规提示贫血，网织红细胞升高，血红蛋白尿，尿常规示隐血呈阳性，尿胆原增多。肝胆胰脾超声可见肝无改变，慢性溶血性贫血可致脾增大。

二、诊治流程

临床上接诊溶血性黄疸患者时，首先详细询问病史及查体，重点与肝细胞性黄疸和胆汁淤积性黄疸相鉴别。然后根据症状，如黄疸、发热、酱油色尿、头痛、腰痛等表现；体征，如贫血、脾大等体征；既往史，如贫血病史、输血史等；辅助检查，如间接胆红素升高、血红蛋白尿、溶血象异常等可考虑为溶血性疾病造成的溶血性黄疸。

溶血性黄疸需要完善血液系统相关检查来诊断及鉴别。常用的辅助检查有血常规、肝功能、网织红细胞、外周血涂片、尿常规和含铁血黄素尿试验（Rous 试验）、红细胞渗透脆性试验、酸化溶血试验（Ham 试验）、蔗糖溶血试验、抗人球蛋白试验（Coombs test）、葡萄糖-6-磷酸脱氢酶及骨髓细胞学检测等。因该类疾病需请血液科医师协助诊治，故本章不再赘述。

（刘 静 褚艳杰 崔 琳）

第六章　恶心与呕吐

恶心（nausea）与呕吐（vomiting）是常见的临床症状，其与多系统疾病相关，可作为首发症状或伴随症状出现，常被误认为是消化系统疾病的特有症状，只要出现恶心及呕吐症状，就“需要”到消化科就诊，实际上恶心及呕吐也与其他多个系统的疾病密切相关。本章将对恶心与呕吐的相关内容进行介绍，以便于在临床工作中对该症状能作出准确判断和及时处置。

一、概述

恶心为上腹部不适和紧迫欲吐的感觉，同时可伴有自主神经功能紊乱的表现，如皮肤苍白、头晕、流涎、出汗、血压降低、心动过缓等。呕吐是通过胃的强烈收缩迫使胃或部分小肠内容物经食管、口腔而排出体外的现象。恶心与呕吐是一个复杂的反射动作，其主要可分为三个过程，即恶心、干呕与呕吐。恶心过程中胃张力、蠕动减弱，相应十二指肠张力增大，同时可伴随十二指肠肠液逆流；干呕过程为胃体部松弛而胃窦部短暂收缩；呕吐过程为胃窦持续收缩，贲门括约肌开放，腹肌迅速收缩，腹压持续增加，迫使胃内容物迅速向上反流，从而出现呕吐。一般恶心后随之呕吐，但也可仅有恶心而无呕吐，或仅有呕吐而无恶心。两者均为复杂的反射动作，可由多种原因引起。

恶心及呕吐病因较多，按发病机制分为反射性呕吐、中枢性呕吐及前庭障碍性呕吐。在临床接诊患者过程中很难按发病机制将各种病因区分开来，更多的情况下是按照系统疾病进行区分。其主要可分为消化系统疾病、神经系统疾病、前庭障碍性疾病、全身性疾病及其他系统疾病。

二、问诊要点

1. 诱因　有无不洁饮食，误服毒药，药物及酗酒史，女性患者有无停经史，有无高血压、糖尿病、肾病、腹部疾病及手术史，有无颅脑疾病及外伤史等。

2. 时间　晨起呕吐可见于育龄期女性的早期妊娠，也可见于尿毒症、慢性酒精中毒或功能性消化不良；鼻窦炎患者也可出现晨起恶心、干呕。夜间呕吐多见于幽门梗阻。

3. 呕吐物与进食的关系　进食过程中或餐后立即出现呕吐，可见于幽门管溃疡、精神性呕吐。呕吐时间发生于餐后 1 小时以上称为延迟性呕吐，多为胃张力下降或胃排空延迟；呕吐时间距离用餐时间较长或餐后出现呕吐，见于幽门梗阻；用餐后近期出现呕吐，尤其是集体发病者，多考虑食物中毒。

4. 呕吐特点　进食过程中或进食后立即出现呕吐，恶心症状较轻或缺如，呕吐后即可进食，长期反复发作且营养状态无明显下降者，考虑神经性呕吐。喷射性呕吐多见于各种导致颅内高压的疾病。

5. 呕吐物的性质　呕吐物含有大量酸性液体多见于胃泌素瘤、十二指肠溃疡；呕吐物无酸味多见于各种病因导致的食管狭窄或贲门失弛缓症等食管疾病；呕吐物有发酵、腐败气味提示胃潴留；呕吐物不含胆汁说明梗阻平面多在十二指肠乳头以上，胆汁量较多考虑梗阻在十二指肠乳头以下；呕吐物带粪臭味提示低位小肠梗阻；上消化道出血时呕吐物为咖啡色或血性物。

6. 伴随症状 呕吐伴腹痛和腹泻常见于急性胃肠炎者；呕吐伴发热、寒战、黄疸常见于急性胆囊炎、急性胆管炎者；呕吐伴剧烈头痛可见于青光眼、颅内高压者；呕吐伴眩晕、眼球震颤可见于前庭病变、迷路炎、晕动症者。

三、诊治流程

在临床中，接诊恶心、呕吐的患者，通过重点问诊，包括起病时间及发病过程，呕吐的特点、呕吐物性质及伴随症状等。查体时需要注意血压、脉搏、神经系统体征、腹部有无压痛、有无胃肠型及蠕动波等。如患者起病急剧、病情危重，则需要监测生命体征，给予监护、吸氧，建立静脉通路，进行必要的抢救治疗，迅速判断可能导致恶心、呕吐的原因，急查血常规、肝功能、肾功能、离子、血糖、血浆氨等，做心电图，必要时做头颅 CT 或 MRI 等检查。待病情稳定后再逐步完善其他检查，如胃镜或消化道造影等。诊疗流程见图 6-1。

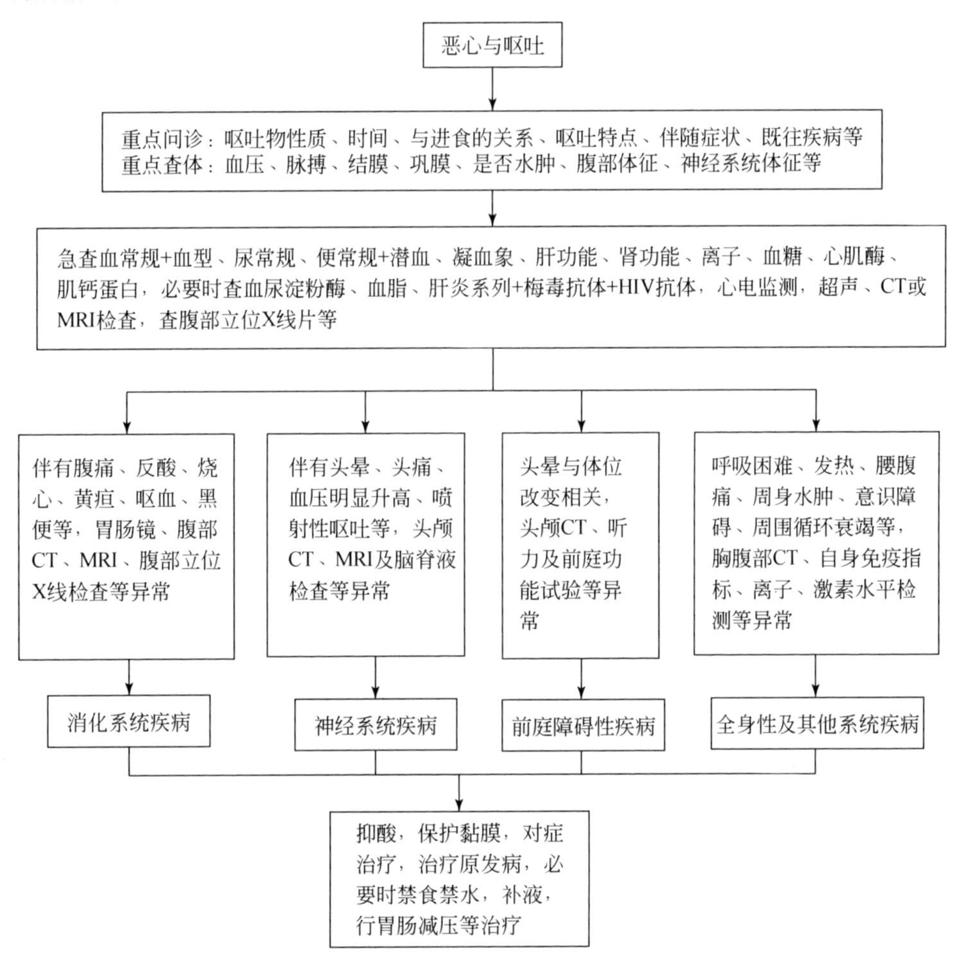

图 6-1 恶心与呕吐的诊治流程

四、知识点

1. 呕吐分类　呕吐按发病机制分为反射性呕吐、中枢性呕吐及前庭障碍性呕吐。

（1）反射性呕吐的主要病因：①鼻咽部刺激，如有害气体、剧烈咳嗽、鼻咽部感染、脓性分泌物等。②胃十二指肠疾病，如急性胃肠炎、消化性溃疡、幽门梗阻、十二指肠淤滞症等。③肠道疾病，如急性阑尾炎、肠梗阻、腹型过敏性紫癜等。④肝胆胰疾病，如急性病毒性肝炎、急性胆囊炎、肝外胆道梗阻、急性胰腺炎等。⑤腹膜疾病，如脏器及腹水感染导致急性腹膜炎等。⑥其他疾病，如肺部疾病、输尿管结石嵌顿、急性肾盂肾炎、卵巢囊肿破裂、异位妊娠破裂出血等。急性心肌梗死、心力衰竭等也可出现恶心、呕吐症状。

（2）中枢性呕吐主要病因：①神经系统疾病，如脑膜炎、脑炎、脑脓肿等颅内感染；脑出血、脑梗死等脑血管疾病；脑组织挫裂伤、颅内及蛛网膜下腔出血等颅脑损伤；癫痫持续状态及腹型癫痫。②全身性疾病，如糖尿病酮症酸中毒、肾功能不全、甲状腺危象、肾上腺皮质功能不全、电解质紊乱及早孕反应等均可引起呕吐。③药物，如某些抗生素、抗肿瘤药物、洋地黄中毒、镇痛药物过量等可因兴奋呕吐中枢而致呕吐。④中毒，如大量饮酒、重金属、一氧化碳中毒、药物服用过量、农药及毒药中毒等均可引起呕吐。⑤精神因素，如神经官能症、癔症、厌食症等。

（3）前庭障碍性呕吐：梅尼埃病、晕动症、耳石症等。

2. 呕吐发生机制　呕吐中枢位于延髓，有两个功能不同的部分，一是神经反射中枢，即呕吐中枢，位于延髓外侧网状结构的背部，接受来自消化道、大脑皮质、内耳前庭、冠状动脉及化学感受器触发带的传入冲动，直接支配呕吐动作；二是化学感受器触发带，位于延髓第四脑室的底面，接受各种外来化学物质及药物，以及内生代谢产物的刺激，并由此引发的神经冲动，传至呕吐中枢引起呕吐。

第一节　消化系统疾病引起的恶心与呕吐

一、概述

许多消化系统疾病都可出现恶心与呕吐的症状，如食管癌、贲门失弛缓症、急性胃炎、十二指肠淤滞症等，本节将对引起恶心与呕吐的常见消化系统疾病进行介绍。

二、诊治流程

在临床上，接诊疑似消化系统疾病引起恶心、呕吐的患者，首先应通过重点问诊排除其他系统疾病引起的恶心及呕吐，包括既往有无高血压、糖尿病、脑血管疾病等。仔细询问呕吐物的性质、呕吐与进食的时间关系、是否伴随腹痛、呕吐后腹痛症状是否缓解或加重、腹痛的性质（绞痛、胀痛、钝痛等）及其他伴随症状（是否伴有呕血、排气排便的减少、皮疹等），对疾病进行初步诊断。如患者为急症，需要及时处理，如卧床休息，监测生命体征，建立静脉通路，给予抑酸、补液等治疗，并急查血常规、血糖、离子、血浆氨、心电图、腹部超声或 CT 等，待病情稳定后再逐步完善其他检查如胃镜或消化道造影等。诊治流程见图 6-2。

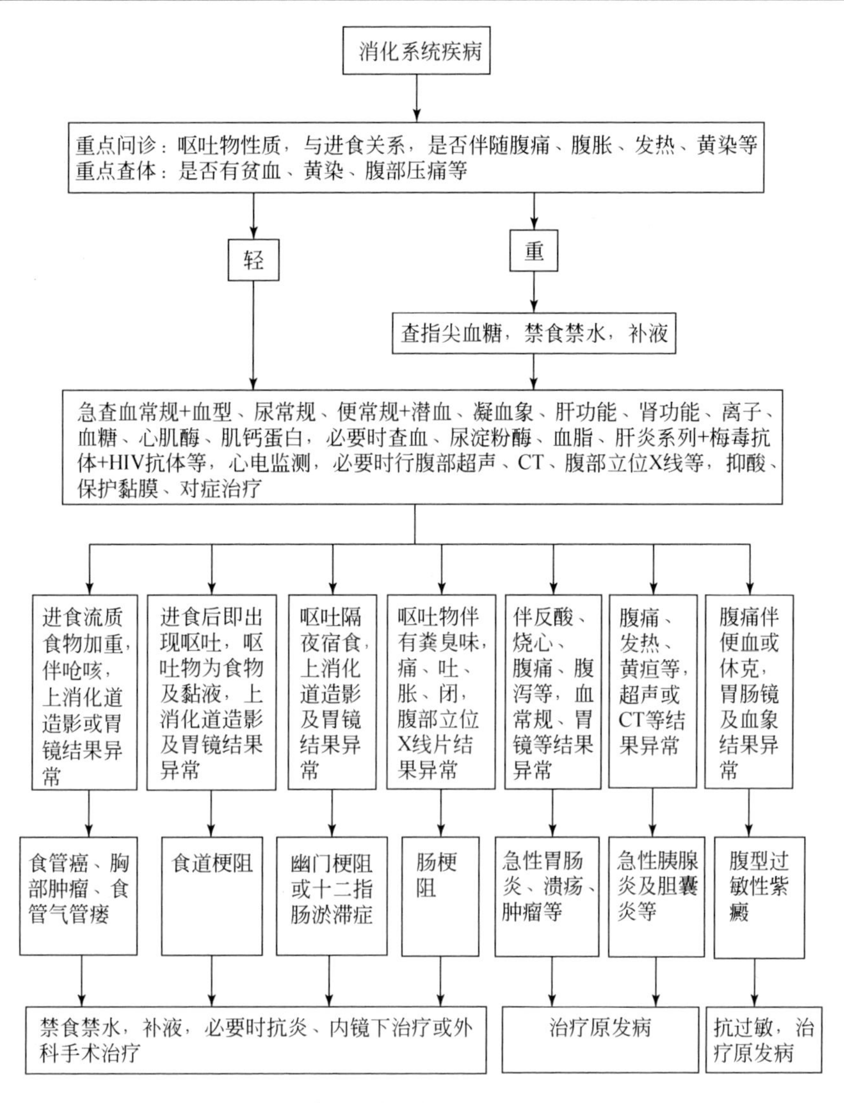

图 6-2　消化系统疾病引起恶心与呕吐的诊治流程

三、临床推荐处理措施

临床推荐处理措施见表 6-1。

表 6-1　消化系统疾病引起恶心与呕吐的常用医嘱

消化内科入院常规
二级护理（如为急危重症应给予一级护理）
必要时禁食禁水
急查血常规、凝血象、肝功能、肾功能、离子、血糖、淀粉酶、肝炎系列+梅毒抗体+HIV 抗体、心肌酶、肌钙蛋白、尿液分析、便常规+潜血
心电图、腹部超声和（或）CT、消化道造影、胃镜、肠镜等检查
必要时行胃肠减压

续表

抑酸、保护黏膜
补液：注意纠正水电解质及酸碱平衡紊乱
若无梗阻可用止吐药物
如感染性疾病继发恶心、呕吐需行抗感染治疗

四、常见疾病

（一）食管狭窄

［病因］ 可由先天性食管发育异常导致狭窄，也可由食管癌、食管炎症、手术或误服腐蚀性液体等导致。

［临床表现］ 进食后数分钟或数十分钟即出现恶心与呕吐，呕吐物为进食食物或混有少量黏液，伴有进食哽咽感、吞咽困难，吞咽时有疼痛感、体重减轻等。

［主要辅助检查］ 上消化道造影及胃镜检查可见食管狭窄。

［诊断］ 病因+临床表现+辅助检查。

［鉴别诊断］ ①食管癌：吞咽困难呈进行性加重，呕吐物中常伴有血性物质。可伴有明显体重减轻。胃镜及病理检查有助于鉴别。②贲门失弛缓症：吞咽困难症状呈间断性，与精神因素相关。消化道造影、胃镜有助于鉴别。其中需要注意手术史及腐蚀性液体服用史可为主要鉴别要点。

［治疗］ ①内镜下扩张（探条扩张或球囊扩张）或支架置入，主要目的是解决患者的吞咽困难；②外科手术；③补液营养支持。

（二）食管癌

［病因］ 亚硝胺化合物及真菌毒素、慢性理化及炎症刺激、营养因素、遗传因素等。

［临床表现］ ①进行性吞咽困难：吞咽困难与进食食物性状相关。②呕吐：出现在进食后数分钟，呕吐物为进食食物，偶可混有少量黏液及鲜血。③咽下疼痛：进食刺激性食物后加重，疼痛可涉及颈、肩胛、前胸和后背等处。④其他症状：消瘦、恶病质、肿瘤转移引起的症状。肿瘤转移引起的症状要格外注意，很多患者是以转移病灶所引发的症状前来就诊，其主要有侵及喉返神经导致的声嘶，骨转移引起的疼痛，肝转移引起的乏力、黄疸，以及侵及周围组织，肺转移引起的食管胸腔瘘、肺感染、纵隔脓肿及主动脉破裂等。

［主要辅助检查］ 胃镜及病理检查可明确诊断；上消化道造影有助于判断病变长度；超声胃镜用于判断病变侵及深度。

［诊断］ 病因+临床表现+辅助检查。

［鉴别诊断］ ①贲门失弛缓症：鉴别详见表6-2；②食管炎：反流性食管炎有类似于早期食管癌的胸骨后刺痛感，X线检查可见食管下段狭窄，并可存在钡剂潴留现象甚至出现龛影。胃镜下检查及病理检查有助于鉴别。

［治疗］ ①内镜下治疗：适用于早期食管癌的病变切除，中晚期无法手术及放化疗者可行食管支架置入治疗；②手术治疗；③放化疗；④必要时禁食、补液营养支持。

（三）贲门失弛缓症

［病因］　病因不明，一般认为与食管肌层内神经节的变性、减少或缺如导致神经肌肉功能障碍有关。神经节细胞退变的同时，常伴有淋巴细胞浸润的炎症表现，病因可能与感染、免疫因素有关。

［临床表现］　起病缓慢，易出现食物反流、呕吐。大量的内容物可潴留在食管内数小时至数日，在体位改变时出现反流，可混有黏液和唾液，病情较重或呕吐剧烈时可伴呕血。咽下困难，胸骨后及中上腹疼痛，发作时与心绞痛症状相似，症状时轻时重，与情绪相关。长期进食不佳可出现体重减轻。极度扩张的食管可压迫胸腔内器官而产生干咳、气急及声音嘶哑等症状。

［主要辅助检查］　上消化道造影、胃镜、食管测压有助于诊断，需注意的是对于疾病早期诊断上消化道造影优于胃镜检查。

［诊断］　病因+临床表现+辅助检查。

［鉴别诊断］　①心绞痛：两种疾病均可在服用硝酸甘油后缓解，症状不典型者需鉴别。贲门失弛缓症引起的胸痛与进食温度、速度相关，进食速度快及进冷食后加重；心绞痛可伴有心电图改变，饱食后可加重，但与进食速度及温度无相关。②食管癌：鉴别要点详见表 6-2。③食管神经官能症：都可因精神因素加重，仅表现为胸骨后哽噎感，一般无进食后恶心呕吐。X 线检查可见食管轻度扩张，但无“鸟嘴征”“萝卜根”样改变。

［治疗］　①必要时禁食，如食管扩张明显其内残留食物过多可行食管内减压管置管负压吸引；②药物治疗，如硝苯地平、硝酸异山梨酯；③内镜下治疗（扩张、肉毒杆菌注射、POEM）；④外科手术治疗（Heller 手术）。

表 6-2　食管癌及贲门失弛缓症鉴别要点

鉴别要点	食管癌	贲门失弛缓症
精神因素	无关	相关
吞咽困难	进行性加重	间歇性
胸骨后不适	进食热食、固体食物时加重	进食过快、冷食加重，与食物性状无关
早期诊断	胃镜+病理检查	上消化道造影
消化道造影	黏膜皱襞增粗、中断，充盈缺损或龛影，管壁僵硬、钡剂滞留	LES 不随吞咽松弛而间歇性开放，远端狭窄对称、光滑呈“鸟嘴征”

（四）急性胃炎

［病因］　①物理因素：不洁、过冷、过热的食物和饮料，浓茶、咖啡、烈酒、刺激性调味品、过于粗糙的食物。②化学因素：非甾体抗炎药如阿司匹林等。③生物因素：细菌及其毒素等。④精神、神经因素等。⑤胃内异物或胃石、胃区放射治疗。

［临床表现］　①恶心、呕吐：呕吐物为食物、胃液，可能含有血性物质。②腹痛、腹胀、腹泻、发热，严重者可出现脱水、休克和酸中毒等症状。

［主要辅助检查］　①血常规：合并感染时出现白细胞计数及中性粒细胞百分比升高；合并出血时血红蛋白可有降低；②胃镜检查：可见胃黏膜明显充血、水肿、点片状糜烂、

出血点、出血斑，黏膜表面附着黏稠的炎性分泌物及黏液等。

[诊断] 病因+临床表现+辅助检查。

[鉴别诊断] ①急性阑尾炎：均为急性起病，初期均表现为上腹痛及恶心、呕吐症状，阑尾炎腹痛典型症状为转移性右下腹痛，麦氏点压痛及反跳痛。阑尾部 CT 及超声有助于鉴别。②急性胰腺炎：都可因大量饮酒及暴饮、暴食诱发。急性胰腺炎腹痛呈持续性伴阵发性加重，典型特点为弯腰抱膝位略缓解，呕吐后腹痛无明显缓解。胰腺 CT、血尿淀粉酶升高为鉴别要点。③肠梗阻：均可引起频繁恶心、呕吐症状，肠梗阻患者梗阻时间较长、位置较低时呕吐物可伴有粪臭味，同时伴有排气、排便减少或停止。腹部立位 X 线片有助于鉴别。

[治疗] ①一般治疗：去除诱因，卧床休息，停用一切对胃有刺激的食物或药物，清淡饮食，多饮水；呕吐严重时需要禁食禁水，补液。②抑酸，保护黏膜。③必要时抗感染治疗。④解痉，止吐：如肌内注射甲氧氯普胺（胃复安）。

（五）十二指肠淤滞症

[病因] ①先天性十二指肠空肠悬韧带过短、肠系膜上动脉畸形致十二指肠水平段受压迫。②消瘦使肠系膜对十二指肠支撑作用减弱。

[临床表现] 反复出现的进食后腹胀、恶心、呕吐，症状与体位有关，仰卧位时加重，俯卧位、侧卧位时减轻。呕吐多发生于进食后 2～3 小时，呕吐物为进食食物，呕吐量较大，类似于幽门梗阻，常伴有腹痛、腹胀、嗳气等症状。呕吐严重时可伴有脱水和电解质失衡。反复发作的患者可有消瘦、贫血等营养不良表现。

[主要辅助检查] 上消化道造影可发现十二指肠水平段中心处呈纵行刀样阻断或成瀑布状下落，钡剂通过中断或缓慢，可在十二指肠停留 6 小时以上，近端有肠管扩张，并与体位改变有关。超声检查：饮水后肠系膜上动脉和主动脉间夹角内，十二指肠横段肠管在蠕动时最大宽度 30mm。主动脉与肠系膜上动脉夹角＜13°。

[诊断] 病因+临床表现+辅助检查。

[鉴别诊断] ①胰头肿物：可出现腹痛、恶心、呕吐、黄疸等症状。胰腺 CT、CA199 明显升高及活体标本病理检查有助于鉴别。②幽门梗阻：呕吐物混有明显酸臭味，呕吐隔夜宿食，呕吐与体位无关。胃镜、消化道造影及超声有助于鉴别。

[治疗] ①症状轻微者应控制饮食，少食多餐，卧床休息，建议进食后采用俯卧位、侧卧位。②呕吐明显时禁食，补液营养支持。③内科治疗无效时需外科手术治疗，如 Treitz 韧带松解术等。

（六）幽门梗阻

[病因] 幽门或幽门附近的溃疡因黏膜水肿或溃疡引起幽门环形肌收缩、幽门部肿瘤、幽门痉挛。

[临床表现] ①症状：上腹部饱胀感于进食后加重，呕吐后症状略缓解，呕吐物为隔夜宿食，伴有明显酸臭味。反复恶心及呕吐导致水电解质紊乱，使恶心、呕吐症状进一步加重，甚至出现明显乏力、烦躁、意识障碍。②体征：消瘦、倦怠、皮肤干燥并丧失弹性，有胃蠕动波及振水音。

［主要辅助检查］　①血常规检查可发现因营养不良所致贫血，肝功能检查、离子检查可发现因呕吐及长期饥饿导致低蛋白血症及离子紊乱。②X 线检查可见巨大胃泡，胃肠造影可见胃排空困难。③胃镜及病理检查可诊断幽门梗阻的病因。

［诊断］　病因+临床表现+辅助检查。

［鉴别诊断］　①胃癌：呕吐物中可混有咖啡渣样或鲜红色血性物质。胃蠕动波少见。晚期时上腹部可触及包块。消化道造影可见胃窦部充盈缺损，胃镜及活体标本病理检查可诊断。②急性胃扩张：多有手术、暴饮、暴食诱因，持续性上腹部饱胀，继而出现恶心、呕吐，呕吐物为胃内容物，量不多，多为咖啡色酸性胃液，呕吐频繁，呕吐后腹胀明显减轻。腹部查体可有胃型及振水音。腹部立位 X 线片显示上腹部有均一的阴影、巨大的胃泡液气平面、胃影充满腹腔及左膈肌抬高；胃镜检查有助于诊断。

［治疗］　①一般幽门梗阻不宜实施紧急手术，如经过 3～5 日胃肠减压患者病情逐渐好转可继续内科保守治疗，如禁食禁水、补液、抑酸、保护胃黏膜。②如内科保守治疗无效或有恶性肿瘤证据时行外科手术治疗。③内镜下扩张或支架置入治疗。

（七）肠梗阻

［病因］　机械性肠梗阻，如肠道肿瘤、肠套叠、肠扭转；动力性肠梗阻，如麻痹性肠梗阻、慢性铅中毒；血运性肠梗阻，如肠系膜血管栓塞等。

［临床表现］　①恶心、呕吐：高位梗阻呕吐物主要为胃十二指肠内容物；低位小肠梗阻多为具有粪臭味肠内容物；肠管血运障碍时可呕吐棕褐色或血性物质。②腹痛：可呈绞痛及胀痛，如为剧烈的持续性绞痛，应该警惕可能发生绞窄性肠梗阻。③腹胀：低位梗阻或麻痹性肠梗阻呈全腹胀。腹部隆起不对称，是闭袢肠梗阻的特点。④排气、排便停止：完全性肠梗阻发生后，临床表现为排气、排便停止。

［主要辅助检查］　①腹部立位 X 线片：可见腹部液气平面。②腹部 CT：可见肠管扩张，肠腔内大量气体、液体及粪质潴留。③肠镜及病理检查有助于明确梗阻病因。

［诊断］　病因+临床表现+辅助检查。

［鉴别诊断］　①急性阑尾炎：转移性右下腹痛，麦氏点压痛、反跳痛明显，可出现腹肌紧张。阑尾部 CT 及超声可见阑尾内有粪石、阑尾肿胀及周围渗出，其有助于鉴别。②急性胰腺炎：腹痛主要在上腹部，压痛明显，腹痛于呕吐后无明显缓解。胰腺 CT 示胰腺周围渗出及血尿淀粉酶升高有助于鉴别。

［治疗］　①禁食禁水，营养支持。②胃肠减压、灌肠通便治疗。③防治感染。④外科手术治疗。

（八）急性病毒性肝炎

［病因］　甲型、乙型、丙型、丁型、戊型肝炎病毒，除乙型肝炎病毒为 DNA 病毒外，其余均为 RNA 病毒。

［临床表现］　①症状：乏力、食欲缺乏伴恶心、呕吐，呕吐物为食物及胃液，厌油腻食物；黄疸、腹胀、腹泻等。②体征：如肝病面容、皮肤及巩膜黄染、肝掌、蜘蛛痣、肝脾肿大、移动性浊音呈阳性等。

［主要辅助检查］　①肝功能示转氨酶升高、血清白蛋白降低；②肝炎系列相关病毒

检测阳性；③肝穿刺活体标本检查是诊断各型病毒性肝炎的主要指标，也是诊断早期肝硬化的确切证据；④肝 CT 及超声检查。

［诊断］ 病因+临床表现+辅助检查。

［鉴别诊断］ 药物及中毒性肝损伤：患者有明确直接及间接服用、接触肝损伤的药物及毒物，血清病毒检测有助于鉴别。

［治疗］ ①卧床休息、合理饮食、保证热量及维生素摄入；②保肝治疗；③抗病毒治疗；④免疫调节剂，如胸腺素、免疫核糖核酸；⑤重症黄疸型肝炎可行血浆置换（人工肝）治疗。

（九）腹型过敏性紫癜

［病因］ ①感染：以β-溶血性链球菌所致的上呼吸道感染最多见。②食物：鱼、虾、蟹、蛋、乳等食物异性蛋白。③药物：抗生素、磺胺类、异烟肼、解热镇痛药等。④其他：寒冷、花粉、虫咬、疫苗接种等。

［临床表现］ ①症状：恶心、呕吐，呕吐物为食物，严重者可混有咖啡色及鲜红色血性物质。腹痛（为阵发性脐周绞痛）、腹泻、便血。②体征：典型特点为腹痛同时出现皮肤紫癜；需注意腹型过敏性紫癜腹痛部位不固定。

［辅助检查］ 血常规：可见嗜酸性粒细胞增高；血小板及凝血象正常；毛细血管脆性试验阳性。

［诊断］ 病因+临床表现+辅助检查。

［鉴别诊断］ 急性出血坏死性肠炎：腹痛多呈持续性剧痛，黏液血便，粪便有腥臭味。腹部压痛、反跳痛明显，甚至可出现肌紧张。腹型过敏性紫癜：肌紧张、反跳痛少见，同时伴有皮疹，症状及体征呈分离现象。血常规、凝血象有助于鉴别。

［治疗］ ①一般治疗：脱敏，去除诱因，应用降低血管通透性药物如维生素 C。②激素或免疫抑制剂治疗。③如出现肠梗阻、肠套叠等情况需手术治疗。

五、典型病例

病例一 患者，男，50 岁。

主诉：间断性上腹痛 4 年，恶心、呕吐 1 个月。

现病史：患者于 4 年前无明显诱因出现上腹痛，呈间断性胀痛。多于空腹及夜间加重，进食及口服抑酸药物后可缓解，伴反酸、烧心。近 1 个月出现恶心、呕吐，呕吐多于餐后 2～3 小时及清晨出现，呕吐物为进食食物及隔夜宿食，混有黏液无鲜血，伴有明显酸臭味。伴乏力、心悸，无心前区疼痛，无头晕，无黑便。为求进一步诊疗而就诊，病程中饮食、睡眠欠佳，体重减轻约 2kg。

既往史：吸烟史 20 年。高血压病史 5 年，口服硝苯地平（拜新同）控制，血压控制尚可。

查体：T 为 36.6℃，P 为 80 次/分，R 为 18 次/分，BP 为 140/85mmHg。一般状态尚可，神清语明，结膜红润，无巩膜黄染。显著异常。腹部可见胃型，上腹部有轻压痛，无反跳痛及肌紧张，肝脾肋下未触及，可闻及振水音。移动性浊音呈阴性，肠鸣音 4 次/分。双下肢活动自如，无水肿。

辅助检查：肝功能离子检查示 ALB 为 27.3g/L，血清钾为 3.0mmol/L；上消化道造影示胃扩张。

［问诊和查体要点］

（1）腹痛性质？腹痛的诱发及缓解因素？腹痛的伴随症状？

（2）呕吐物与进食的时间关系，呕吐物的性质？是否混有特殊气味？是否混有血性物质？

（3）腹部查体有哪些阳性体征？有无结膜苍白？有无淋巴结肿大？

［临床思路解析］

（1）病程时间长，病程进展较缓慢，有空腹痛及夜间痛。

（2）近期出现的恶心、呕吐，呕吐物为进食食物及隔夜宿食。

（3）查体有腹部压痛及振水音。

（4）辅助检查：X 线泛影葡胺上消化道造影示胃扩张。综上考虑，患者为幽门梗阻。

［诊疗措施］

（1）禁食禁水、胃肠减压。

（2）抑酸、补充白蛋白、纠正离子紊乱、营养支持治疗。

（3）待胃肠减压引流食物减少后，行胃镜检查。

（4）如梗阻严重可请外科医师会诊及手术治疗，如梗阻严重且无法行手术治疗可行内镜下幽门支架置入治疗及空肠营养管置管治疗。

病例二　患者，男，65 岁。

主诉：进行性吞咽困难半年，加重 1 个月。

现病史：该患者于半年前无明显诱因出现吞咽困难，初为进食后哽噎感，因症状轻微故未行系统治疗。近 1 个月吞咽困难症状进行性加重，进食固体食物时症状明显，尚可进食流食。病程中体重明显减轻，约 5kg，二便尚可。为进一步诊治而就诊。

既往史：既往体健。

查体：T 为 36.3℃，P 为 80 次/分，R 为 18 次/分，BP 为 125/80mmHg，一般状态尚可，神清语明，结膜无苍白，皮肤、巩膜无黄染。显著异常。腹软，全腹部无压痛，无反跳痛及肌紧张，肝脾未触及，肝肾区无叩击痛，移动性浊音呈阴性，肠鸣音 3 次/分，双下肢无水肿。

辅助检查：上消化道造影示食管中段可见充盈缺损，表面凸凹不平，管壁僵硬、蠕动消失。胃镜检查：距门齿约 25cm 处可见食管四壁不规则隆起性病变，表面黏膜破坏，边缘呈结节样隆起，质脆，触之易出血，管壁僵硬。胃镜下诊断：食管中段癌。病理诊断：鳞癌。

［问诊和查体要点］

（1）吞咽困难是否进行性加重？是否伴恶心、呕吐？是否有食管反流？呕吐物是否有血性物质及隔夜宿食？是否有黑便？

（2）是否伴有进食呛咳、胸骨后疼痛等症状？

（3）吞咽困难症状是否与精神因素相关？

（4）是否有食管手术史及误服腐蚀性液体史？

（5）查体时注意患者有无贫血外观？有无皮肤、巩膜黄染？有无锁骨上淋巴结肿大？有无胸腔积液及腹水等？

［临床思路解析］

（1）老年患者出现进行性加重的吞咽困难，首先考虑食管癌，但不能排除食管外压性病变。既往无服用腐蚀性液体史及手术史，暂不考虑食管狭窄，患者无咳嗽、咳痰及发热等呼吸道症状，暂不考虑食管气管瘘及呼吸系统疾病。贲门失弛缓症常见于年轻患者，且多有恶心、呕吐、食管反流等症状，病程长。为明确诊断及排除上述疾病，需行上消化道造影及胃镜检查等。上消化道造影提示食管中段占位性病变，胃镜及病理检查确诊为食管中段鳞癌。

（2）进一步行胸部 CT、腹部 CT 或 PET-CT 等检查，确定是否有其他器官的转移。

［处理措施］　给予静脉采血，行血常规、血型、凝血象、生化系列、肝炎系列+梅毒抗体+HIV 抗体、尿液分析、便潜血、肿瘤系列等检查。完善检查，如胸部及全腹部 CT 或 PET-CT。给予流食，抑酸，补液，对症治疗；请外科医师会诊，决定是否行外科手术治疗；对无法行手术治疗的患者可行放射治疗；对吞咽困难症状重且无法行手术治疗的患者可行内镜下支架置入术或胃造瘘术。

病例三　患者，男，40 岁。

主诉：皮肤、巩膜黄染，伴恶心、呕吐半月余。

现病史：患者半个多月前无明显诱因出现皮肤、巩膜黄染，尿色加深呈浓茶色，无白色陶土样便。伴恶心、呕吐，多于进食油腻食物后加重，呕吐物为胃内容物，伴上中腹腹胀，食欲减退，乏力，伴发热，体温最高达 38.0℃，无寒战，物理降温后可退热，无咳嗽、咳痰。为求进一步诊疗而就诊。

查体：T 为 38.0℃，P 为 100 次/分，R 为 20 次/分，BP 为 110/70mmHg。神清语明，皮肤、巩膜黄染，全身无瘀点、瘀斑，未触及浅表淋巴结肿大。腹软，腹部略膨隆，腹部无压痛及反跳痛，肝肋下 2cm 可触及，脾肋下未触及，肝区叩击痛弱阳性，移动性浊音呈阳性，肠鸣音 3 次/分，双下肢有水肿。

既往史：既往体健。

辅助检查：肝功能检查结果中 ALT 为 300U/L，AST 为 385U/L，ALB 为 28g/L，GGT 为 60U/L，TBIL 为 120μmol/L，DBIL 为 65μmol/L；肝炎系列示 HBsAg（+）。

［问诊和查体要点］

（1）是否有感染疾病史？是否有嗜酒史及肝病史？是否有能引起肝损伤的毒物及药物服用史？

（2）是否有白陶土样便？是否有呕血及黑便？有无鼻出血及牙龈出血？有无腹痛？

（3）查体注意是否伴有腹部压痛、肝脾肿大？有无结膜苍白？有无瘀点、瘀斑？有无肝掌、蜘蛛痣？有无腹水及双下肢水肿？

［临床思路解析］

（1）患者出现黄疸病程较短，无导致肝损害药物服用及毒物接触史，暂不考虑药物性肝损害。伴有发热及明显消化道症状，需鉴别梗阻性黄疸与肝细胞性黄疸。

（2）肝功能示转氨酶、直接胆红素及间接胆红素升高，GGT 升高不明显，考虑肝细胞性黄疸可能性大，但仍需给予肝脏超声及 MRCP 检查以排除梗阻性黄疸。

（3）乙型肝炎表面抗原呈阳性，考虑患者黄疸的病因为乙型肝炎病毒导致肝功能损害，需进一步行乙型病毒性肝炎 DNA 定量检查。

［处理措施］　急查血常规、凝血象、尿常规，行 MRCP、肝脏超声等检查，给予保肝、对症治疗，必要时行抗病毒治疗。

第二节　神经系统疾病引起的恶心与呕吐

一、概述

神经系统疾病引起恶心与呕吐的主要原因为直接刺激呕吐中枢及颅内高压。恶心与呕吐的特点为干呕较少见，多为喷射性呕吐，呕吐物为胃内容物，中枢神经系统严重病变导致应激性溃疡者可出现呕吐咖啡色或鲜红色血性胃内容物。神经系统疾病引起恶心与呕吐多伴有神经系统症状，如头晕、头痛等，需要通过这些特有症状进行判断，并行头颅 CT 或 MRI 等进行鉴别。

二、诊治流程

在临床上，接诊疑似神经系统疾病引起恶心与呕吐的患者，通常伴有头晕、头痛，偏身运动、感觉及意识障碍，及神经系统阳性体征等。如遇到喷射性呕吐患者，要高度警惕是否为神经系统病变，以免延误最佳抢救及治疗时机。诊治流程见图 6-3。

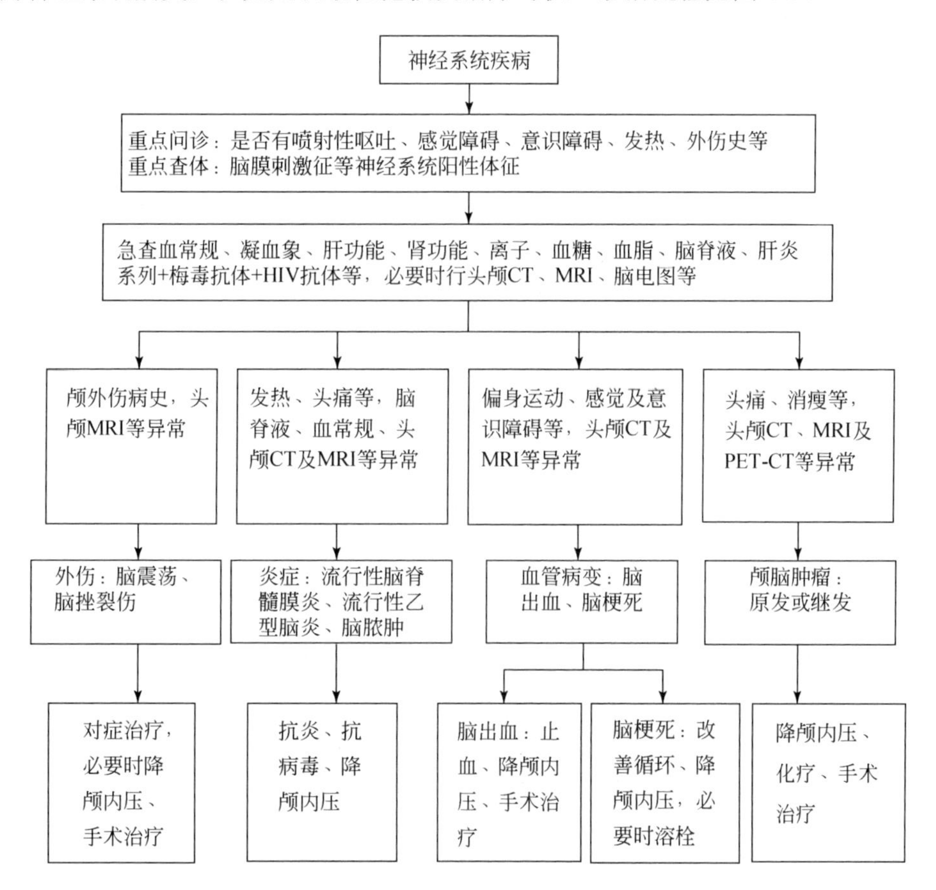

图 6-3　神经系统疾病引起的恶心与呕吐的诊治流程

三、常见疾病

（一）脑震荡

［病因］ 头部受到外力打击后立即出现的短暂性的脑功能障碍。

［临床表现］ 外伤后出现呕吐，可出现短暂意识障碍，一般时间不超过30分钟，可出现逆行性遗忘。病情较重者可于意识障碍期间出现生理反射减弱，伴有恶心与呕吐、耳鸣、失眠、注意力不集中等，恶心、呕吐出现在意识恢复后。体征：无神经系统阳性体征。

［主要辅助检查］ 头颅CT、脑电图及脑血流图均无明显异常。

［诊断］ 病因+临床表现+辅助检查。

［治疗］ 卧床休息，监测生命体征，必要时给予镇静剂改善自主神经功能。

（二）脑挫裂伤

［病因］ 各种外伤导致的脑实质破损伴软脑膜撕裂。

［临床表现］ 颅脑外伤后出现呕吐，意识障碍持续时间通常超过30分钟，且伴有神经功能障碍的症状及体征，可出现意识障碍加重-缓解-加重过程。恶心、呕吐多因颅内压增高产生，为喷射性呕吐。可出现瘫痪、失语、视野缺损等。体征：血压升高、心率减慢、瞳孔不等大，以及受损部位的相应病理性体征呈阳性，脑膜刺激征阳性。

［主要辅助检查］ 头颅CT可显示脑挫裂伤的部位，是否有出血、水肿等情况；头颅磁共振对于微小病灶及早期梗死具有诊断意义。

［诊断］ 病因+临床表现+辅助检查。

［治疗］ 预防脑水肿，降低颅内压。对症治疗包括降温、补液等，康复治疗，必要时可行手术治疗。

（三）细菌性脑膜炎

［病因］ 呼吸道感染、手术、局部炎症等导致的软脑膜细菌性炎症。

［临床特点］ 发热、寒战及上呼吸道感染症状（主要感染途径为其他脏器感染、外伤及鼻窦部感染，故询问病史时应作为重点）。剧烈喷射性呕吐，呕吐物为胃内容物，可伴有发热、头痛、嗜睡、意识障碍、惊厥等，病情严重者可出现偏瘫及失语。体征：脑膜刺激征呈阳性。

［主要辅助检查］ 血常规：白细胞及中性粒细胞计数升高。脑脊液压力增高、浑浊甚至可呈脓性，白细胞计数升高，以中性粒细胞为主，蛋白含量升高，糖含量下降，脑脊液培养可查见致病菌。头颅CT及磁共振可见脑室扩大、脑肿胀，甚至局部脓肿形成。

［诊断］ 病因+临床表现+辅助检查。

［治疗］ ①抗感染：早期及时治疗，并根据脑脊液细菌培养及药物敏感试验调整用药；②降温、控制抽搐、降低颅内压，必要时可行激素治疗。

（四）病毒性脑炎

［病因］ 病毒直接侵犯脑实质引起的脑炎。

［临床表现］　急性起病，起病初期可表现为恶心与呕吐、腹泻、发热、肌痛等类感冒样症状。其后可出现偏瘫、四肢瘫、视力及听力丧失等。体征：脑膜刺激征可为阳性。

［主要辅助检查］　血常规：白细胞计数正常或升高。脑脊液：脑脊液压力升高，白细胞计数升高，以淋巴细胞计数升高为主，蛋白含量增加，少数脑脊液中可见红细胞。病毒免疫学检测。头颅 CT：50%的患者出现局灶性异常（一侧或两侧颞叶和额叶出现低密度灶）。

［诊断］　病因+临床表现+辅助检查。

［治疗］　抗病毒治疗。一般治疗：保障高热量、高蛋白、易消化饮食。对症治疗：降温，防止抽搐，降低颅内压，必要时行激素治疗等。

（五）脑脓肿

［病因］　耳源性、血源性等多种原因导致的化脓性细菌引起脑组织化脓性感染。

［临床表现］　通常为继发性感染，故在询问病史时需注意是否有其他器官感染及外伤史。临床表现为喷射性呕吐、头痛、发热、寒战及颅内压增高等，亦可出现偏身运动、感觉及意识障碍。病变出现在小脑可有共济失调表现。体征：病变部位所对应的神经病理性体征呈阳性。

［主要辅助检查］　头颅 CT 及磁共振典型病变为囊壁光滑的环形强化占位性病灶，周围伴有水肿带；血常规示白细胞计数升高，以中性粒细胞计数为主。

［诊断要点］　病因+临床表现+辅助检查。

［治疗］　抗菌治疗、脓腔穿刺及手术治疗。

（六）脑出血

［病因］　高血压合并小动脉硬化、微血管瘤等引起非外伤性脑实质内血管破裂出血。

［临床表现］　多见于中老年人，急性起病，常于情绪波动及运动时出现。头痛，剧烈恶心、呕吐及受损部位神经功能缺失，如偏身运动障碍、言语障碍及意识障碍为主要表现。剧烈喷射性呕吐，主要与颅内压增高、脑膜受刺激等因素相关。体征：受损部位相应病理性体征呈阳性，脑膜刺激征呈阳性。

［主要辅助检查］　①脑脊液：压力升高，脑脊液呈血性或黄色。②血常规：急性期可见白细胞升高。③血糖：可出现应激性血糖升高。④头颅 CT：可显示出血部位及出血量等。⑤心电图：可出现传导阻滞、心律失常及心肌缺血等改变。

［诊断］　病因+临床表现+辅助检查。

［治疗］　①一般治疗：吸氧，保持呼吸道通畅，降低颅内压，必要时行手术治疗。②对症治疗：如出现频繁呕吐及消化道出血，应禁食禁水、补液、调整血糖、纠正离子紊乱等。

（七）脑梗死

［病因］　各种导致动脉粥样硬化的因素为主要病因。

［临床表现］　多见于中老年，多于静息及睡眠状态下病变症状及体征逐渐出现。除相应病变部位体征呈阳性外，可伴恶心、呕吐、头痛、意识障碍等症状。体征：相应病变

部位病理性体征呈阳性。

［主要辅助检查］　①头颅 CT 及磁共振：磁共振有助于早期梗死的判断。②血常规、凝血象及血脂检测有助于病因的诊断。

［诊断］　病因+临床表现+辅助检查。

［治疗］　①一般治疗：控制危险因素，如戒烟戒酒、控制血糖和血脂等。②溶栓治疗。③抗血小板治疗。④抗凝治疗等。

（八）颅内肿瘤

［病因］　源于脑、脑膜、血管及脑附件的肿瘤，或身体其他部位肿瘤转移至颅内。

［临床表现］　颅内肿瘤的临床症状主要取决于肿瘤的生长部位及生长速度，其临床症状主要为肿瘤对局部组织的破坏和刺激，以及肿瘤导致的颅内高压症状。有时肿瘤早期可仅表现为顽固性恶心、呕吐，临床中遇到顽固性呕吐，镇吐及抑酸药物无法缓解的患者，一定要引起警惕，以防误诊、漏诊。体征：受损部位的相关病理性体征呈阳性。

［主要辅助检查］　头颅 CT 及磁共振判断肿瘤的生长部位、速度等。

［诊断］　病因+临床表现+辅助检查。

［治疗］　手术治疗、放射治疗、化疗等。

四、典型病例

患者，男，84 岁。

主诉：左侧肢体活动不能，伴恶心、呕吐 1 日。

现病史：患者于 1 日前于棋牌游戏过程中突然出现左侧肢体活动不能，言语不能。伴恶心、呕吐，呕吐物初为进食食物，继而为咖啡渣样物。无一过性意识丧失，无二便失禁。无发热、寒战，无咳嗽、咳痰。无心前区疼痛，无心悸气短。为进一步诊疗而就诊。

既往史：高血压病史 10 年，口服复方降压片，平素血压控制在 120～140/70～90mmHg。

查体：T 为 36.6℃，P 为 90 次/分，R 为 20 次/分，BP 为 220/120mmHg。嗜睡，双侧瞳孔等大同圆，对光反射存在，双眼球凝视鼻尖，左侧肢体无自主活动，右侧肢体有自主活动，双下肢病理性体征呈阳性。睑结膜红润，心肺听诊无著征，上腹部轻压痛，无反跳痛及肌紧张，肠鸣音 4 次/分。

［问诊和查体要点］

（1）症状出现时是否处于情绪激动或静息状态及起病缓急？

（2）肢体活动障碍与呕吐出现的时间先后顺序？

（3）肢体活动障碍出现前后有无颅脑外伤？

（4）查体的阳性体征，是否有贫血貌？

［临床思路解析］

（1）老年男性患者于情绪激动时急性起病出现肢体活动及语言障碍，考虑中枢神经系统疾病。

（2）既往长期高血压病史，首先考虑脑出血，颅压升高继而导致恶心、呕吐。

（3）呕吐物初为食物，继而为咖啡渣样物，考虑因中枢系统疾病引发的急性胃黏膜病变或应激性溃疡。

［**诊疗措施**］　①入院常规，必要时需禁食禁水，防止呕吐导致窒息。②吸氧，生命体征监护。③静脉采血：血常规+血型、凝血象、肝功能、肾功能、离子、血脂、心肌酶、肌钙蛋白、血糖、肝炎系列+梅毒抗体+HIV 抗体检测。④头颅 CT 或 MRI、心电图。⑤抑酸、保护黏膜、止血，禁食禁水时需补液、营养支持。⑥神经科医师协助诊治，控制血压，降低颅内压；必要时行手术治疗。

第三节　前庭功能障碍性疾病引起的恶心与呕吐

一、概述

人体主要依靠前庭、视觉和本体感觉来感受身体位置、运动及外界的刺激，再通过平衡中枢将信息整合处理、相互协调来维持身体平衡，其中前庭功能起主要作用。各种生理性及病理性原因导致前庭功能障碍时可出现主观症状及自主神经症状。主观症状主要包括头晕、眩晕等；自主神经症状主要包括恶心、呕吐、大汗、心悸等。

二、诊治流程

在临床上接诊疑似前庭功能障碍性疾病引起恶心与呕吐的患者，问诊时要注意患者是否伴随头晕、眩晕、恶心、呕吐、大汗、心悸等症状。请耳科医师协助诊治。诊治流程见图 6-4。

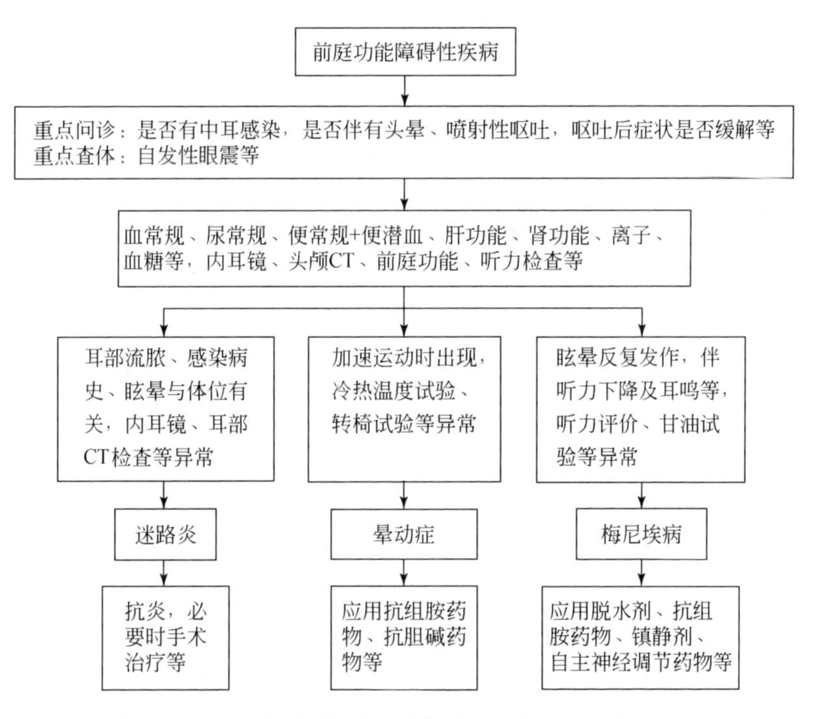

图 6-4　前庭功能障碍性疾病引起的恶心与呕吐的诊治流程

三、常见疾病

（一）迷路炎

［病因］　病毒感染，多种原因导致的前庭受到刺激、自身免疫疾病，糖尿病导致的前庭神经萎缩。迷路炎为化脓性中耳炎的常见并发症。

［临床表现］　迷路炎主要可分为迷路周围炎、局限性迷路炎、浆液性迷路炎、化脓性迷路炎。其主要临床表现为发作性眩晕、恶心、呕吐、眼震、听力下降、平衡障碍。呕吐呈喷射样，呕吐物为进食食物。

［主要辅助检查］　冷热变温实验、耳蜗电图、耳镜检查、耳部CT检查、听力检查。

［诊断］　病因+临床表现+辅助检查。

［治疗］　抗病毒治疗，激素治疗，呕吐严重无法进食者可给予补液治疗，必要时行手术治疗。

（二）晕动症

［临床表现］　在乘坐飞机、船、汽车等使自身呈加速运动时，症状一般于数分钟或数小时后出现。与精神因素相关，可因睡眠不足、特殊气味、高温等诱发。主要表现为头晕、恶心与呕吐。呕吐多于头晕后出现，呈反复剧烈呕吐，呕吐呈喷射样。同时可伴有自主神经症状，如流涎、大汗等。

［主要辅助检查］　冷热温度试验、转椅试验等。

［诊断］　病因+临床表现+辅助检查。

［治疗］　抗组胺药物、抗胆碱能药物，一般于乘坐车、飞机等30分钟前服用。病情严重者可加用镇吐及镇静药物。

（三）梅尼埃病

［病因］　耳蜗微循环障碍、内淋巴液生成吸收失衡、膜迷路破裂等。

［临床表现］　无先兆突发性眩晕感，自觉自身或周围沿一定方向或平面旋转或浮沉感。间歇性或持续性耳聋。恶心与呕吐多发生在眩晕后，呕吐呈喷射样，呕吐后症状无明显缓解。

［主要辅助检查］　听力评价、前庭功能检查、甘油试验等。

［诊断］　病因+临床表现+辅助检查。

［鉴别诊断］　中枢性眩晕、耳源性眩晕、其他耳蜗及前庭系统疾病等。

［治疗］　①药物治疗：脱水剂、抗组胺药物、镇静剂或自主神经调节药物。②手术治疗。

第四节　全身性系统疾病引起的恶心与呕吐

一、概述

全身多种系统疾病均可有恶心与呕吐的症状，如呼吸系统的肺感染等疾病，循环系统的高血压危象等疾病，内分泌系统的糖尿病酮症酸中毒、肾上腺危象、甲状腺危象等疾病，泌尿系统的急性肾衰竭、急性肾盂肾炎、输尿管结石等疾病，血液系统的缺铁性贫血及白血病等疾病，风湿免疫系统的系统性红斑狼疮等疾病。所以在临床上确定恶心、呕吐的原因比较困难，易出现误诊、漏诊的情况，需要医师对可引起恶心与呕吐的常见疾病有一定的了解，以进行正确的诊治。

二、诊治流程

在临床上接诊疑似全身性系统疾病引起恶心与呕吐的患者，通过问诊患者既往是否有呼吸系统、循环系统、内分泌系统、泌尿系统、血液系统、风湿免疫系统等疾病，然后通过伴随症状与辅助检查判断患者的病因，给予相应的治疗。诊治流程见图 6-5。

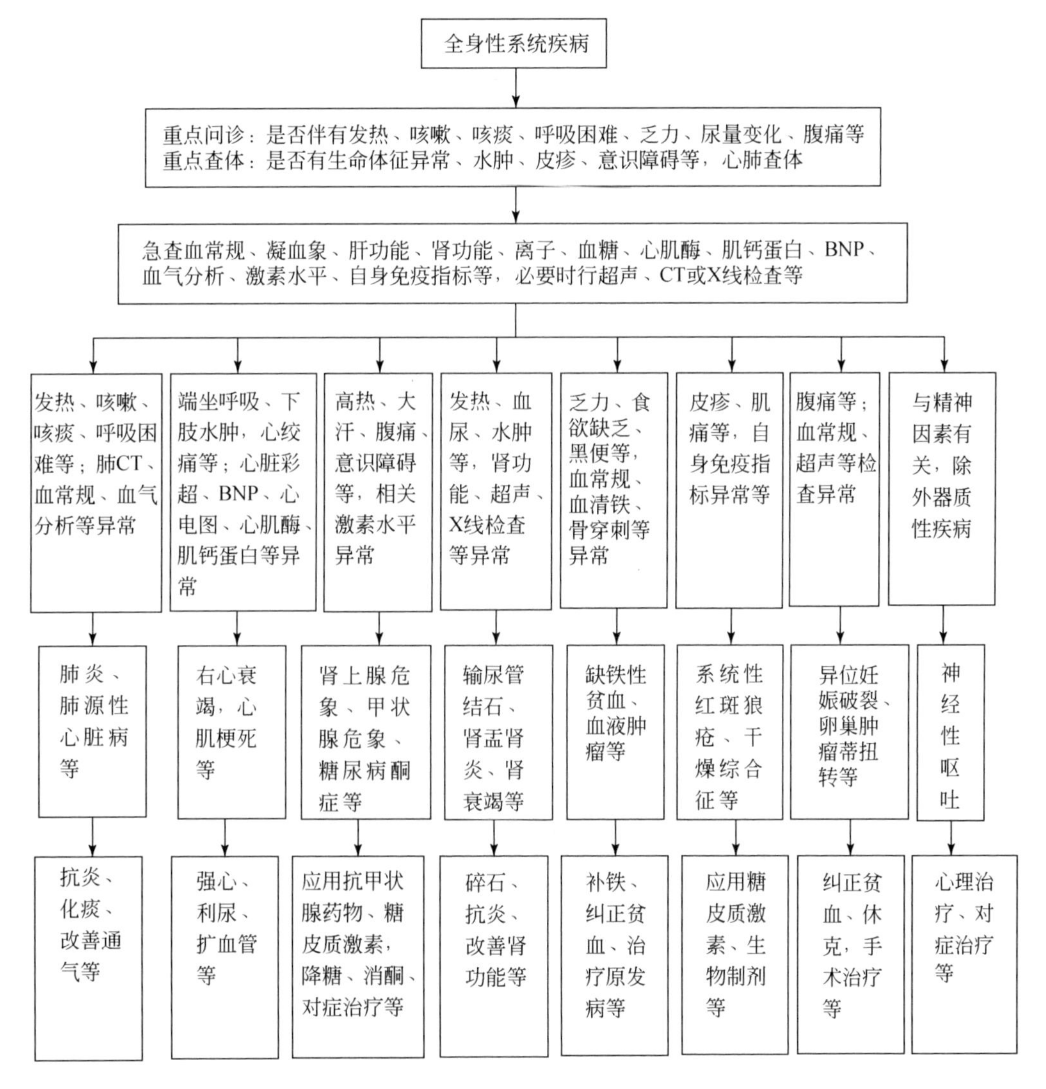

图 6-5　全身性系统疾病引起的恶心与呕吐的诊治流程

三、临床推荐处理措施

全身性系统疾病的临床推荐处理措施见表 6-3。

表 6-3 全身性系统疾病引起恶心与呕吐症状常用医嘱

消化内科入院常规
二级护理（如生命体征不平稳给予一级护理）
软食，如并发消化道出血时禁食禁水
血常规、凝血象、肝功能、肾功能、离子、血糖、血脂、肝炎系列+梅毒抗体+HIV 抗体、心肌酶、肌钙蛋白、尿液分析、便常规+隐血、心电图，必要时行 BNP、甲功五项、激素水平、免疫指标等检测
依据病情行 CT、超声、X 线检查
抑酸
保护黏膜
必要时补液
原发病治疗

四、常见疾病

（一）肺炎

［病因］ 病原体侵犯肺实质，并在肺实质中过度生长超出宿主的防御能力，导致肺泡腔内出现渗出物，引发肺炎。

［临床表现］ 多有上呼吸道感染的前驱症状，急性起病，伴有发热、寒战、咳嗽、咳痰等呼吸系统症状。肺部急性感染的患者早期可能仅表现为恶心、呕吐，甚至表现出腹泻、腹胀等消化道症状。早期易被误诊为急性胃肠炎。肺炎引起的恶心、呕吐主要是感染刺激引起。

［主要辅助检查］ ①胸部 CT：可明确病变部位及严重程度。②血常规：白细胞计数升高及中性粒细胞百分比升高，重症肺炎时白细胞可低于正常。③C-反应蛋白：明显升高。④痰涂片及培养：查见致病菌有助于抗生素的选择。⑤血培养：肝功能、肾功能、离子、血糖。

［诊断］ 病因+临床表现+辅助检查。

［鉴别诊断］ ①肺结核：发热症状多为午后低热，同时伴有全身中毒症状，如乏力、盗汗、体重减轻，女性可出现月经失调。CT 典型表现为肺尖或锁骨上下病变，密度不均，易形成空洞或播散。痰中查见结核分枝杆菌可明确诊断。②肺癌：一般不伴有急性感染症状，但当肿瘤阻塞气道可形成阻塞性肺炎，反复出现的同一部位感染应密切观察。肺 CT、肿瘤标志物、痰脱落细胞检查有助于鉴别，支气管镜及病理检查有助于诊断。

［治疗］ ①抗感染治疗：应针对病原体进行治疗。②支持治疗：镇吐、补充热量及维生素，补充液体，纠正离子紊乱。

（二）高血压急症

［病因］ 原发或继发高血压患者由于各种诱因导致血压突然升高。

［临床表现］　各种诱因引起的血压急剧升高，一般超过 180/120mmHg，同时伴有心、脑、肾等靶器官急性损害的表现。主要表现为频繁剧烈呕吐、头痛、视物模糊、意识障碍、偏瘫甚至昏迷。呕吐多为喷射性，呕吐物为胃内容物，考虑为急剧升高的血压导致颅内压升高所致。体征：血压一般高于 180/120mmHg，也可伴各种靶器官受损体征及颅内高压体征。

［主要辅助检查］　①头颅 CT 及磁共振：可有助于鉴别脑出血、脑梗死。②心电图：可有助于鉴别急性心肌梗死。③泌尿系超声、肾功能、离子：可有助于鉴别急性肾损害。④BNP 及心脏超声：可有助于鉴别急性心力衰竭等。

［诊断］　病因+临床表现+辅助检查。

［鉴别诊断］　高血压亚急症：患者可出现头痛、烦躁、鼻出血等症状，鉴别要点为高血压亚急症虽然血压明显升高但不伴有靶器官的损害。

［治疗］　①降压治疗：最初 1 小时血压降低幅度不应超过当前血压 25%，其后的 2～6 小时血压降至 160/100mmHg，待临床症状稳定后缓慢降压。②原发病治疗。

（三）急性肾衰竭

［病因］　肾前性如血容量减少、肾性如肾毒性物质、肾后性如急性尿路梗阻等病因均可导致急性肾衰竭。

［临床表现］　消化道症状可能为急性肾衰竭的首发临床表现，主要表现为频繁的恶心、呕吐、腹胀、纳差等症状。病情严重者甚至可出现消化道出血。除此之外也可出现呼吸困难、喘憋、烦躁、抽搐等症状。在临床中遇到频繁恶心、呕吐，呕吐较剧烈，应用抑酸药物后症状缓解不明显，呕吐物可为咖啡色或血性胃内容物，伴尿量减少的患者应高度警惕。

［主要辅助检查］　①血常规：可出现轻中度贫血。②肝功能、肾功能、离子：肌酐升高，可出现高钾、低钠、低钙、高磷血症等。③尿液分析：尿蛋白增多，可见管型。④泌尿系超声及 CT：有助于与慢性肾衰竭及少尿的其他病因相鉴别。⑤肾活体标本病理检查是肾性肾衰竭的重要诊断手段。

［诊断］　病因+临床表现+辅助检查。

［鉴别诊断］　与肾前性、肾后性及其他类型的肾性少尿相鉴别。肾前性少尿：主要为大量液体丢失后导致的有效循环血量不足，如失血性休克、幽门梗阻致严重恶心及呕吐等，其主要鉴别要点为补充血容量血压恢复后尿量增加。肾后性少尿如输尿管结石，突然出现的少尿、无尿，伴有尿路刺激症状，X 线及超声有助于鉴别。

［治疗］　纠正可逆病因，纠正电解质及代谢紊乱，肾脏替代治疗等。

（四）急性肾盂肾炎

［病因］　各种病原体通过上行、血行、直接、淋巴途径引起肾盂感染。

［临床表现］　①恶心、呕吐者占 1/3～3/5，呕吐物为胃内容物。同时有发热、寒战等。②尿路刺激症状，如腰痛、下腹痛等。临床中遇到呕吐且伴有尿路刺激症状患者要注意尿常规回报，此病易与急腹症混淆。体征：典型体征为肋脊角、输尿管点压痛和（或）肾区叩击痛。

［主要辅助检查］　①尿液分析：红细胞、白细胞增多，可出现尿蛋白。②尿培养：是确定尿路感染的重要指标，需要注意的是留取尿液时应注意留取中段尿。③血常规：白细胞及中性粒细胞百分比增加。④肾功能：肌酐增高。⑤超声：肾皮髓境界不清，存在低回声区等。

［诊断］　病因+临床表现+辅助检查。

［鉴别诊断］　①肾结核：膀胱刺激症状较明显，抗生素治疗无效。肾盂造影可见肾实质虫蚀样改变。尿液中查获抗酸杆菌可诊断。②慢性肾小球肾炎：常有血尿、蛋白尿及水肿病史，病变通常累及双侧肾。

［治疗］　①一般治疗：恶心、呕吐明显者给予静脉补液，补充液体量。②抗感染治疗：根据尿液培养及药物敏感试验调整抗生素应用。③去除诱因。

（五）泌尿系结石

［病因］　性别、饮食、环境、疾病等多种因素共同作用。

［临床表现］　上尿路结石常可出现恶心及呕吐症状。常为突然出现的一侧腰背部剧烈绞痛，向下腹部及会阴部放射。肾绞痛可反射引起恶心、呕吐，呕吐物为胃内容物，呕吐后腹痛症状无明显缓解。可伴有排尿困难、血尿及尿路刺激症状。

［主要辅助检查］　①尿液分析：红细胞增高。②超声、X 线检查、CT、内镜检查可明确梗阻部位及病因。

［诊断］　病因+临床表现+辅助检查。

［鉴别诊断］　①急性阑尾炎：表现为转移性右下腹痛，麦氏点有压痛、反跳痛，尿液检查一般无明显异常，腹部 CT 及超声有助于鉴别。②肾盂肿瘤：一般为无痛性血尿，尿路造影及泌尿超声有助于鉴别，部分患者尿液中可查见肿瘤细胞。

［治疗］　抗炎、碱化尿液、解痉、碎石、手术治疗。

（六）糖尿病酮症酸中毒

［病因］　糖尿病患者可在感染、胰岛素治疗中断、不当饮食等情况下出现，部分患者可无糖尿病病史。

［临床表现］　最初阶段可仅表现为频繁恶心、呕吐，主要原因为酮症酸中毒引起的胃黏膜水肿、急性胃扩张及消化道出血，反复的恶心、呕吐也可引起离子紊乱及黏膜撕裂，从而加重呕吐症状。呕吐物为胃内容物，也可出现呕吐咖啡渣样及血性胃内容物。典型症状为呼吸深快，呼气中有烂苹果味。同时伴有乏力、头晕、头痛、腹痛、嗜睡甚至昏迷等症状。

［主要辅助检查］　①尿液分析：尿糖增高，尿酮体呈阳性。②血气分析：pH 常低于 7.35，HCO_3^-降低。③血糖：多在 16mmol/L 以上。④肾功能：可出现肌酐、尿素氮升高。⑤离子：常出现低钾血症。⑥血常规：可见白细胞、中性粒细胞百分比升高等。

［诊断］　病因+临床表现+辅助检查。

［鉴别诊断］　①其他类型的糖尿病导致的昏迷：低血糖昏迷、高渗高血糖综合征等。②其他疾病导致的昏迷：尿毒症、脑出血等。

［治疗］　补液，胰岛素治疗，主要为降血糖和消酮治疗，纠正电解质紊乱，针对诱

因治疗及对症治疗。

（七）肾上腺危象

[病因]　慢性肾上腺皮质功能减退症（Addison 病）诱因：感染、应激、停用激素等诱发肾上腺皮质功能急剧减低；长期大量肾上腺皮质激素治疗后；肾上腺术后等。

[临床表现]　发病时患者可出现剧烈恶心、呕吐、腹泻、高热、烦躁不安、昏迷等症状，可出现脱水、周围循环衰竭甚至死亡。恶心、呕吐症状常为早期症状，如出现症状后结合既往病史及诱因及时诊断，对疾病治疗有重要意义。本病的典型特征为患者皮肤色素加深，尤其是暴露处、摩擦处、瘢痕处，牙龈、颊黏膜处可见黏膜色素沉着。本病为急症，且在临床接诊过程中患者已处于昏迷状态，无法准确描述，若检验结果示低血糖、低血钠、血钾异常、皮质醇减低时，应高度怀疑此病。

[主要辅助检查]　①离子：低血钠、高血钾。②血常规。③激素水平（皮质醇、ACTH）：原发性肾上腺危象可见 ACTH 升高、肾素-醛固酮水平降低，继发肾上腺危象可见 ACTH 降低，醛固酮分泌正常。④ACTH 兴奋实验：最具诊断意义。

[诊断]　病因+临床表现+辅助检查。

[鉴别诊断]　与其他可引起脱水、昏迷的疾病相鉴别。

[治疗]　①补液：大量补液，以纠正低血压及低钠血症。②激素治疗：一般选用氢化可的松注射液。③对症治疗：包括去除诱因、控制感染等。

（八）甲状腺危象

[病因]　多见于较重的甲状腺功能亢进未经治疗或治疗不规律的患者，常见诱因为感染、手术、创伤等。

[临床表现]　通常表现为剧烈的恶心、呕吐，剧烈的恶心、呕吐后导致离子紊乱、液体大量丢失，导致休克。同时有高热、大汗、腹泻、心悸、焦虑、意识障碍、心力衰竭、心律失常甚至昏迷等。查体可见患者急性病容，烦躁不安，心率可达 140～240 次/分，常可伴有心房颤动及心房扑动。本病需要特殊注意的是临床中部分甲状腺危象患者不具备上述典型的症状。如老年患者出现的淡漠型甲状腺功能亢进症，其发病后反而表现为神情淡漠、低体温、心率慢，甚至昏迷。有些患者仅表现为剧烈的恶心、呕吐。故在临床接诊过程中要详细询问病史并进行相关检查以免漏诊。

[主要辅助检查]　血常规、肝功能、肾功能、离子、血糖、甲状腺功能、超声。

[诊断]　病因+临床表现+辅助检查。

[治疗]　①针对诱因治疗。②抗甲状腺药物治疗：减少甲状腺激素合成，如丙硫氧嘧啶；抑制甲状腺激素释放，如碘液。③激素治疗：如氢化可的松。④对症治疗：降温，降低心率，吸氧等。

（九）神经性呕吐

[病因]　与心理社会因素有关，通常在紧张、心情不愉快、内心冲突等情况下发生。

[临床表现]　通常在进食后自发的或故意诱发的呕吐，呕吐物为刚进食的食物，无明显恶心及其他不适，在受到刺激后会反复发作。这种呕吐几乎每日发生，并至少持续 1

个月。呕吐不影响食欲，患者因总的进食量不减少，故体重无明显减轻，保持在正常体重的 80%。

［主要辅助检查］ 精神专科检查可发现部分患者具有以自我为中心、好夸张做作、易受暗示及感情用事等癔症样特点。

［诊断］ 病因+临床表现+排除其他导致呕吐的神经和躯体疾病。

［鉴别诊断］ 癔症：患者可出现呕吐现象，有明显的表演性人格，但其作为癔症症状之一，症状有继发性收益及与暗示相关的特点。

［治疗］ ①心理治疗。②药物治疗：根据呕吐轻重及离子等检测结果给予补液，营养支持治疗，必要时可应用抗抑郁、抗焦虑药物。

五、典型病例

病例一 患者，男，27 岁。

主诉：恶心、呕吐 2 日，意识不清 1 小时。

现病史：患者于 2 日前无明显诱因出现恶心、呕吐，呕吐物为胃内容物，无法进食，无腹泻，无发热，无腹痛，1 小时前出现意识不清。患者为进一步诊治而前来就诊。

既往史：糖尿病病史 2 年，未治疗。平时饮食不规律、未进行血糖监测。

查体：T 为 36.0℃，P 为 108 次/分，R 为 26 次/分，BP 为 90/60mmHg。一般状态差，意识不清，呼吸深大，口腔内有烂苹果味，结膜无苍白，巩膜无黄染。双肺听诊无著征。心率为 108 次/分，心脏听诊未闻及病理性杂音，腹部饱满，腹软，无肌紧张，肝脾未触及，肠鸣音 2 次/分，双下肢无水肿。

辅助检查：血糖 30mmol/L，尿糖（+++），尿酮体（++++）。

［问诊和查体要点］

（1）是否进食不洁食物、有毒物质等？最近是否有感染等？

（2）既往是否有高血压？血糖平时如何控制？饮食控制是否良好？

（3）是否伴有尿多或尿少？呕吐物中是否含血液？是否有发热、咳嗽、咳痰、呼吸困难等伴随症状？

（4）是否自行口服药物治疗？

（5）查体时注意是否可闻及烂苹果味？了解患者意识状态、血压、呼吸、心率等。

［临床思路解析］

（1）患者为年轻男性，既往糖尿病病史，血糖控制差。查体可见患者呼吸深大，可闻及烂苹果味，考虑患者出现糖尿病酮症酸中毒，且较重。

（2）问诊时，需注意排除其他因素，如胃肠感染、中毒等。入院立即测指尖血糖，显示患者血糖高达 30mmol/L。进一步问诊尿量。

（3）患者出现恶心、呕吐时，考虑为糖尿病酮症酸中毒；意识不清时，考虑为糖尿病酮症酸中毒或糖尿病高渗性昏迷。

［处理措施］ 监测生命体征。急查血常规、凝血象、生化系列、血气分析、便常规+潜血、心肌酶及肌钙蛋白、糖化血红蛋白、糖化白蛋白等，给予快速足量补液、降糖（注意血糖下降速度）、消酮、防治电解质代谢紊乱、监测患者尿量，必要时转入重症监护室诊治。

病例二　患者，男，48 岁。

主诉：腹痛伴恶心、呕吐 1 小时。

现病史：患者于 1 小时前无明显诱因出现右侧腹痛，为绞痛，难以忍受，伴恶心、呕吐 2 次，呕吐物为胃内容物，大汗，伴腹胀、血尿，无发热、腹泻、便血，可排气，为进一步诊治而就诊。

既往史：体健。

查体：T 为 36.3℃，P 为 95 次/分，R 为 20 次/分，BP 为 130/85mmHg，一般状态较差，急性病容，神清语明，结膜无苍白，皮肤及巩膜无黄染。显著异常。腹部平软，右侧输尿管点有压痛，无反跳痛及肌紧张，肝脾未触及，移动性浊音呈阴性，肠鸣音 3 次/分，双下肢无水肿。

辅助检查：尿常规示尿隐血（+++），镜下红细胞为 131/μl。泌尿系超声示右肾盂扩张，未见结石影，右输尿管上段扩张，内径为 1.2～1.5cm，左肾未见明显异常。右侧输尿管逆行造影，插管至第 4 腰椎水平受阻，注入造影剂在受阻水平有大小约 2.5cm×1.5cm 的充盈缺损，上段输尿管扩张。

［问诊和查体要点］

（1）是否有进食不洁或刺激性食物？是否有排便及排气停止？

（2）既往是否有泌尿系结石病史？平时是否常饮水？是否有消化性溃疡病史等？

（3）是否伴有少尿、无尿、尿频、尿急、尿痛、尿血？是否有发热？是否有血便？是否有腹泻？

（4）外院诊治经过，或是否自行口服药物？

（5）查体时注意腹部压痛位置，有无反跳痛及肌紧张？肾区有无叩击痛？

［临床思路解析］

（1）患者右侧腹部绞痛，排血尿，考虑为泌尿系统疾病，最常见的疾病为输尿管结石。恶心、呕吐为腹部绞痛继发所致，需与急性胃肠炎、缺血性肠病、急性阑尾炎、肠梗阻等其他急性腹痛的原因相鉴别。

（2）腹痛患者的查体很重要，右侧输尿管点有压痛，考虑患者可能存在输尿管结石。

［处理措施］　给予静脉采血，急查血常规、凝血象、生化系列、肝炎系列+梅毒抗体+HIV 抗体、心肌酶及肌钙蛋白等，给予补液、抗炎、解痉、对症治疗。泌尿外科医师会诊后可进一步行碎石或手术治疗。

病例三　患者，男，37 岁。

主诉：发热伴恶心、呕吐 2 日，无尿 12 小时。

现病史：患者于 2 日前无明显诱因出现发热，体温最高达 38.8℃，伴恶心、干呕、腹胀，无法进食，无咳嗽、咳痰，尿量逐渐减少，12 小时前出现无尿，呼吸困难，为求进一步诊治而就诊。

既往史：体健。

查体：T 为 38.3℃，P 为 110 次/分，R 为 22 次/分，BP 为 220/120mmHg。一般状态较差，急性病容，神清语明，结膜无苍白，皮肤及巩膜无黄染。显著异常。腹部饱满，全腹部无压痛，无反跳痛及肌紧张，肝脾未触及，肝肾区无叩击痛，移动性浊音呈阴性，肠鸣音 3 次/分，双下肢无水肿。

辅助检查：血常规示 WBC 为 22.1×10^9/L，NEUT%为 78%；入院当日查生化系列，示肌酐为 239μmol/L、BUN 为 12mmol/L、K^+为 3.5mmol/L。入院第二日复查生化系列，示肌酐为 437μmol/L、BUN 为 23mmol/L、K^+为 5.6mmol/L。

［问诊和查体要点］

（1）是否有咳嗽、咳黄痰、呼吸困难等呼吸道感染症状？是否有腹泻、腹痛、黄疸等消化系统症状？是否有尿频、尿急、尿痛等泌尿系统症状？寻找感染原发灶。

（2）既往是否有肾病？是否曾接触鼠类动物？

（3）是否伴有呼吸困难、喘憋？尿量为多少？是否伴有四肢活动障碍？是否伴有喷射性呕吐？是否伴有头痛？

（4）外院诊治经过，或是否自行口服药物？

（5）查体时注意患者是否烦躁、嗜睡？双肺听诊是否有水泡音？四肢肌力及肌张力是否正常？是否存在病理性体征？呼吸是否深大、加快？心脏听诊是否存在心律失常等？

［临床思路解析］

（1）患者发热伴恶心、呕吐，继而出现无尿，考虑患者尿量减少，甚至无尿，与患者恶心、呕吐严重、无法进食致肾前性液体量不足有关，可导致急性肾衰竭。也可能由肾功能减退合并感染后出现急性肾衰竭。

（2）入院后给予血常规检查示白细胞及中性粒细胞百分比明显升高，提示存在感染，感染是加重肾衰竭的一个因素，因此需寻找感染病灶，并给予治疗。入院时生化系列结果示肌酐增高，因急性肾功能异常进展较快，需监测肾功能、离子，观察病情变化。

（3）如血小板减少、出血热抗体阳性，则诊断为肾综合征出血热。

［处理措施］　急查血常规、凝血象、生化系列、尿常规、肝炎系列+梅毒抗体+HIV抗体、CRP、出血热抗体等，行全身 CT 检查，给予抗感染、降压，纠正离子紊乱，肾替代治疗，改善肾血流，对症治疗。

（耿欣宇　王　爽　李莞盈）

第七章　腹　　胀

腹胀（abdominal bloating）是一种临床常见的症状，可由食物因素、严重的胃肠道疾病或全身性疾病所致。轻者通过饮食、生活习惯调节后自行缓解，重者通常全腹膨胀，无法忍受甚至影响呼吸。腹胀的病因较多，既可以是消化系统本身的疾病，也可以是全身性疾病在胃肠道的表现。本章将对腹胀的相关内容进行介绍，以便在临床工作中对该症状能作出及时、准确的判断和处置，以免延误病情。

一、概述

腹胀是指腹部肿胀或膨胀的主观感受，也可指腹腔充满感或过多气体充盈感、腹压或腹壁张力增加，常伴肉眼可见的腹部膨隆（abdominal distention）或腹围增大。腹胀可因腹水、腹腔肿瘤等器质性疾病，也可因功能性胃肠病（functional gastrointestinal disorders，FGID）等所致。常见病因如下。

（1）腹水：炎症、低蛋白、恶性肿瘤、肝癌结节破裂等引起的腹水。

（2）腹内积气：①消化道积气，可由肠梗阻、幽门梗阻、功能性胃肠病等引起。②腹腔游离气体，可由消化道穿孔、人工气腹等引起。

（3）腹腔内巨大包块：肝、脾等脏器肿大，腹膜癌，消化道肿瘤，炎性包块等。

二、问诊要点

1. 起病过程及时间　腹胀起病过程、发作频率及严重程度；病程是数日、数月还是数年。功能性腹胀一般持续时间较长，可迁延数月。

2. 部位　不同病因会引起不同部位的腹胀，如上腹部胀考虑胃、十二指肠、肝胆脾胰、上段小肠及横结肠等疾病；右上腹胀考虑肝、胆囊等疾病；左上腹胀考虑脾脏、结肠脾曲等疾病；左右下腹胀考虑卵巢或结肠等疾病；全腹胀考虑低位肠梗阻、腹水等。

3. 诱因及缓解因素　与进食、排便、活动、精神状态相关。精神因素引起腹胀可考虑功能性腹胀；进食大量食物引起腹胀，可能与胃或胰腺疾病有关；外伤可引起脏器破裂及消化道穿孔等；排气、排便减少可能为消化道积气或梗阻等；利尿后腹胀缓解，可能为腹水。

4. 伴随症状　询问患者有无贫血、呕吐、呕血、便血、消瘦、发热等症状。大量腹水的患者除腹胀外，由于腹水量大导致腹内压增加使肾脏血流灌注不足及膈肌上抬，可引起少尿、胸闷、气短等症状。不同疾病引起腹胀可伴有相应的症状，如肝硬化患者可能出现皮肤及巩膜黄染、牙龈出血、乏力等；腹膜炎患者多有外伤史或剧烈腹痛等急腹症表现；结核性腹膜炎可出现低热、盗汗等结核中毒症状；肿瘤患者可出现消瘦、恶病质等表现；心源性腹水患者常出现心悸、胸闷、活动后气短等心力衰竭症状；肾病患者可伴有血尿、少尿等，水肿常以颜面部明显；肠梗阻患者腹胀同时常伴有恶心、呕吐，排气、排便减少或停止；功能性腹胀患者常伴有焦虑、睡眠障碍等。

5. 既往病史　有无乳糜泻、乳糖不耐受及消化道肿瘤家族史；有无消化系统、泌尿系统、呼吸系统、心脑血管系统、内分泌及风湿免疫系统等慢性疾病史，如肝脏及胰腺疾病、肺结核、病毒性肝炎、慢性心功不全、系统性红斑狼疮等。询问特殊用药史及有无大量饮酒史。

三、诊治流程

在临床工作中接诊疑似腹胀的患者，首先要详细问诊（图 7-1），包括腹胀的起病缓急、病程、部位、程度、加重及缓解因素、伴随症状、治疗经过以及既往疾病等。患者对自身

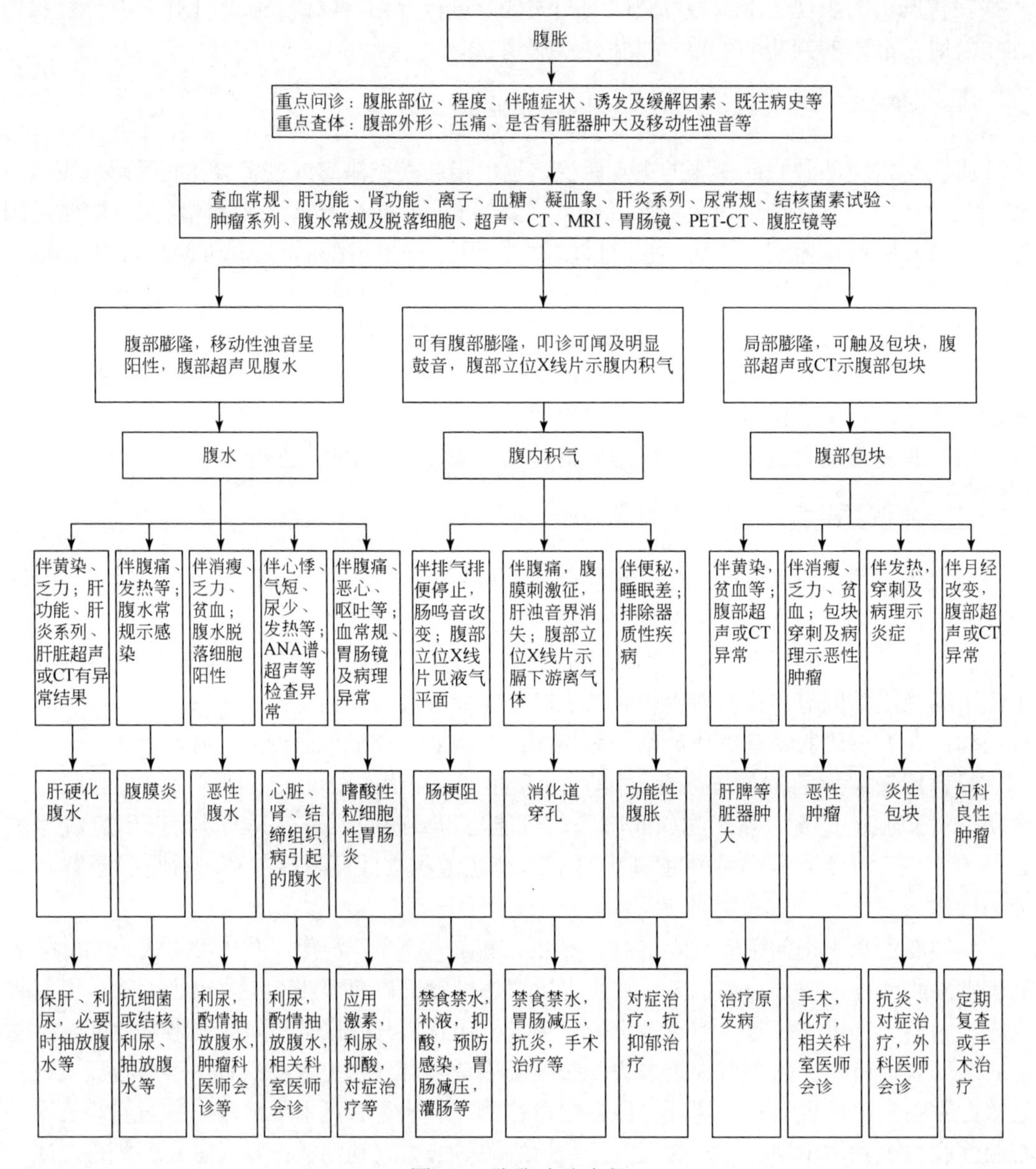

图 7-1　腹胀诊治流程

疾病的认识度与心理健康程度，有助于对功能性疾病的判断。随后进行全面的体格检查，包括患者的一般状态、营养情况、结膜颜色、皮肤及巩膜颜色、浅表淋巴结是否肿大等。重点检查腹部体征，如腹部外形是否有全腹及局部膨隆，腹壁是否有静脉曲张及脐疝，肠鸣音是否有亢进或消失，腹部是否有压痛、反跳痛、肌紧张，移动性浊音是否为阳性，腹部叩诊鼓音区有无增大，有无振水音，肝浊音界是否存在，触诊包块的部位、大小、形状、移动度等。根据病史及查体可得出初步诊断，然后进一步完善相关检查：血常规、肝功能、肾功能、离子、血糖、凝血象、肝炎系列、尿常规、便常规、结核菌素试验、肿瘤系列等，必要时做腹水常规、腹水病理学检查、腹水培养及药物敏感试验、腹部超声、CT、MRI、腹部立位X线片、胃肠镜、PET-CT、腹腔镜等，确定诊断后给予相应治疗。诊治流程见图7-1。

四、知识点

（一）腹腔穿刺术

1. 适应证　抽取腹腔积液进行各种实验室检验，以便寻找病因，协助临床诊断；大量腹腔积液引起严重胸闷、气短、少尿等症状，使患者难以忍受时，可适当抽取腹腔积液以缓解症状。因诊断或治疗目的行腹膜腔内给药或腹膜透析；各种诊断和治疗性腹腔置管。

2. 禁忌证　有肝性脑病先兆者；粘连型腹膜炎，棘球蚴病，卵巢囊肿；腹腔内巨大肿瘤（尤其是动脉瘤）；腹腔内病灶被内脏粘连包裹；胃肠高度胀气；腹壁手术瘢痕区或明显肠袢区；妊娠中后期；躁动、不能合作者。

（二）腹水的性质及鉴别

根据腹水的黏蛋白定性、细胞数等将腹水分为渗出液及漏出液，如细菌性腹膜炎、结核性腹膜炎、自发性腹膜炎及大多数恶性腹水为渗出液，而肝硬化引起的腹水可为漏出液也可为渗出液；心源性腹水及肾源性腹水常为漏出液。腹水渗出液及漏出液的鉴别见表7-1。感染性腹水的鉴别见表7-2。

表7-1　渗出液及漏出液鉴别诊断要点

鉴别要点	渗出液	漏出液
外观	血性、脓性、乳糜性，多浑浊	淡黄色，透明或微浑浊
比重	高于1.018	低于1.018
黏蛋白定性	阳性	阴性
蛋白定量	＞25g/L	＜25g/L
细胞总数	常＞500×10^6/L	常＜100×10^6/L
细胞分类计数	以中性粒细胞或淋巴细胞为主	淋巴、间皮细胞为主
细菌学检查	可找到病原体	阴性

表 7-2 感染性腹水鉴别诊断要点

鉴别要点	继发性腹膜炎	自发性细菌性腹膜炎	结核性腹膜炎
病史	胰腺炎、阑尾炎、消化道穿孔等	肝硬化	肺结核、肠结核
临床表现	腹痛，腹部有压痛、反跳痛及肌紧张	肝硬化体征，可有腹部压痛、反跳痛	低热、盗汗、腹部柔韧感、腹部包块等
腹水性状	黄色浑浊、渗出液	渗出液	黄绿色浑浊、渗出液
SAAG	<11g/L	≥11g/L	<11g/L
细菌培养	杂菌生长	单一菌阳性	抗酸染色可阳性，结核杆菌培养可阳性
ADA	<30U/L	<30U/L	>30U/L
治疗效果	抗感染效果不佳，需针对原发病治疗	抗感染治疗有效	抗结核治疗有效

（三）恶性腹水与感染性腹膜炎的鉴别

恶性腹水与感染性腹膜炎的鉴别诊断见表 7-3。

表 7-3 恶性腹水与感染性腹膜炎的鉴别诊断要点

鉴别要点	恶性腹水	感染性腹膜炎
病因	腹膜原发性或转移性肿瘤	腹膜结核、肝硬化等
发病年龄	老年多见	各年龄均可
腹水性状	渗出液	渗出液
腹水外观	血性常见	少数血性
腹水抗酸染色及病原体培养	多阴性	可阳性
腹水及血清肿瘤标志物	可升高	多正常
腹水脱落细胞	可见肿瘤细胞	阴性
抽放腹水治疗效果	效果差	效果较好
抗结核或抗细菌治疗效果	无效	有效

（四）正常腹部可触及的包块

1. 腹直肌肌腹及腱划 多见于腹肌发达者。

2. 腰椎椎体及骶骨岬 多见于形体消瘦及腹壁薄软者。

3. 乙状结肠粪块 滑动触诊法常可触及，尤其在干结粪块贮存肠腔中时。

4. 横结肠 多见于较瘦者。

5. 盲肠 除了腹壁过厚者，大多数患者可触及。

6. 右肾下极 多见于身材瘦长者。

7. 腹主动脉 腹壁薄，紧张度低者。

包块如位于腹壁，当患者抬头、腹肌用力时会更突出；腹膜后和腹腔内包块通常需要影像学检查确诊。

第一节 腹水引起的腹胀

一、概述

腹水（ascites）又称腹腔积液，是指各种原因引起的腹腔内游离液体积聚。正常情况下腹腔中含有 100～200ml 液体，保持着动态平衡；而腹水是指腹腔内液体病理性增多。少量腹水时可无任何症状、体征，仅在超声检查时被发现。腹水增多后，可出现腹胀、腹围增大等症状；大量腹水的患者除腹胀外，由于腹水量大导致腹内压增加使肾脏血流灌注不足及膈肌上抬，可引起少尿、胸闷、气短等症状。

（一）病因

很多疾病都可以引起或伴有腹水：肝硬化、肝硬化合并自发性腹膜炎、肝癌、各种原因导致的急性或慢性肝衰竭等肝病；结核性腹膜炎、细菌性腹膜炎、结缔组织病合并腹膜炎、化学性腹膜炎（胰源性、胆汁性）、嗜酸性粒细胞性胃肠炎等腹膜炎症；腹膜肿瘤，如原发性腹膜肿瘤（腹膜间皮瘤）、腹膜转移瘤（肝、胰、胃、卵巢等来源）；心血管疾病，如慢性充血性右心衰竭、缩窄性心包炎、巴德-吉亚利综合征、原发性限制性心肌病等；肾脏疾病，如慢性肾衰竭、肾病综合征等；其他，如风湿结缔组织疾病、营养障碍、甲状腺功能减退症、淋巴管阻塞或破裂、恶性淋巴瘤等。

（二）临床表现

不同病因导致的腹水会伴相应的症状、体征，如肝病患者可表现为皮肤及巩膜黄染、尿色加深、鼻出血、牙龈出血等，查体时可发现肝病面容、肝掌、蜘蛛痣、腹壁静脉曲张、脾大等体征；腹膜炎患者多有外伤史或剧烈腹痛等急腹症表现，查体时可发现腹部有腹膜刺激体征；结核性腹膜炎患者可出现低热、盗汗等结核中毒症状，腹壁常有柔韧感；心源性腹水患者常出现心悸、胸闷、活动后气急等心力衰竭症状，可伴有颈静脉怒张、下肢水肿、肝大等；肾病患者可伴有血尿、少尿、蛋白尿，水肿常以颜面部明显；肿瘤患者可能出现消瘦、恶病质表现。

二、诊治流程

在临床工作中，遇到疑似腹水引起腹胀的患者时，可从患者腹胀、腹围增大症状入手，查体时应观察腹部有无膨隆、脐疝、蛙状腹；腹水大于 1000ml 时移动性浊音呈阳性可确诊，腹水量在 3000～4000ml 以上时，液波震颤呈阳性可确诊；如患者有皮肤及巩膜黄染、肝掌、蜘蛛痣、腹壁静脉曲张、脾大等应考虑肝硬化或肝癌引起的腹水；如患者消瘦、恶病质、贫血等应考虑由恶性肿瘤引起的腹水；患者有颈静脉怒张、下肢水肿、肝大等应考虑心源性腹水。通过问诊及查体初步判断患者腹水引起腹胀的原因，进行相关辅助检查明确诊断，给予相应的治疗。诊治流程见图 7-2。

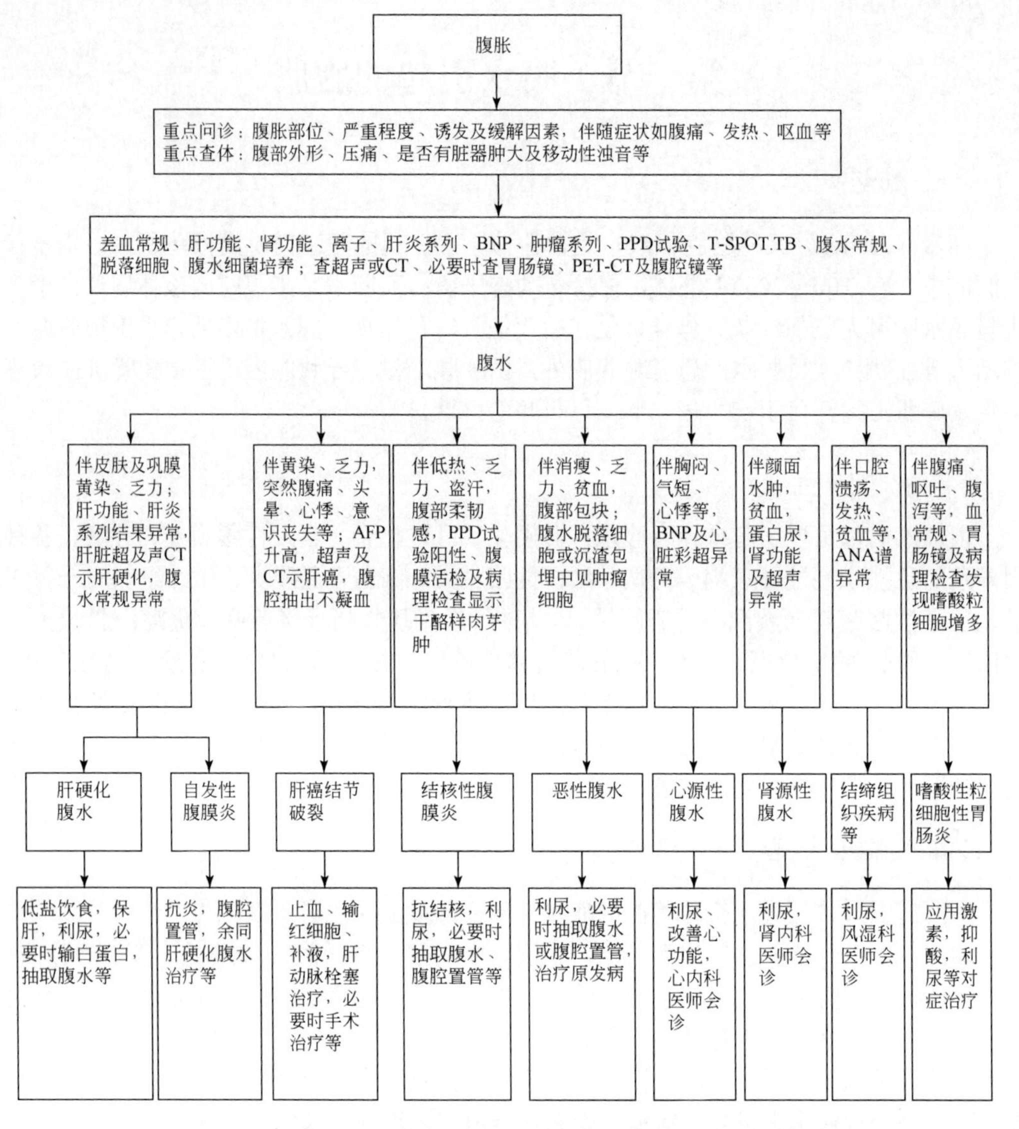

图 7-2 腹水诊治流程

腹腔穿刺术及腹水实验室检测，对腹水病因的诊断有重要意义。一般首次出现不明原因腹水或腹水治疗效果不佳时，均应行诊断性腹腔穿刺及腹水实验室检查。腹水实验室检查有助于明确腹水性质，常用的检查包括腹水常规（外观、比重、细胞总数及分类等），生化（总蛋白、白蛋白、腺苷脱氨酶、淀粉酶、胆红素等），肿瘤标志物（CEA、CA199、CA125、AFP 等），细菌学（细菌培养、抗酸染色），腹水脱落细胞，腹水沉渣包埋等。腹水腺苷脱氨酶检测、抗酸染色等对结核性腹膜炎有一定的辅助诊断意义；腹水淀粉酶对急性胰腺炎引起腹水有诊断意义；腹水肿瘤标志物、脱落细胞及沉渣包埋对恶性腹水有诊断意义。临床上根据腹水常规将腹水分为渗出液和漏出液。此外，还可以根据血清-腹水白蛋白梯度（serum-ascites albumin gradient，SAAG）将腹水分为门静脉高压性腹水和非门静脉高压性腹水，准确率可达 80%～97%。SAAG 是指在同一小时或同日内抽取血清与腹水标本，分别检测血清及腹水的白蛋白浓度，计算两者之间的差值。若其差值≥11g/L，考虑为门静脉高压性腹水；若其差值<11g/L，考虑为非门静脉高压性腹水。但需要注意的是，差值≥11g/L 不能排除门静脉高压基础上并发的腹水感染或腹腔肿瘤转移，也无助于鉴别门静脉高压的病因，因此还需要结合其他辅助检查（如腹水病理学、腹部 CT 等）明确腹水原因。在临床工作中，需要综合临床表现、化验结果等作出准确的诊断。根据 SAAG 对腹水的诊断流程见图 7-3。

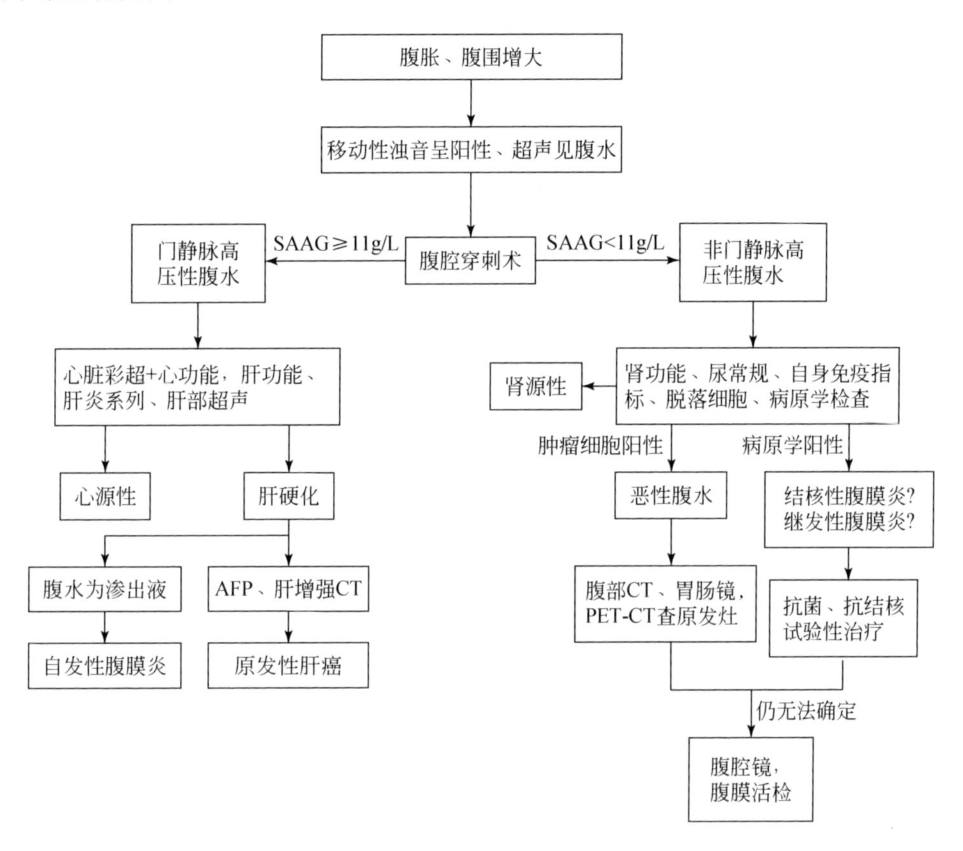

图 7-3 根据 SAAG 对腹水的诊断流程

三、临床推荐处理措施

对腹水的临床推荐处理措施见表 7-4。

表 7-4 腹水的常用医嘱

腹水的常用医嘱
消化内科入院常规
二级护理或一级护理（根据病情选择）
低盐饮食
血常规+血型，凝血象，肝功能、肾功能、离子、血糖，肝炎系列、梅毒抗体、HIV 抗体，尿常规，便常规+潜血，必要时查心肌酶、肌钙蛋白，根据病情选择项目：肿瘤标志物、PPD 试验、T-SPOT.TB、BNP 等
心电图
必要时行心脏及腹部超声、CT、MRI、PET-CT、胃肠镜、腹腔镜等

续表

腹水常规，腹水脱落细胞，必要时做腹水沉渣包埋，如为渗出液可做腹水培养+药物敏感试验
利尿：联合保钾及排钾利尿剂，即螺内酯联合呋塞米，剂量比例约为 100mg∶40mg。根据尿量，一般情况下开始使用螺内酯 60mg/d+呋塞米 20mg/d，逐渐增加，若口服效果不佳，可应用呋塞米静脉给药。对利尿效果不满意时，可酌情（血清白蛋白＜30g/L 时）静脉输注白蛋白
必要时行腹腔穿刺放液术或腹腔置管：缓解患者心悸、呼吸困难、尿少等症状，或感染性腹水、恶性腹水等。同时也可酌情（血清白蛋白＜30g/L 时）静脉输注白蛋白。一般每抽放腹水 1000ml，输注白蛋白 8g（肝硬化引起腹水）
治疗基础疾病 （1）病毒性肝炎：抗病毒治疗（详见第五章第一节） （2）保护肝功能：保肝常用药物及用法见附录 （3）自发性腹膜炎：抗感染治疗需选择肝毒性小，主要针对革兰氏阴性杆菌同时兼顾革兰氏阳性球菌的抗生素，可首先经验性选择头孢哌酮或喹诺酮类等，后再根据治疗效果和腹水培养+药物敏感试验结果进行调整。由于自发性腹膜炎容易复发，用药时间不得少于 2 周。常用药物有头孢哌酮或舒巴坦钠、哌拉西林或他唑巴坦、厄他培南、亚胺培南、莫西沙星等 （4）结核性腹膜炎：需抗结核治疗 （5）恶性腹水：一般利尿效果较差，可选择腹腔穿刺放液或腹腔置管放液缓解症状或进一步明确诊断，可同时注入药物如铂类、丝裂霉素、白介素、香菇多糖等，详细治疗方案应请肿瘤科医师会诊后共同制定 （6）嗜酸性粒细胞性胃肠炎：糖皮质激素治疗，可以使用甲泼尼龙琥珀酸钠，根据体重选择静脉点滴剂量，症状缓解后可改为口服泼尼松，之后逐渐减量至停药 （7）其他：心脏、肾、风湿结缔组织病等引起的腹水，请相应科室医师会诊

四、常见疾病

（一）肝硬化

［病因］　①病毒性肝炎（乙肝、丙肝）；②大量饮酒；③脂肪性肝病；④免疫性疾病；⑤药物或化学毒物；⑥胆汁淤积；⑦循环障碍（肝静脉阻塞、巴德-吉亚利综合征、慢性心功能不全、缩窄性心包炎）；⑧寄生虫（血吸虫、华支睾吸虫）；⑨遗传和代谢性疾病（肝豆状核变性、血色病、α_1-抗胰蛋白酶缺乏症等）；⑩原因不明。

［临床表现］

（1）肝功能减退：①消化吸收不良，如食欲减退，恶心，腹胀，餐后加重，荤食后易腹泻。②营养不良，如消瘦，乏力，精神不振，皮肤干枯或水肿。③黄疸，如皮肤、巩膜黄染，尿色深。④出血和贫血，如鼻腔或牙龈出血，皮肤黏膜瘀点，消化道出血等。⑤内分泌失调，如男性性欲减退、睾丸萎缩、毛发脱落及乳房发育等，女性月经失调、闭经、不孕等症状。⑥查体可见蜘蛛痣，肝掌，肝病面容，下肢水肿及腹部膨隆。

（2）门静脉高压：侧支循环的建立及开放，腹水，脾大，脾功能亢进等。腹水是肝硬化失代偿期最突出的临床表现之一。患者常诉腹胀伴尿少，有大量腹水时腹部膨隆，状如蛙腹，甚至脐疝，横膈上移，呼吸运动受限而致呼吸困难和心悸等。

（3）肝硬化患者可并发上消化道出血、感染（自发性腹膜炎、胆道感染、肺炎、肠道及尿路感染）、肝性脑病、门静脉血栓或海绵样变、水电解质及酸碱平衡紊乱、肝肾综合征、肝肺综合征、原发性肝癌。

［主要辅助检查］　①腹水常规：腹水细胞总数$<500\times10^6$/L，如腹水的中性粒细胞计数$>250\times10^6$/L，即使患者无任何症状，也应考虑为自发性腹膜炎。②SAAG：判断是门

静脉高压性腹水或非门静脉高压性腹水。③影像学检查，如肝部超声、CT、MRI。④实验室检查，如肝功能、肾功能、离子、凝血象、血常规、肝炎系列等。⑤腹水常规检查。

［诊断］ 病因+临床表现+辅助检查。

［鉴别诊断］ ①结核性腹膜炎：中青年患者，有结核病史，主要是低热或中等热，可有盗汗，持续或阵发性腹痛，腹部触诊常有柔韧感。腹水为渗出液，以淋巴细胞为主，细菌培养阴性。X线胃肠钡剂检查发现肠粘连等征象及腹部立位X线片有肠梗阻或散在钙化点等征象。结核菌素试验或γ-干扰素释放试验呈强阳性。予以抗结核治疗有效。②原发性肝癌：可有肝区疼痛，肝大，黄疸，消瘦，恶病质等，AFP、肝胆脾超声或增强CT、MRI有助于鉴别。

［治疗］ ①去除或减轻病因：抗肝炎病毒治疗，如抗乙肝病毒等，口服恩替卡韦0.5mg/d。②限制钠、水摄入：盐摄入量＜2.0g/d，水摄入量＜1000ml/d，如有低钠血症，水摄入量则应限制在500ml以内。③利尿：联合使用保钾及排钾利尿剂，即螺内酯联合呋塞米，剂量比例约为 100mg∶40mg。一般情况下开始使用螺内酯 60mg/d+呋塞米20mg/d，逐渐增加剂量。利尿效果不满意时，可以酌情（血清白蛋白＜30g/L 时）静脉输注白蛋白。注意利尿速度不宜过快，避免离子紊乱及诱发肝性脑病、肝肾综合征等。当增大利尿剂量（螺内酯400mg/d+呋塞米160mg/d）而腹水仍不缓解，治疗性腹腔穿刺放液治疗后迅速再发，即为顽固性腹水。④避免应用肾毒性药物。⑤合理应用缩血管活性药物和其他利尿药物，如特利加压素、盐酸米多君及托伐普坦等。⑥腹腔穿刺放液加输注白蛋白：每抽放腹水1000ml，输注白蛋白8g。此方法易诱发肝性脑病、肝肾综合征等并发症，因此要注意适应证及禁忌证。⑦经颈静脉肝内门体分流术（TIPS）：可有效缓解门静脉高压，增加肾血液灌注，显著减少甚至消除腹水。该方法是在肝内门静脉属支与肝静脉间置入特殊覆膜的金属支架，建立肝内门体分流，降低门静脉压力。⑧停用非甾体抗炎药（NSAID）及扩血管活性药物，如血管紧张素转换酶抑制剂、血管紧张素受体拮抗剂等。⑨肝移植。

（二）细菌性腹膜炎

［病因］ 自发性细菌性腹膜炎是肝硬化腹水患者的一种常见而严重的并发症，其致病菌多为革兰氏阴性杆菌，可经过肠管、血液或淋巴系统引起腹膜或腹水感染。继发性细菌性腹膜炎常由急性胰腺炎、消化道穿孔等引起。

［临床表现］

（1）自发性细菌性腹膜炎常有肝硬化失代偿期表现，如食欲减退、乏力、出血倾向、腹壁静脉曲张、肝性脑病、少尿等。起病急，短期内腹水迅速增加，对利尿剂反应差或无反应，腹痛，腹胀，发热，寒战，严重者可出现感染性休克。查体可表现为肝病面容，皮肤及巩膜黄染，肝掌及蜘蛛痣，腹部饱满或膨隆，腹部可有压痛、反跳痛甚至肌紧张，部分患者可触及肝脾大，移动性浊音呈阳性。

（2）继发性细菌性腹膜炎常有腹水及原发疾病表现，如急性胰腺炎常有诱因，伴有上腹痛及腰背部放射痛，恶心、呕吐、发热等；消化道穿孔常有消化性溃疡既往病史，突然出现剧烈腹痛及发热等。查体可表现为腹膜刺激征及肝浊音界消失等。

［主要辅助检查］ ①腹水可为黄色浑浊、脓性、血性或乳糜状，多为渗出液或介于

渗出液与漏出液之间，黏蛋白试验呈阳性，腹水白细胞计数多大于 500×10^6/L，且以多形核中性粒细胞为主（计数大于 250×10^6/L）。血培养及腹水细菌培养可呈阳性。②自发性细菌性腹膜炎由于脾功能亢进，白细胞计数可升高或正常，中性粒细胞比例升高，血小板减少，可有贫血，凝血象异常，肝功能异常。继发性细菌性腹膜炎可有白细胞计数明显升高。③自发性细菌性腹膜炎患者超声、CT、MRI 可见肝硬化征象。继发性腹膜炎患者可有原发病的表现，如急性胰腺炎患者血尿淀粉酶、脂肪酶升高，CT 可见胰腺炎征象。消化道穿孔患者腹部立位 X 线片可见膈下游离气体。

［诊断］ 病因+临床表现+辅助检查。

［鉴别诊断］ ①肝脓肿：患者可有高热、寒战，肝区持续性疼痛，并随深呼吸及体位移动而加剧。可有黄疸，实验室检查可见血白细胞计数明显增高、肝功能异常等。影像学检查有助于诊断。②结核性腹膜炎：多有结核中毒症状，腹部触诊柔韧感，红细胞沉降率增快，PPD 试验呈强阳性，抗结核治疗有效。

［治疗］

（1）自发性细菌性腹膜炎：①抗生素治疗，选择肝毒性小、主要针对革兰氏阴性杆菌并兼顾革兰氏阳性球菌的抗生素，如第三代头孢菌素或喹诺酮类等。对疗效不满意时，根据药物敏感试验结果进行调整。②腹水的处理，限制水、钠摄入，利尿，腹腔穿刺放液。③补充白蛋白，预防肝肾综合征，纠正水电解质与酸碱平衡，对症治疗。④支持疗法，多休息，给予高热量富含维生素且易消化的食物，增强机体抗感染能力。

（2）急性胰腺炎：去除诱因，抑酸，抑制胰酶分泌及活性，抗炎，补液，对症治疗，防止并发症。

（3）消化道穿孔：手术治疗。

（三）结核性腹膜炎（参考第四章第一节“常见疾病”）

［病因］ 结核分枝杆菌感染，常继发于肺结核或体内其他部位结核病。

［临床表现］ ①全身表现：发热、盗汗等结核毒血症表现；营养不良，如消瘦、水肿、贫血、舌炎、口角炎、维生素 A 缺乏症等。②腹胀、腹水。③腹痛：位于脐周、下腹或全腹，呈持续性或阵发性隐痛，偶有急腹症出现。④腹部肿块。⑤腹泻、腹泻与便秘交替。⑥查体：腹部触诊有柔韧感，腹部压痛多较轻。干酪型结核性腹膜炎可有明显压痛及反跳痛。

［主要辅助检查］ 血常规可见贫血、白细胞计数增高。红细胞沉降率增快。PPD 试验呈强阳性及γ-干扰素释放试验呈阳性。腹水多为草黄色渗出液，黏蛋白定性试验呈阳性（定量＞30g/L），白细胞计数＞500×10^6/L，以淋巴细胞或单核细胞为主，腺苷脱氨酶同工酶 2（ADA2）活性增高，大量腹水浓缩后培养结核分枝杆菌可呈阳性。超声、CT、MRI 可见增厚的腹膜、腹水、腹腔内包块及瘘管。诊断困难者可行腹腔镜腹膜活检病理检查。

［诊断］ 病因+临床表现+辅助检查。

［鉴别诊断］ ①腹腔恶性肿瘤：腹水中查见恶性肿瘤细胞可确诊，同时可结合多种影像学检查寻找原发病灶。②肝硬化腹水：常有肝硬化病因及典型表现，腹水多为漏出液，如出现自发性细菌性腹膜炎可有渗出液，腹水细菌培养呈阳性。

［治疗］

（1）抗结核化学治疗。①原则：早期、规律、全程、适量、联合。②常用药物：异烟肼（H）、利福平（R）、吡嗪酰胺（Z）、乙胺丁醇（E）、链霉素（S）。③每日用药方案：2HRZE/4HR；间歇用药方案：$2H_3R_3Z_3E_3/4H_3R_3$。对于粘连或干酪型病例，适当延长疗程。

（2）腹腔穿刺放液治疗，以减轻症状。

（3）手术治疗。

（4）患者教育。多休息，避免合并感染，加强营养，按时服药，坚持全疗程治疗，定期随访。

（四）恶性腹水

［病因］　①男性患者以胃肠道恶性肿瘤多见，尤以胃癌常见；②女性患者以卵巢癌多见；③其他，如肺癌、乳腺癌、结直肠癌、恶性腹膜间皮瘤、淋巴瘤、肝癌等。

［临床表现］　①腹胀、食欲下降、恶心；②腹水增长迅速，易反复出现，治疗难度较大，严重的患者会出现呼吸困难；③原发肿瘤的临床表现，如肝癌可有皮肤、巩膜黄染，乏力等，如胃癌可有呕血、便血、恶心、呕吐等症状。

［主要辅助检查］　腹水病理学检查阳性可确诊；腹水细胞学及肿瘤标志物检查；腹部CT、PET-CT、胃肠镜检查有助于明确原发病灶。

［诊断］　病因+临床表现+辅助检查。

［鉴别诊断］　①肝硬化腹水：既往有肝硬化病史，出现尿少、双下肢水肿、腹胀，可伴有发热及腹痛等，经治疗后腹水可减少或腹水增长速度慢，肝胆脾+门静脉彩超或CT有助于诊断及鉴别。②肾源性腹水：既往可有肾炎、肾病综合征等病史，表现为大量蛋白尿、低蛋白血症、眼睑及双下肢水肿等；肾功能、尿常规、肾超声等有助于鉴别。

［治疗］　①病因治疗：腹腔恶性肿瘤出现腹水，多属于晚期，通常无法行根治性手术切除，对于妇科肿瘤导致的恶性腹水，姑息性手术可能改善部分患者的生存质量；其他恶性肿瘤，可根据原发病灶具体类型，选择放疗、化疗或靶向治疗。②利尿：最常用的利尿剂是螺内酯，必要时可联合呋塞米，但对于恶性腹水，利尿药物治疗效果是有限的。③腹腔穿刺放液：如患者因大量腹水出现心悸、呼吸困难、尿少，可腹腔穿刺放液或腹腔置管，及腹腔注射药物（如铂类、丝裂霉素、白介素、香菇多糖等）治疗。④全身化疗、腹腔内化疗、靶向治疗等。

（五）嗜酸性粒细胞性胃肠炎

［病因］　可能与食物过敏有关，最常见的致敏物有牛奶、大豆、鸡蛋、海鲜等，停止摄入该类食物对本病治疗有效。

［临床表现］　①腹痛：可呈隐痛、钝痛、胀痛、烧灼样痛且部位不固定，应用抑酸药物无明显缓解。②腹胀：可有腹水，可伴有双下肢水肿。③腹泻：黏液便或稀水样便。④恶心、呕吐、食欲减退，可伴有黑便或便血。

［主要辅助检查］　血常规中嗜酸性粒细胞增多。腹水常规示有渗出液，黏蛋白定性试验呈阳性，腹水白细胞计数增高，以嗜酸性粒细胞为主。CT示部分食管壁、胃壁、肠

壁等增厚或异常强化。胃肠镜可见胃肠道不同部位或不同程度黏膜充血、水肿，糜烂灶或浅溃疡，呈炎性改变。病理提示大量嗜酸性粒细胞浸润。

［诊断］ 病因+临床表现+辅助检查。

［鉴别诊断］ ①消化性溃疡：可有规律性上腹部疼痛，季节性发作，多与进食相关，口服抑酸药物可缓解，胃镜及病理检查有助于诊断及鉴别。②结核性腹膜炎：中青年患者，有结核病史，低热或中等热，可有盗汗，持续或阵发性腹痛，腹泻或腹泻与便秘交替，腹部触诊常有柔韧感。腹水为渗出液，以淋巴细胞为主，细菌培养呈阴性。X 线胃肠钡剂检查发现肠粘连等征象及腹部立位 X 线片有肠梗阻或散在钙化点等征象。结核菌素试验或γ-干扰素释放试验呈强阳性。抗结核治疗有效。

［治疗］ ①去除过敏原：部分患者在控制饮食及避免过敏原后症状可减轻甚至完全缓解。②抗过敏治疗及稳定肥大细胞：糖皮质激素被公认为是治疗本病最有效的药物，能够快速缓解症状，并使外周血嗜酸性粒细胞计数迅速下降或恢复正常。对于症状顽固者，可加用硫唑嘌呤改善疗效。③对糖皮质激素不良反应明显者，可以应用色甘酸钠替代治疗。

（六）肾源性腹水

［病因］ 慢性肾衰竭、肾病综合征等。

［临床表现］ ①腹胀、腹水。②原发病及并发症的症状：原发病可表现为少尿甚至无尿、血尿、蛋白尿、颜面及眼睑水肿、腰部疼痛等，并发钠潴留可出现血压增高、心衰、呼吸困难、夜间不能平卧、双下肢水肿等，并发肾性贫血可出现头晕、乏力、疲乏、注意力不集中等。③查体：患者可有慢性肾病病容、贫血、水肿等。

［主要辅助检查］ 慢性肾衰竭患者血化验可见贫血，肌酐升高，低钙血症，高磷血症，高钾血症或低钾血症，血甲状旁腺素升高，超声可见肾缩小。肾病综合征患者可有大量蛋白尿（＞3.5g/d），低蛋白血症、高脂血症。肾活体标本病理检查有利于病因的诊断及治疗方案的制定。

［诊断］ 病因+临床表现+辅助检查。

［鉴别诊断］ ①结核性腹膜炎：多有结核中毒症状，腹部触诊有柔韧感，血红细胞沉降率增加，PPD 试验呈强阳性，抗结核治疗有效。②肝硬化腹水：常有肝硬化病因及典型表现，腹水多为漏出液，如出现自发性细菌性腹膜炎可为渗出液，腹水细菌培养呈阳性。③心源性腹水：患者多有心脏病史，可有劳力性呼吸困难、乏力、腹胀、食欲缺乏、恶心、呕吐。心脏超声示心脏结构异常、BNP 升高等。

［治疗］ 积极治疗原发疾病。①肾病综合征：注意休息，避免感染，低盐、优质蛋白饮食，热量充足；利尿消肿，但不宜过快，可选用噻嗪类利尿剂、袢利尿剂、保钾利尿剂、渗透性利尿剂，提高血浆胶体渗透压；减少尿蛋白，可选用血管紧张素转换酶抑制剂、血管紧张素Ⅱ受体拮抗剂；免疫抑制治疗，可选用糖皮质激素及细胞毒性药物。②慢性肾衰竭：早诊断早治疗，病因如高血压、糖尿病、慢性肾小球肾炎等，使血压控制在130/80mmHg 以下，空腹血糖 5.0～7.2mmol/L，糖化血红蛋白＜7%，蛋白尿＜0.5g/24h；限制蛋白质饮食；纠正酸中毒及水、电解质紊乱，口服碳酸氢钠，利尿，限盐，预防高钾症；肾替代治疗，包括血液透析、腹膜透析、肾移植。

（七）心源性腹水

［病因］ 慢性充血性右心衰竭、缩窄性心包炎、巴德-吉亚利综合征、原发性限制性心肌病等。

［临床表现］ 除腹胀、腹水外，还可有如下表现。①呼吸困难、乏力、食欲缺乏、恶心、呕吐等。②体征：水肿，发绀，颈静脉搏动增强、充盈、怒张，肝颈静脉反流征阳性，肝大，心脏杂音。心包积液时心浊音界扩大，心音低而遥远，缩窄性心包炎可闻及心包叩击音，心包压塞时可有奇脉。

［主要辅助检查］ 血化验可有 BNP 升高，肌钙蛋白升高，超声心动图可评价各心腔大小及瓣膜结构和功能，冠状动脉造影可明确心肌缺血情况。心内膜心肌活体标本病理检查可确诊心肌病。心包穿刺术有利于明确心包积液性质。

［诊断］ 病因+临床表现+辅助检查。

［鉴别诊断］ ①结核性腹膜炎：多有结核中毒症状，腹部触诊柔韧感，红细胞沉降率增加，PPD 试验强阳性，抗结核治疗有效。②肝硬化腹水：常有肝硬化病因及典型表现，腹水多为漏出液，如出现自发性细菌性腹膜炎可有渗出液，腹水细菌培养阳性。

［治疗］

（1）一般治疗：指导患者拥有健康的生活方式、平稳的情绪、适当规避诱因，合理规范用药。治疗病因，消除诱因，控制感染。

（2）药物治疗：①可选用袢利尿剂、噻嗪类利尿剂、保钾利尿剂等，利尿时应注意水电解质及酸碱平衡；②正性肌力药；③血管扩张药。

（3）心包穿刺术治疗心包积液，心包切除术治疗缩窄性心包炎。

五、典型病例

病例一 患者，男，40 岁。

主诉：腹胀 1 月余。

现病史：患者约 1 个月前无明显诱因出现全腹胀，进食后加重，进食量减少，腹围渐进性增大，伴尿量减少，24 小时尿量约 500ml，伴排便、排气减少，伴乏力、呼吸困难，无发热，为求进一步诊治而就诊。

既往史：乙型肝炎病史 20 余年。

查体：T 为 36.2℃，P 为 103 次/分，R 为 20 次/分，BP 为 90/60mmHg，一般状态尚可，肝病面容，神清语明，皮肤、巩膜黄染，结膜略苍白，心肺无显著异常。腹部膨隆，腹软，无明显压痛、反跳痛及肌紧张，肝肋下未触及，脾肋下约 3cm 可触及，移动性浊音呈阳性，肠鸣音 2 次/分，双下肢水肿。

辅助检查：血常规示 WBC 为 2.2×10^9/L，PLT 为 84×10^9/L，HGB 为 92g/L；肝功能示 ALB 为 22.3g/L，TBIL 为 209.2μmol/L，DBIL 为 166.2μmol/L；凝血象示 PT% 为 23%；血浆氨为 65μmol/L；乙型肝炎 DNA 定量为 1.06×10^3IU/ml；AFP 正常。

［问诊和查体要点］

（1）是否有腹痛、发热等表现，考虑是否合并腹膜炎？每日尿量为多少？

（2）既往是否应用抗乙肝病毒药物？是否自行停药？是否有应用肝损害药物史？是否有饮酒史？既往是否有消化道出血史？既往是否有结核病、心血管疾病、肾病、肝病等病史？

（3）外院诊治经过，或是否自行口服药物？

（4）查体时注意有无黄疸、蜘蛛痣、移动性浊音、双下肢水肿等？

［临床思路解析］

（1）患者腹胀，腹围渐进性增大，查体示移动性浊音呈阳性，考虑腹胀由腹水所致，患者尿量明显减少，考虑腹水与尿少有关。患者无腹痛、发热，查体未见肌紧张、压痛及反跳痛，暂不考虑存在腹膜炎。

（2）患者乙型肝炎病史20余年，未用药物治疗，存在肝硬化可能，且患者出现腹水，查体可见皮肤、巩膜黄染，考虑患者已处于肝硬化失代偿期，需继续追问患者是否有消化道出血、肝占位、肝性脑病等病史，是否有脾脏切除等手术史，综合评估患者病情。

（3）患者凝血象极差，肝衰竭，向患者家属说明病情、治疗效果、预后情况。

［处理措施］ 急查血常规+血型、生化系列、肝炎系列、梅毒抗体、HIV抗体、肝胆胰脾+门静脉彩超等，给予保肝、补充白蛋白、利尿、输注新鲜冰冻血浆，必要时需行人工肝治疗。可行腹腔诊断性穿刺、腹水常规检查，判断是否合并自发性腹膜炎，必要时行腹腔穿刺放液术缓解腹腔压力。

病例二 患者，男，36岁。

主诉：腹胀1个月，腹痛、发热1周。

现病史：患者1个月前无明显诱因出现腹胀，伴腹围增大，未予以重视及治疗。1周前患者无明显诱因出现腹痛，呈全腹持续性钝痛，伴发热，最高可达39.5℃，口服布洛芬退热，6～8h后体温复升，伴寒战，同时有腹泻，3～7次/日，为不成形黄色稀便，伴尿量减少，500ml/24h，自行口服利尿剂（具体药物及剂量不详）后尿量无明显增多，为求明确诊治，被家人送至医院。病程中患者食欲欠佳，体重增加约3kg。

既往史：无特殊病史。

查体：T为38.2℃，P为96次/分，R为20次/分，BP为108/65mmHg，一般状态尚可，结膜红润，皮肤、巩膜黄染，胸部可见蜘蛛痣。双肺未闻及啰音，心律齐。腹部膨隆，全腹痛伴压痛，无反跳痛，无肌紧张，未触及包块，移动性浊音呈阳性，肠鸣音6次/分。

辅助检查：CT示肝硬化、脾大、腹水。

［问诊和查体要点］

（1）腹胀及腹痛诱因、持续时间和缓解因素？是否有双下肢及眼睑水肿？是否有活动后呼吸困难？

（2）患者既往是否有病毒性肝炎病史？是否有长期大量饮酒史？是否有家族传染病病史、遗传史？是否有不洁饮食经历？是否有毒物、药物接触史？

（3）是否存在外院诊治经过，是否行腹腔穿刺术？腹水性质，是否行腹水细菌培养？是否已行肝影像学检查？

［临床思路解析］

（1）患者既往无特殊病史，但患者皮肤、巩膜黄染，胸部可见蜘蛛痣，移动性浊音呈阳性，考虑患者存在肝病，如肝硬化、急性肝衰竭等，需要行肝影像学检查，以及肝功能、凝血象及病原学检查，以明确病因。

（2）患者1个月前出现腹胀、腹围增大，患者出现腹痛、发热、尿量减少，应用利尿剂无反应，考虑患者出现自发性细菌性腹膜炎。

［处理措施］ ①完善相关检查，如血常规、凝血象、生化系列、肝炎系列、梅毒抗体、HIV抗体、肝自身抗体谱、便常规及培养、肝胆脾超声或CT、腹水常规、腹水病理学、腹水细菌培养及药物敏感试验；②抗生素治疗；③腹腔穿刺放液；④保肝、利尿、纠正电解质紊乱、对症治疗；⑤调节肠道菌群。

病例三 患者，女，50岁。

主诉：腹胀伴发热2个月。

现病史：患者2个月前无诱因出现腹胀，伴有发热，最高体温可达38℃，多于午后出现，有盗汗、乏力，伴恶心，无呕吐，于当地医院就诊，给予抗炎、对症治疗，症状无明显改善。为求进一步诊治而就诊。病程中患者食欲明显下降，尿量减少，为500ml/d，体重下降约5kg。

既往史：肺结核病史40年。

查体：T为37.8℃，P为112次/分，R为18次/分，BP为108/70mmHg，一般状态较差，神清语明，结膜略苍白，巩膜无黄染。心肺无显著异常。腹部平坦，腹部柔韧感，肝脾未触及，下腹部有压痛及反跳痛，无肌紧张，未触及包块，移动性浊音呈阳性，肠鸣音4次/分。

辅助检查：CT示右肺上叶可见钙化灶，腹水，肝占位性病变，考虑肝囊肿可能。腹水常规：黏蛋白定性试验（+），细胞计数为2000×10^6/L，单核细胞比例为60%，多核细胞比例为40%；T-SPOT.TB结果呈阳性；PPD试验呈阳性，腹水细菌培养呈阴性。

［问诊和查体要点］

（1）患者的热程如何，有无盗汗？

（2）患者既往有无结核病史？是否存在结核接触史？是否有腹部手术史？

（3）外院诊治经过，是否行腹腔穿刺术？腹水的检查结果如何？是否已行腹水细菌培养？

［临床思路解析］

（1）患者无明显诱因出现腹胀，查体示移动性浊音呈阳性，考虑患者出现腹水。患者腹水常规细胞计数增多，黏蛋白定性结果为阳性，提示为渗出性腹水，结合患者发热，考虑为感染性腹水，应积极寻找致病菌。

（2）患者于当地行抗炎、对症治疗，效果欠佳，考虑抗生素未覆盖致病菌或特殊感染，如结核分枝杆菌感染。患者既往有肺结核病史，且有午后潮热，结合腹水细胞计数以单核细胞为主，T-SPOT.TB呈阳性，PPD试验呈阳性，考虑患者为结核性腹膜炎。

［处理措施］ 完善相关检查，如血常规、凝血象、生化系列、肝炎系列、梅毒抗体、HIV抗体、肿瘤系列、红细胞沉降率、C-反应蛋白、腹部CT，腹部立位X线片、腹水常规、腹水病理学、腹水细菌培养及药物敏感试验等，给予抗结核、利尿、对症治疗。

病例四 患者，男，53岁。

主诉：腹胀1月余，呼吸困难1周。

现病史：患者约1个月前无明显诱因出现全腹胀，进食后加重，腹围渐进性增大，伴尿量减少，约800ml/24h，伴恶心、呕吐，呕吐物为胃内容物，无发热，无腹痛。1周前出现呼吸困难，伴心悸，病程中体重下降10kg，为进一步诊治而来医院。

既往史：胃癌病史半年，未行手术治疗，未行药物治疗。

查体：T为36.0℃，P为86次/分，R为22次/分，BP为98/65mmHg，一般状态较差，消瘦，慢性病容，左侧锁骨上淋巴结肿大，神清语明，结膜略苍白，皮肤巩膜无黄染。心肺显著异常。腹部膨隆，腹壁柔韧感，全腹部无压痛，无反跳痛及肌紧张，肝脾未触及，移动性浊音呈阳性，肠鸣音2次/分，双下肢水肿。

辅助检查：血常规示HGB为92g/L；肝功能示ALB为30g/L。

［问诊和查体要点］

（1）是否有病毒性肝炎、肝硬化、肾病、心功能不全、风湿病等基础疾病？是否长期饮酒？是否有恶性肿瘤病史？

（2）胃癌原有症状是否加重？是否有食欲减退、乏力、呕血及黑便等症状？

（3）是否伴有尿少、双下肢水肿等？如尿少，需详细记录尿量。是否伴有其他症状，如黄疸、骨痛等？

（4）外院诊治经过，或是否自行口服药物？

（5）查体时注意有无结膜苍白？浅表淋巴结有无肿大？腹围大小？腹部触诊有无柔韧感？腹部有无压痛、反跳痛及肌紧张？移动性浊音叩诊初步判断腹水量。

［临床思路解析］

（1）患者腹胀，查体示移动性浊音呈阳性，考虑患者为腹水导致腹胀。

（2）患者既往有胃癌病史，且未行手术治疗及药物治疗，查体发现左侧锁骨下淋巴结无痛性肿大，考虑胃癌可能发生了淋巴结转移。患者腹胀、消瘦，腹壁柔韧感，移动性浊音呈阳性，考虑腹水可能来自胃癌腹膜转移。

（3）可进一步行腹腔穿刺术，观察腹水颜色，行腹水常规、腹水脱落细胞及腹水沉渣包埋检查以进一步确诊。

［处理措施］ 急查血常规+血型、凝血象、生化系列、便常规+潜血、肝炎系列、梅毒抗体、HIV抗体、心肌酶及肌钙蛋白、肿瘤系列等，行全腹CT检查，给予抑酸、保护胃黏膜、补充白蛋白、对症治疗。行腹腔穿刺放液术，进行腹水常规、腹水脱落细胞、腹水肿瘤系列、腹水沉渣包埋等检查。择期行胃镜及病理检查，待病理结果回报后请肿瘤科医师会诊。

病例五 患者，女，23岁。

主诉：恶心、呕吐1周，腹胀3日。

现病史：该患者于1周前进食海鲜后出现恶心、呕吐，呕吐物为胃内容物，伴有全腹部隐痛，伴腹泻6次/日，为黄色稀水样便，无发热，自行口服抑酸药物及抗生素后未见好转，3日前出现腹胀，腹围渐进性增大，为求进一步诊治而前来就诊。

既往史：否认结核、肝炎病史，否认食物及药物过敏史。

查体：T为36.5℃，P为85次/分，R为18次/分，BP为98/65mmHg，一般状态可，神清语明，皮肤、巩膜无黄染，周身未见皮疹，心肺无显著异常。腹部平软，肝、脾肋下未触及，上中腹部压痛呈阳性，无反跳痛及肌紧张，移动性浊音呈阳性，肠鸣音5次

/分，双下肢无水肿。

辅助检查：血常规示 WBC 为 22.1×10^9/L，NEUT%为 32%，LYMPH%为 16%，EO%为 50%。腹水细胞分类：淋巴细胞为 1%，单核细胞为 1%，嗜酸性粒细胞为 98%。骨髓活体标本检查示有核细胞增生尚活跃。粒系细胞和红系细胞比例大致正常。嗜酸性粒细胞增多。全腹 CT 示胃窦部胃壁、小肠管壁水肿。胃镜检查示胃窦黏膜充血、水肿明显，无狭窄，给予活体标本检查。胃镜病理示黏膜炎症、水肿，腺体增生，嗜酸性粒细胞计数为 25/50HPF。

［问诊和查体要点］

（1）是否有药物及食物过敏史？是否接触了过敏性食物或药物？同餐人员是否出现相同症状？

（2）既往是否出现过相同症状？家人既往是否出现过相同症状？

（3）是否伴有发热、便血、排便减少、腹泻？是否曾经出现过皮疹或出血点？是否伴有其他症状？

（4）外院诊治经过，或是否自行口服药物？

（5）查体时注意有无皮疹及出血点？

［临床思路解析］

（1）患者于进食海鲜后出现恶心、呕吐伴腹泻，初步可能诊断为急性胃肠炎，但患者口服抑酸药物及抗生素并无好转，且出现腹胀、腹围增大、移动性浊音呈阳性，考虑存在腹水。

（2）嗜酸性粒细胞性胃肠炎临床表现多样，缺乏特异性。临床上遇见以腹水为首发症状且伴有无法解释的胃肠道症状的患者，在排除心源性、肾源性、肝源性、恶性肿瘤、感染及其他全身性系统疾病引起的腹水外，需考虑嗜酸性粒细胞性胃肠炎的可能，应注意询问有无特殊食物、药物、化学物质等接触史、过敏史及家族史等。尽早完善外周血、骨髓、腹水常规及胃镜、肠镜活体标本病理检查，患者血常规示嗜酸性粒细胞明显增多，需排除可导致嗜酸性粒细胞增多的其他疾病，如寄生虫感染等。

（3）血常规示嗜酸性粒细胞明显增多，给予患者腹水常规及胃肠镜下病理检查，腹水及病理检查均示嗜酸性粒细胞明显增多时，考虑为嗜酸性粒细胞性胃肠炎。

［处理措施］ 急查血常规、凝血象、生化系列、肝炎系列、梅毒抗体、HIV 抗体、心肌酶及肌钙蛋白等，禁食禁水，给予抑酸，补液，对症治疗。完善全腹部 CT、腹部立位 X 线等检查以排除其他疾病，结合腹水化验、胃肠镜及活体标本病理检查，必要时行骨髓穿刺，以获得明确诊断。明确诊断后给予激素治疗。注射用甲泼尼龙琥珀酸钠 40～50mg 静脉滴注 8～14 日，症状缓解后改为泼尼松 30～40mg 口服，之后每 10 日减量 5mg 至停药。

病例六 患者，女，20 岁。

主诉：腹胀伴水肿 10 个月，加重伴发热 10 日。

现病史：患者 10 个月前于感冒后出现腹胀，并有双下肢水肿，呈对称性凹陷性水肿，伴有食欲缺乏、恶心，偶有呕吐，呕吐物为胃内容物，自行口服利尿剂（具体药物及剂量不详）可有好转，后上述症状反复发作。10 日前患者出现寒战、发热，体温最高达 39.7℃，并出现周身性水肿、腹胀加重，伴恶心、呕吐、黑便，无明显呼吸困难，无咳嗽、咳痰，食欲差，睡眠尚可，夜尿增多。为求明确诊治而收入院。

既往史：阑尾术后 10 年。

查体：T 为 38.2℃，P 为 94 次/分，R 为 18 次/分，BP 为 167/100mmHg，神志清，查体时合作，颜面水肿，扁桃体正常；颈静脉无怒张，肝颈回流征呈阴性，双肺呼吸音清，未闻及干湿啰音；心律齐，各瓣膜区未闻及病理性杂音及心包摩擦音；腹部膨隆，移动性浊音呈阳性，无压痛及反跳痛，肝脾未触及，肠鸣音 4 次/分；四肢活动自如，双下肢明显水肿。

辅助检查：ALB 为 20.3g/L，Crea 为 840μmol/L。尿常规示：PRO（+++），血红蛋白为 82g/L。超声示肝轻度弥漫性改变，右肾为 11.8cm×7.8cm×5.0cm，左肾为 11.8cm×7.2cm×5.9cm，实质回声增强，大量腹水，心脏结构未明显异常，射血分数为 61%。

［问诊和查体要点］

（1）患者感冒后是否有劳力性呼吸困难？是否有发绀？

（2）患者既往是否有肾病、高血压、糖尿病、系统性红斑狼疮病史？使用的药物是否存在肾毒性？

（3）患者 24 小时尿量？尿液是否存在泡沫？是否存在光过敏？面颊是否有蝶形红斑？

［临床思路解析］

（1）患者于 10 个月前感冒后出现腹胀、双下肢水肿，自行口服利尿剂后好转，但症状反复出现，考虑为慢性疾病。

（2）患者再次于发热后出现周身水肿、腹胀，且白蛋白低、肌酐升高、高血压，移动性浊音呈阳性，考虑患者有慢性肾衰竭。

（3）造成肾衰竭的原因有很多，如高血压、糖尿病、系统性红斑狼疮等，目前患者血压高，患者肾衰竭与高血压的因果关系尚未明确，需行肾活体标本检查，以明确病变性质，尚需明确患者高血压为原发性还是继发性。

［处理措施］　完善相关检查，如血常规、凝血象、生化系列、肝炎系列、梅毒抗体、HIV 抗体、红细胞沉降率、C-反应蛋白、补体、ANA 谱、肾动脉血管超声、腹水常规、腹水病理学、腹水细菌培养及药物敏感试验，给予利尿、补充白蛋白、减少蛋白尿（缬沙坦）、对症支持治疗。行肾活检及病理学检查，以明确病因。

病例七　患者，男，34 岁。

主诉：呼吸困难 2 个月，加重伴腹胀、下肢水肿 2 周。

现病史：患者 2 个月前无明显诱因出现呼吸困难，活动后加重，未予以重视及治疗。2 周前患者出现夜间阵发性呼吸困难，并出现腹胀、腹围增大，伴有尿量减少，24 小时尿量约 600ml，双下肢水肿，恶心，无呕吐、腹痛、反酸、烧心、嗳气。为求明确治疗而就诊。病程中患者食欲明显下降，睡眠差，体重增加约 2kg。

既往史：既往体健。

查体：T 为 36.8℃，P 为 112 次/分，R 为 25 次/分，BP 为 98/70mmHg，一般状态较差，神清语明，结膜红润，巩膜无黄染。双肺可闻及细湿啰音，心脏叩诊示心界扩大，主动脉处可闻及舒张期杂音。腹部饱满，柔软，右侧肋下 3cm、剑突下 5cm 可触及肿大肝脏，质软，无压痛，脾肋下未触及，腹部无压痛及反跳痛，无肌紧张，腹部未触及包块，移动性浊音呈阳性，肠鸣音4次/分，四肢活动自如，双下肢对称性凹陷性水肿。

辅助检查：心脏超声示全心扩大，主动脉瓣关闭不全伴重度反流，三尖瓣、二尖瓣中-重度反流，射血分数为27.1%。肝胆脾超声示肝大，脾未见异常，胆囊炎，胰腺未见异常。肝功能示ALT为714U/L，AST为672U/L，ALB为37g/L，LDH为453U/L，TBIL为20.3μmol/L，DBIL为6.5μmol/L，肌酐为87μmol/L。

［问诊和查体要点］

（1）患者是否存在呼吸困难？是否伴咳嗽、咳痰、发热？是否有胸痛？既往是否存在咳嗽、咳痰，且每年发病持续3个月及以上，至少连续2年？是否有盗汗、午后潮热等？是否存在结核病病史？

（2）详细询问患者是否有心脏病病史及心脏病家族史？

（3）询问患者是否有病毒性肝炎病史？是否有毒物、药物接触史？

［临床思路解析］

（1）患者有呼吸困难，首先考虑呼吸循环系统疾病，考虑患者是否有肺感染、肺结核、慢性支气管炎、肺心病等。患者为年轻患者，无既往病史，无明显咳嗽、咳痰，暂不考虑患者的症状由呼吸系统疾病引起。

（2）患者先出现劳力性呼吸困难，后出现腹胀、水肿等症状，考虑患者腹水继发于心脏疾病。结合患者全心扩大，考虑患者为心肌病、心力衰竭。

（3）患者肝功能不全，考虑为肝淤血导致，尚需排查病毒性肝炎等肝损伤原因，以及是否有毒物、药物接触史。

［处理措施］ 完善相关检查，如血常规、凝血象、生化系列、肝炎系列、梅毒抗体、HIV抗体、BNP、肌钙蛋白、心肌酶，给予保肝、利尿、支持治疗，预防水电解质及酸碱平衡紊乱。请心血管科医师会诊。

第二节 腹内积气引起的腹胀

一、概述

腹内积气是指各种原因引起的腹腔内游离气体或消化道内积气增多，患者会有全腹胀或局部腹胀。常见病因有以下几种。①消化道内积气：消化道肿瘤、腹腔炎症等各种原因引起的肠梗阻、肠麻痹等。②腹腔游离气体：胃十二指肠溃疡、伤寒、克罗恩病、急性胃扩张、梗阻、坏死、外伤等均可导致胃肠穿孔。其中，消化性溃疡引起的穿孔较为常见。另外，腹腔镜检查或治疗时需要做人工气腹。③功能性腹胀：可因肠道产气过多和（或）排气障碍引起，内脏高敏感性、心理因素、饮食因素和便秘也可导致或加重腹胀。

为了更好地诊断腹内积气的原因，需要了解相关实验室及影像学检查及意义。①实验室检查：肠穿孔及严重肠梗阻时白细胞计数及中性粒细胞比例增高；恶性疾病可引起贫血；便潜血试验阳性提示消化道出血，便常规有红细胞、白细胞或脓球时提示肠道炎症性疾病；低钾可提示患者长期进食不良或呕吐，胃肠道梗阻可能；肿瘤标志物CEA升高提示胃肠道肿瘤；PPD试验阳性提示结核病。②影像学检查：腹部立位X线检查结果，如出现膈下游离气体提示消化道穿孔，如出现液气平面提示肠梗阻；腹部超声检查方便、无创且价格低，可观察胃肠道管腔有无扩张、渗出及蠕动情况，有时可提示原发病灶，但因胃肠胀气影响，超声检查诊断价值有限；腹部 CT、MRI 平扫及增强扫描可发现消化道梗阻及穿孔的部位，并能直观地显示原发病灶情况；肠镜可以直观地观察肠黏膜及肠腔内情况，并对可疑病灶进行活体标本病理检查，有利于病因诊断，对于不明原因的梗阻及穿孔可行腹腔镜检查或剖腹探查。

二、诊治流程

在临床工作中遇到腹胀患者，疑似为腹内积气时，需要详细问诊，包括腹胀起病缓急，部位，严重程度，加重或缓解因素，伴随症状如腹痛，排气、排便减少或停止等。查体时需要注意腹部外形、胃肠型及蠕动波，听诊肠鸣音及振水音，触诊腹部压痛、反跳痛及肌紧张，叩诊鼓音区、肝浊音界等。通过这些初步判断患者为何种腹内积气引起腹胀后，进一步行相关实验室检查及影像学检查，从而确定诊断，给予相应治疗。诊治流程见图 7-4。

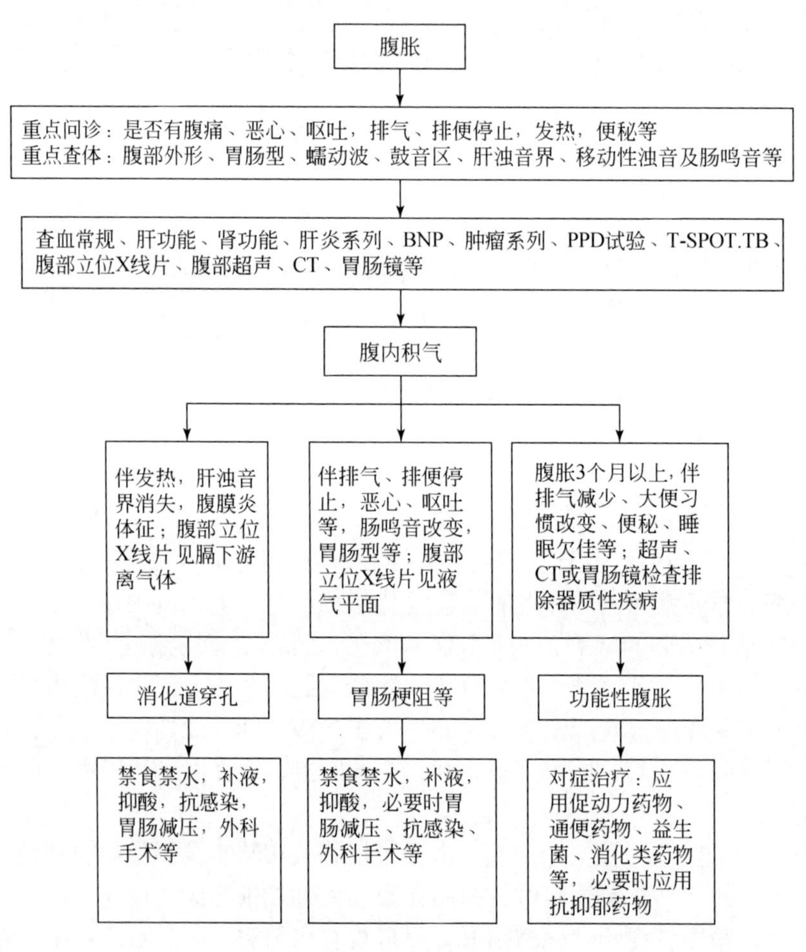

图 7-4 腹内积气的诊治流程

三、推荐临床处理措施

腹内积气的推荐临床处理措施见表 7-5。

表 7-5 腹内积气的常用医嘱

消化内科入院常规
二级护理或一级护理（根据病情选择）
禁食禁水，待病因明确后根据病情给予饮食指导
血常规+血型，凝血象，肝功能、肾功能、离子、血糖、肝炎系列、梅毒抗体、HIV 抗体、尿常规、便常规+便潜血，PPD 试验，必要时查心肌酶、肌钙蛋白、肿瘤标志物、甲状腺功能等
心电图
必要时行腹腔诊断性穿刺、腹部立位 X 线、全腹部 CT、胃肠镜等检查
必要时补液、营养支持
抑酸：可选择质子泵抑制剂或 H_2 受体阻滞剂（具体用法详见附录），根据病情选择药物及频次，并根据病情变化增减用量
必要时行抗感染：主要针对革兰氏阴性杆菌同时兼顾革兰氏阳性球菌的抗生素，可首先依经验选择头孢哌酮或喹诺酮类等，再根据药物敏感试验或治疗效果进行调整。必要时抗结核治疗，应足够疗程，需专科治疗
对症治疗：必要时胃肠减压、灌肠等
内镜下相关治疗：如内镜下支架置入、置入空肠营养管或肠梗阻导管等
诊断不明确，必要时可腹腔镜或剖腹探查
必要时外科手术治疗，如穿孔修补、消化道肿瘤根治切除等

四、常见疾病

（一）功能性腹胀

[病因] ①胃排空延迟和容受性舒张功能下降为主要表现的胃十二指肠动力异常。②内脏高敏感。③幽门螺杆菌感染。④各种原因引起的肠道气体增加：不同食物的分解物在结肠内酵解、肠道微生态异常、肠道对气体的传输异常。⑤精神心理因素：合并焦虑或抑郁。⑥饮食：蔬菜水果摄入量少、饮水量不足。⑦生活方式：长时间静坐、缺乏运动、吸烟等。

[临床表现] ①反复出现的腹胀和（或）腹部膨胀，至少每周 1 日，腹胀和（或）腹部膨胀较其他症状突出；②恶心、餐后饱胀、早饱；③可伴有嗳气、轻度腹痛及轻微排便异常。

[主要辅助检查] 本病为排除性诊断，需进行以下检查排除导致腹胀的器质性疾病：血常规、生化系列、甲功五项、便常规+便潜血、结肠镜及胃镜、腹部 CT 及超声检查。可行结肠传输试验或消化道钡餐检查显示钡剂在胃肠内运动的情况以了解其运动功能状态。心理状态评估是否伴有焦虑或抑郁。

[诊断] 临床表现+排除引起腹胀的器质性疾病。

[鉴别诊断] ①胃肠道器质性病变：对近期内出现腹胀或伴随症状发生变化的患者，年龄>40 岁、有报警征象者，应进行必要的实验室、影像学和结肠镜检查，以明确腹胀是

否为器质性疾病所致。报警征象包括便血、便潜血阳性、贫血、消瘦、明显腹痛、腹部包块、结直肠息肉病史和结直肠肿瘤家族史。②功能性便秘：主要表现为持续的排便困难，便次减少或排便不尽感，可出现肠鸣、排气增多等症状。

[治疗] ①一般治疗：规律进食，避免情绪波动等。②调节胃肠动力：莫沙必利等。③促进消化：消化酶等。④调节肠道菌群：双歧杆菌等益生菌类药物。⑤心理疏导：可同时应用抗焦虑和抗抑郁药物，如黛力新，但长期应用后停药，复发率较高、部分药物不良反应较大。⑥改变生活方式：避免久坐，加强运动，多吃蔬菜和水果，多饮水等。

（二）肠梗阻

肠梗阻见第六章第一节“常见疾病”。

（三）消化道穿孔

消化道穿孔见第二章第一节“常见疾病”。

五、典型病例

病例 患者，女，50岁。

主诉：腹胀1年。

现病史：患者于1年前丈夫去世后出现腹胀，以上腹部为主，进食后症状加重，伴嗳气，排气减少，排便正常，无腹痛、恶心、呕吐、反酸、烧心，病程中睡眠差，为明确诊治而就诊。

既往史：体健，无癌症家族史。

查体：T为36.0℃，P为70次/分，R为14次/分，BP为110/60mmHg，一般状态可，神清语明，心肺无显著异常。腹部平软，肝脾肋下未触及，腹部无压痛、反跳痛及肌紧张，移动性浊音呈阴性，肠鸣音3次/分。

辅助检查：血常规、生化系列、甲功五项、便常规+便潜血、电子结肠镜及电子胃镜检查、腹部CT及超声检查等结果均正常。

[问诊和查体要点]

（1）是否有恶心、呕吐、黑便、便血、呕血、消瘦、明显腹痛、腹部包块等临床表现？

（2）症状出现前是否口服损伤胃黏膜药物，如抗生素、非甾体抗炎药、铁剂等？是否进食不规律、进食刺激性食物、吸烟、饮酒等？是否长期处于焦虑或抑郁状态？

（3）是否有结直肠息肉史？是否有消化道肿瘤家族史？

（4）外院诊治经过，或是否自行口服药物？

（5）查体时注意有无黄疸、腹部压痛、腹部包块？

[临床思路解析]

（1）患者为老年女性，于1年前丈夫去世后出现腹胀，以上腹部为主，进食后加重，伴嗳气，近1年症状虽无明显加重，但仍不能排除有恶性病变的可能，故完善相关检查，如胃镜检查，并排查其他可导致上腹部腹胀的器质性疾病，如胆囊炎、萎缩性胃炎等。

（2）患者相关检查结果均正常，故考虑患者为功能性腹胀。患者长期处于抑郁状态，考虑功能性腹胀与抑郁相关。

（3）给予药物及改善患者饮食习惯后，仍需观察患者症状有无改善或加重，必要时需进一步检查。

［处理措施］ 给予抗抑郁治疗，调整睡眠，如腹胀症状好转，继续药物治疗并给予心理疏导。如症状仍无好转，可考虑给予促胃肠动力药、促消化药及调节肠道菌群的药物以改善上腹部腹胀症状。

第三节 腹腔包块引起的腹胀

一、概述

腹腔包块由肿大的脏器、异位的脏器、炎性肿块、囊肿、大的淋巴结，以及良恶性肿瘤、胃内结石、肠内粪块等所致。常见病因有以下几种。①腹部脏器肿大：病毒性肝炎引起肝大、脾淤血引起脾大等。②腹腔肿瘤：肝癌、胰腺癌、胃癌、结直肠癌等恶性肿瘤，子宫肌瘤、畸胎瘤等良性肿瘤。③炎性包块：阑尾周围脓肿，盲肠结核，结核性腹膜炎引起的肠粘连等。④腹部可触及的正常包块和组织：乙状结肠粪块、横结肠及盲肠等。

为了更好地诊断腹部包块原因，需要了解相关实验室检查及影像学检查的意义。

1. 实验室检查 白细胞计数及中性粒细胞比例增高多提示为炎性包块；脾大且全血细胞计数减少提示脾功能亢进；便潜血阳性时提示消化道出血；肝功能不全可提示肝相关病变；肾功能异常提示肾相关病变；肿瘤标志物 AFP 升高提示肝癌可能，CA199 升高提示胰腺癌或胆道梗阻，CEA 升高提示肺癌及胃肠道肿瘤，CA125 升高提示结核或妇科肿瘤等。

2. 影像学检查 根据患者的实际情况选择上、下、全消化道造影（泛影葡胺或钡剂）等 X 线检查，排除消化道梗阻及穿孔可做钡剂造影，否则需泛影葡胺造影；腹部超声为最常用的影像学检查，对腹腔占位性病变有诊断价值，并且可行超声引导下穿刺活体标本病理检查协助诊断；CT、MRI 平扫及增强扫描对实质性脏器的包块诊断价值很大，可直观地显示病变情况，包括包块的位置、大小、质地以及与周边脏器的关系，并可了解有无原发病灶外转移及淋巴结转移；PET-CT 一般不作为常规检查项目，其多用于常规检查无阳性发现，且用于寻找原发性及转移灶的评估；胃肠镜、膀胱镜、宫腔镜检查可以直观地观察肿瘤情况，并对可疑病灶进行活体标本病理检查；超声胃镜和超声肠镜可显示肿瘤的范围、大小、浸润深度，对确诊消化道早期癌具有意义。

腹部各分区膨隆常见疾病见表 7-6。

表 7-6 腹部各分区膨隆常见的疾病

部位	常见疾病
上腹部	肝左叶肿瘤、胃癌、胰腺癌、胰腺脓肿、横结肠癌等
左上腹部	胃癌、胰腺癌、脾大、结肠脾曲肿瘤等
右上腹部	肝大（肝淤血）、肝脓肿、肝肿瘤、胆囊肿大、结肠肝曲肿瘤等

续表

部位	常见疾病
左右侧腹部	多囊肾、巨大肾上腺肿瘤、肾盂大量积水、升或降结肠肿瘤、空肠肿物等
中腹部（脐部）	小肠肿物、腹部炎性肿块（如结核性腹膜炎致肠粘连）等
左下腹部	降结肠、乙状结肠肿瘤等
右下腹部	回盲部结核、肿瘤、克罗恩病、阑尾周围脓肿等
下腹部	子宫增大（子宫肌瘤等）、尿潴留等

二、诊治流程

在临床工作中遇到一个腹胀患者，疑似为腹腔包块时，可通过问诊、查体先确定是否为异常包块，触诊时注意包块的位置、大小、形态、质地、活动度、有无压痛、有无搏动、与周围脏器的关系及移动度等。如触及质硬、固定、形态不规则的包块，应考虑为恶性包块；如触及红肿、有压痛的包块，通常考虑为炎症包块。根据问诊及查体结果初步诊断，然后进行适当的辅助检查，包括对包块的位置行超声、CT、磁共振及胃肠镜等检查，从而确定诊断，给予相应治疗，诊治流程见图 7-5。

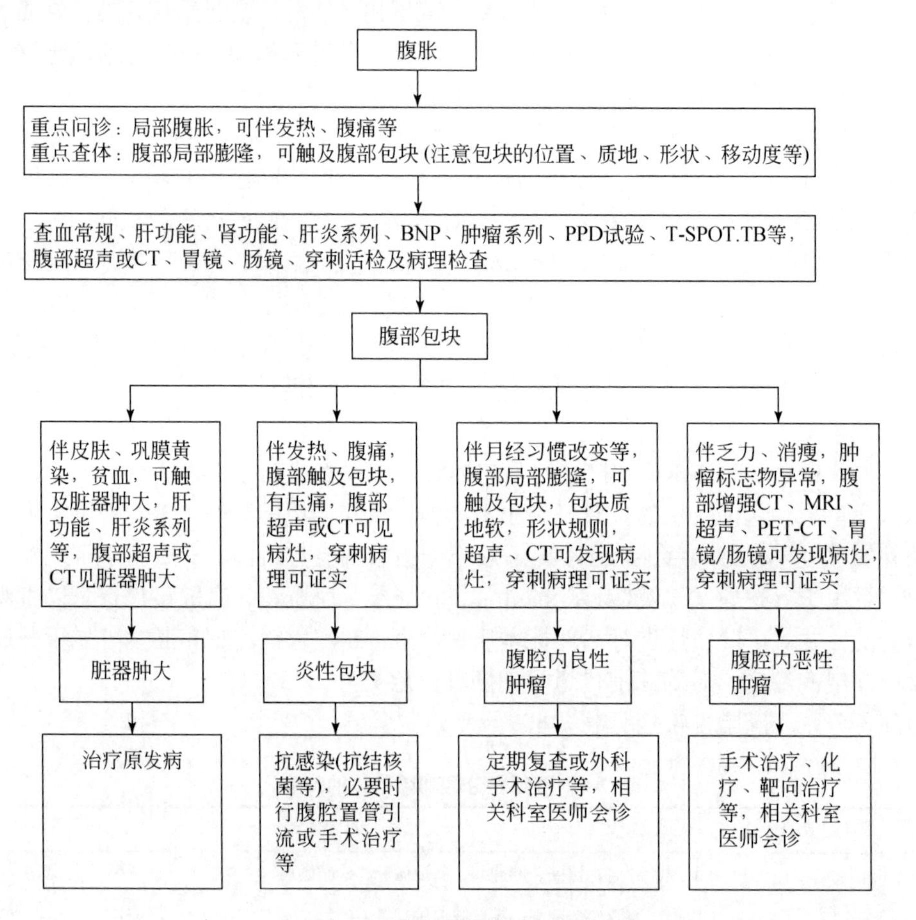

图 7-5 腹部包块的诊治流程

三、临床推荐处理措施

腹部包块的临床推荐处理措施见表7-7。

表7-7 腹部包块的常用医嘱

消化内科入院常规
二级护理或一级护理（根据病情选择）
根据病情决定是否禁食禁水
血常规+血型、凝血象、肝功能、肾功能、离子、血糖、肝炎系列、梅毒抗体、HIV抗体、尿常规、便常规+潜血，必要时查心肌酶、肌钙蛋白、肿瘤标志物、PPD试验、C-反应蛋白
心电图
腹部CT、MRI、超声检查，必要时行胃肠镜、PET-CT或腹腔镜等
必要时补液营养支持：短暂禁食，可选择糖盐水、高糖水、氨基酸等，如禁食禁水时间长可加脂肪乳，根据生理需要及心脏功能决定液体总量
必要时抑酸：可选择质子泵抑制剂或H_2受体阻滞剂（具体用法详见附录），根据情况选择药物及频次，并根据病情变化增减用量
必要时抗感染：主要针对革兰氏阴性杆菌同时兼顾革兰氏阳性球菌的抗生素，可首先经验选择头孢哌酮或喹诺酮类等，再根据药物敏感试验或治疗效果进行调整。必要时抗结核治疗，应足疗程，需专科治疗
腹腔置管：对于脓肿必要时可腹腔置管引流，并根据引流液培养及药物敏感试验，选择合适抗生素治疗
对症治疗：胃肠减压（合并幽门梗阻、肠梗阻），灌肠（合并肠梗阻）
内镜下相关治疗：如内镜下支架置入，置入空肠营养管等
诊断不明确、必要时可腹腔镜或剖腹探查
必要时外科手术治疗

四、常见疾病

（一）胰腺癌

［病因］ 病因尚未明确。高危因素包括：①过量饮酒、长期吸烟；②高脂饮食，长期饮咖啡；③长期接触某些化学物质如F-萘酸胺、联苯胺、烃化物；④糖尿病；⑤慢性胰腺炎；⑥家族遗传：遗传性胰腺炎、波伊茨-耶格综合征、家族性恶性黑色素瘤及其他遗传性肿瘤疾病，使胰腺癌的风险显著增加。

［临床表现］ 胰腺癌恶性程度高，起病隐匿，早期症状不典型，出现明显症状就诊时多已进入中晚期。①腹部不适或腹痛：早期腹痛较轻，仅表现为上腹部不适或隐痛、钝痛和胀痛等，缺乏特异性，易与胃肠和肝胆疾病的症状相混淆。中晚期肿瘤侵及腹腔神经丛可出现持续性剧烈腹痛，用解痉药难以缓解，常需用中枢性镇痛药，甚至成瘾。②体重减轻和乏力：消瘦的原因包括肿瘤的消耗、食欲缺乏、焦虑、失眠、消化和吸收功能障碍等。③消化不良、腹泻和消化道出血：当出现胆总管梗阻或胰管

梗阻时，胆汁和胰液不能进入十二指肠，常出现消化不良；当胰腺外分泌功能损害时可能导致腹泻；当胰腺癌侵及十二指肠时，可导致上消化道梗阻或出血。④黄疸：是胰头癌最主要的临床表现，与胆道出口梗阻有关。⑤其他症状：可有持续或间歇低热，一般无胆道感染；部分患者可出现血糖异常。⑥查体可见消瘦、黄疸，可扪及囊状、无压痛、表面光滑并可推移的肿大胆囊，此为库瓦西耶（Courvoisier）征，是诊断胰腺癌的重要体征。胰腺肿块多见于上腹部，呈结节状或硬块，一般较深，不活动。

［主要辅助检查］　CA199 是目前最常用的胰腺癌诊断标志物；胰腺 CT 是目前检查胰腺最佳的无创性影像检查方法，诊断准确率可达 80%以上；超声可发现晚期胰腺癌；MRCP 是无创、无须造影剂即可显示胰胆管系统的检查手段；PET-CT 可用于胰腺癌的分期评估；超声内镜提高了胰腺癌诊断的敏感度和特异度，特别是 EUS 引导细针抽吸活体标本检查（EUS-FNA）成为目前胰腺癌定位和定性诊断最准确的方法，可检出直径小于 1cm 的胰腺癌，对小胰腺癌的诊断价值极高。

［诊断］　病因+临床表现+辅助检查。

［鉴别诊断］　①慢性胰腺炎：主要表现为腹痛、恶心、呕吐及发热。病史长，常反复发作，急性发作可出现血尿淀粉酶升高。腹部 CT 检查可见胰腺轮廓不规整，结节样隆起，胰腺实质密度不均。腹部 X 线和 CT 检查示胰腺钙化，有助于诊断。②胰腺囊腺瘤：临床少见，多见于女性患者。影像学检查是其与胰腺癌鉴别的重要手段，肿瘤标志物 CA199 无升高。超声、CT、EUS 可显示胰腺内囊性病变，囊腔规则，而胰腺癌只有中心坏死时才出现囊变且囊腔不规则。

［治疗］　①手术切除治疗：是胰腺癌患者获得治愈机会和长期生存的唯一有效方法。然而，超过 80%的胰腺癌患者因病期较晚而失去手术机会。②局部晚期不可切除胰腺癌的外科治疗：对暂未出现十二指肠梗阻但预期生存期≥3 个月的患者，若有临床指征，可行预防性胃空肠吻合术；肿瘤无法切除但合并胆道梗阻者，或预期可能出现胆道梗阻的患者，可考虑进行胆总管肝总管空肠吻合术；十二指肠梗阻患者，如预期生存期≥3 个月，可行胃空肠吻合术。③内科治疗：吉西他滨，5-FU，分子靶向治疗等。④放射治疗：放化疗是局部晚期胰腺癌的首选治疗手段。⑤介入治疗：经动脉灌注化疗、消融治疗、经皮经肝胆管引流术（PTCD）、胆道支架置入、肠道支架置入、出血栓塞治疗。⑥支持治疗：控制疼痛，以镇痛药物治疗为基础，常需要联合手术、介入治疗、神经阻滞等；改善营养状况，胰腺癌患者应该给予积极的营养支持，以预防或迟滞癌症恶病质的发生与发展。⑦中医药治疗。

（二）原发性肝癌

［病因］　①病毒性肝炎（乙肝、丙肝）；②食用黄曲霉毒素污染的食物；③肝纤维化，肝硬化及有肝癌家族史；④其他高危因素：长期接触氯乙烯、亚硝胺类、偶氮芥类、苯酚、有机氯农药等化学物质；血吸虫及华支睾吸虫感染；长期饮用污染水、藻类异常繁殖的河沟水。

［临床表现］　①肝区疼痛：多呈右上腹持续性胀痛或钝痛，是肝癌最常见的症状。如病变侵犯横膈，疼痛可牵涉右肩或右背部。当肝癌结节破裂时，疼痛可突然加剧，产生急腹症的表现。②肝大：触诊示肝增大、质地坚硬，表面凹凸不平，可有大小不等的结节，边缘钝而不整齐，可有不同程度的压痛。肝癌突出于右肋弓或剑突下时，上腹可

局部隆起。③黄疸：多为梗阻性黄疸，少数为肝细胞性黄疸。④肝硬化征象：腹水迅速增加且难治，可有血性腹水，食管胃底静脉曲张破裂出血等。⑤全身性表现：消瘦、发热、乏力、食欲缺乏等。⑥伴癌综合征：自发性低血糖症、红细胞增多症、高钙血症、类癌综合征等。

并发症：肝性脑病、上消化道出血、肝癌结节破裂出血、继发感染（肺炎、自发性腹膜炎、肠道感染和真菌感染等）。

［主要辅助检查］ 对于肝癌高危人群，进行肝超声和AFP筛查。血清AFP≥400ng/L，除外妊娠、慢性或活动性肝病、生殖腺胚胎源性肿瘤及消化道肿瘤，高度提示肝癌。动态增强CT和多模态MRI扫描是肝超声和血清AFP筛查异常者明确诊断的首选影像学检查方法。肝癌影像学诊断主要根据“快进快出”的强化方式，即动态增强CT和MRI动脉期（主要在动脉晚期）肝肿瘤呈均匀或不均匀明显强化，门静脉期和（或）平衡期肝肿瘤强化低于肝实质。多模态MRI检出和诊断直径≤2.0cm肝癌的能力优于动态增强CT。数字减影血管造影（DSA）是一种侵入性、创伤性检查，多主张经选择性或超选择性肝动脉进行DSA检查，这项技术更多用于肝癌局部治疗或急性肝癌破裂出血治疗等。PET-CT检查可对肿瘤进行分期。对于具有典型肝癌影像学特征的肝占位性病变、符合肝癌临床诊断标准的患者，通常不需要进行以诊断为目的的肝病灶穿刺活体标本检查；对于能手术切除或准备行肝移植的肝癌患者，不建议术前行肝病灶穿刺活体标本检查，以减少肝肿瘤播散风险；对于缺乏典型肝癌影像学特征的肝占位性病变，肝病灶穿刺活体标本检查可获得明确的病理诊断。

［诊断］ 满足下列三项中任一项，即可诊断肝癌。①具有两种典型的肝癌影像学（彩超、增强CT、MRI或选择性肝动脉造影）表现，病灶＞2cm；②一项典型的肝癌影像学表现，病灶＞2cm，AFP＞400ng/ml；③肝活检呈阳性。

［鉴别诊断］ ①继发性肝癌：原发灶位于呼吸道、胃肠道、泌尿生殖道、乳房等处的癌灶常转移至肝，尤以结直肠癌最为常见，呈多发性结节，血清AFP检查一般为阴性，胃肠镜及CT、超声有助于发现原发病灶。②肝脓肿：既往可有糖尿病、免疫力低下等，常以发热为主要表现，可有肝区疼痛，血常规示白细胞及中性粒细胞明显升高。超声及CT可发现病灶处有液性暗区，肝增强CT或必要时穿刺活体标本检查有助于明确诊断。

［治疗］

（1）肝部分切除术：一般认为早期肝癌1～3个病灶、直径≤3cm，且Child-Pugh A级、吲哚菁绿（ICG）-15＜30%、余肝体积占标准肝体积的40%以上（肝硬化患者）或30%以上（无肝硬化患者），是实施手术切除的必要条件。肝癌术后辅助治疗以减少复发为主要目标。针对术后复发高危患者的经动脉化疗栓塞术（TACE）治疗可减少复发，延长生存期；术后口服槐耳颗粒也有助于减少复发，延长生存期。此外，乙肝合并肝癌患者术后使用核苷（酸）类似物抗HBV治疗和干扰素-α等也有抑制复发，延长生存期的作用。

（2）肝移植：适用于肝功能失代偿、不适合手术切除及局部消融的早期肝癌患者。病灶无大血管侵犯、无淋巴结转移及肝外转移。UCSF标准：单个肿瘤直径≤6.5cm；肿瘤数目≤3，其中最大肿瘤直径≤4.5cm，且肿瘤直径总和≤8.0cm。

（3）局部消融治疗：具有对肝功能影响少、创伤小、疗效确切的特点，使一些不适合手术切除的肝癌患者亦可获得根治机会。局部消融治疗包括射频消融、微波消融、无水乙醇注射治疗、冷冻治疗、高强度超声聚集消融、激光消融等。

（4）经动脉化疗栓塞术：是目前肝癌非手术治疗的最常用方法之一。TACE 的禁忌证：肝功能严重障碍（Child-Pugh C 级），包括黄疸、肝性脑病、难治性腹水或肝肾综合征等；无法纠正的凝血功能障碍；门静脉主干完全被癌栓栓塞，且侧支血管形成少；合并活动性肝炎或严重感染，且不能同时治疗者；肿瘤远处广泛转移，估计生存时间＜3 个月者；恶病质或多器官衰竭者；肿瘤占全肝体积的比例≥70%（如果肝功能基本正常，可考虑采用少量碘油乳剂和颗粒性栓塞剂分次栓塞）；外周血白细胞和血小板显著减少，WBC＜3.0×10^9/L，PLT＜50×10^9/L（非绝对禁忌，如脾功能亢进者，排除化疗性骨髓抑制）；肾功能障碍，如血肌酐＞177μmol/L 或血肌酐清除率＜30ml/min。

（5）放射治疗：外放疗和内放疗。

（6）药物治疗：索拉非尼、仑伐替尼、系统化疗、瑞戈非尼、单克隆抗体、中药治疗等。

（三）腹腔脓肿

［病因］ 脓液在腹腔内积聚，由肠管、网膜或肠系膜等内脏器官粘连包裹形成。多继发于急性腹膜炎或腹腔内手术。

［临床表现］ ①症状：膈下脓肿可有发热，开始为弛张热，后呈持续高热，乏力，衰弱，盗汗，食欲减退，脓肿部位持续钝痛，呃逆。盆腔脓肿除发热外还可出现里急后重、黏液便等直肠刺激征或尿频、排尿困难等膀胱刺激征。肠间脓肿患者可有肠梗阻表现和发热、腹痛、腹胀等症状。②查体：膈下脓肿会出现心率增快，可有季肋区叩击痛。盆腔脓肿直肠指诊在直肠前壁可触及向直肠腔内膨出、有触痛具波动感的肿物。肠间脓肿可有腹部压痛，触及肿块。

［主要辅助检查］ ①膈下脓肿患者 X 线透视可见病侧膈肌升高，肋膈角变钝，胸腔积液，肺下叶部分不张。超声或 CT 检查有利于诊断。②盆腔脓肿患者可经腹部超声或经直肠、阴道超声进行诊断。③肠间脓肿患者的腹部立位 X 线片可见肠壁间距增宽及局部肠管积气、小肠液气平面。

［诊断］ 病因+临床表现+辅助检查。

［鉴别诊断］ 肝脓肿：患者可有发热、右上腹痛、黄疸等症状，查体可有肝区叩击痛，肝胆脾超声或 CT 有助于鉴别。

［治疗］

（1）膈下脓肿：①超声或 CT 引导下经皮穿刺置管引流，适用于靠近体壁、局限性单房脓肿；并留取脓汁培养进行药物敏感试验；②切开引流术。

（2）盆腔脓肿：①脓肿较小时可采用抗生素，辅以热敷、温热灌肠、物理透热等治疗。②当脓肿较大时可经直肠或阴道后穹隆处切开引流。

（3）肠间脓肿可选用抗生素、物理透热等治疗。无效者或发生肠梗阻时行手术治疗，靠近腹壁的单房脓肿可行超声引导下经皮穿刺置管引流。

（四）结直肠癌（参考第八章第二节“常见疾病”）

［病因］　过多摄入高脂肪或红肉，膳食纤维不足，遗传因素，结直肠腺瘤，炎症性肠病，吸烟、饮酒等。

［临床表现］　①排便习惯和粪便性状改变：便血、顽固性便秘、大便变细、腹泻、腹泻与便秘交替。②腹痛：右侧结肠癌可有右腹钝痛，并发肠梗阻时腹痛加重或出现阵发性绞痛。③直肠癌患者在直肠指诊时可触及直肠肿块，质地坚硬，指套可有血性黏液。④患者可出现发热、进行性消瘦、腹水、肠梗阻等。⑤查体：腹部可触及肿块，可有压痛，活动度差。患者可有贫血、恶病质等。

［主要辅助检查］　①结肠镜+病理学检查是诊断结肠癌的金标准。结肠镜可直接观察结直肠黏膜改变。②血常规可见贫血，便潜血可呈阳性。③X 线钡剂灌肠适用于不愿行肠镜检查，或存在禁忌及肠腔狭窄结肠镜无法通过的患者。钡剂灌肠可见到充盈缺损、肠腔狭窄、黏膜皱襞破坏等征象。④CT 可了解结直肠癌肠壁和肠外浸润及转移情况。

［诊断］　病因+临床表现+辅助检查。

［鉴别诊断］　①肠结核：患者表现为右下腹或脐周疼痛、腹泻或腹泻与便秘交替，腹部肿块，可有结核中毒症状，PPD 试验呈强阳性。结肠镜下见回盲部黏膜充血、水肿、溃疡形成，活体标本病理检查可见干酪性肉芽肿形成。②克罗恩病：起病缓慢、隐匿，有右下腹痛、腹泻、腹部包块、瘘管形成、发热、营养不良等症状，可出现肠外表现，如外周关节炎、结节性红斑等。查体时腹部可有右下腹压痛及包块。结肠镜、CTE、胶囊内镜有助于鉴别。

［治疗］　①外科治疗：本病唯一的根治方法是肿瘤的早期手术切除，对于广泛转移者，如病变不能切除则应行改道、造瘘等姑息手术。②结肠镜治疗：对于早期结肠癌可于结肠镜下行高频电凝切除、黏膜切除术、黏膜剥离术。对于左半结肠癌形成肠梗阻可于内镜下放置支架。③结直肠癌对化疗不敏感，化疗主要用于手术的辅助治疗。④术前放疗有助于提高手术切除率或降低术后复发率，术后放疗仅用于手术未达根治或术后局部复发者。⑤免疫靶向治疗：贝伐单抗、西妥昔单抗。

（五）胃癌

［病因］　幽门螺杆菌感染，环境与饮食因素，遗传因素，癌前病变。

［临床表现］　①患者可有消化不良、体重减轻、上腹痛、贫血、乏力、不思饮食、腹胀。当发生幽门梗阻时可出现恶心、呕吐，可有呕血、便血。当发生转移时可有相应症状，如转移至肝，可有右上腹痛、黄疸、发热甚至腹水。②查体：上腹部可触及肿块，有压痛，可有黄疸、肝大，移动性浊音呈阳性，可扪及菲尔绍（Virchow）淋巴结。

［主要辅助检查］　①胃镜+病理学检查是诊断胃癌的金标准。进展期胃癌在胃镜下表现为表面凹凸不平，糜烂，有污秽苔或深大溃疡附有污秽灰白苔，边缘呈结节状隆起，病变累及全胃时可见皮革胃。②缺铁性贫血，血胃蛋白酶Ⅰ/Ⅱ显著降低，血清 CEA、CA199、CA724 升高。③X 线钡剂可见黏膜皱襞破坏、消失或中断，邻近胃黏膜僵直，蠕动消失。CT 有助于判断临床分期。

［诊断］　病因+临床表现+辅助检查。

［鉴别诊断］ ①肝癌：患者表现为腹胀、腹痛、体重减轻，查体示肝大，质地坚硬，表面凹凸不平，黄疸等。AFP、肝胆脾超声、CT、MRI、肝活体标本病理检查有利于诊断。②胰腺癌：患者表现为腹胀、腹痛、消瘦、消化不良、黄疸、症状性糖尿病等。CA199、胰腺CT及增强CT、ERCP有利于诊断。

［治疗］ ①外科手术加区域淋巴结清扫是主要治疗手段。近端胃切除、远端胃切除、全胃切除后分别用Billroth-Ⅰ、Billroth-Ⅱ及Roux-en-Y重建消化道连续性。②化学治疗主要用于辅助治疗以增加手术根治及治愈机会，多从氟尿嘧啶、替加氟、丝裂霉素、多柔比星、顺铂、卡铂、亚硝脲类、依托泊苷中选择2～3种药物进行联合化疗。

（六）卵巢恶性肿瘤

［病因］ 未产、不孕、初潮早、绝经迟。

［临床表现］ ①早期常无症状，晚期可表现为腹胀、腹部肿块、腹痛、腰痛、下肢疼痛，肿瘤压迫盆腔静脉可导致下肢水肿及不规则阴道出血等，患者可有消瘦、贫血。②查体：腹部可触及肿块，有压痛，活动度差，移动性浊音呈阳性，可于腹股沟、腋下或锁骨上触及肿大的淋巴结。三合诊检查可在直肠子宫陷凹处触及质硬结节或肿块，表面凹凸不平，活动差，与子宫分界不清。

［并发症］ ①蒂扭转：妇科常见急腹症，患者在体位改变后突然发生一侧下腹剧痛，伴有恶心、呕吐甚至休克。双合诊可触及压痛的肿块，如确诊需尽快行手术治疗。②破裂。③感染。

［主要辅助检查］

（1）影像学检查：①超声可显示肿块的部位、大小、形态、囊性或实性、囊内有无乳头状结构及血流变化。②CT、MRI、PET-CT检查可显示肿块及肿块与周围的关系，有无淋巴结及远处转移。

（2）肿瘤标志物：①CA125，80%恶性卵巢上皮肿瘤患者的CA125升高，且其水平与病情缓解或恶化程度相关；②AFP，未成熟畸胎瘤、混合性无性细胞瘤中含卵黄囊成分者可升高；③人绒毛膜促性腺激素（HCG），对原发性卵巢绒毛癌有特异性；④性激素，颗粒细胞瘤、卵泡膜细胞瘤产生较高水平雌激素，浆液性、黏液性囊腺瘤或勃勒纳瘤有时也可分泌一定量雌激素。

（3）腹腔镜检查：可直接观察肿块外观和盆腔及横膈等部位，并可进行活体标本病理检查，抽取腹水行细胞学检查。

（4）细胞学检查：对腹水或腹腔冲洗液和胸腔积液可行细胞学检查。

［诊断］ 病因+临床表现+辅助检查。

［鉴别诊断］ ①结核性腹膜炎：常有肺结核病史，合并腹水和盆腹腔肿物。可有消瘦、乏力、低热、盗汗、食欲缺乏等。PPD试验呈强阳性。②转移性卵巢肿瘤：转移性卵巢肿瘤多为双侧性、体积中等的实性肿块。寻找原发病灶，如胃肠镜检查有助于诊断。

［治疗］ 手术是治疗卵巢恶性肿瘤的主要方法。对于G1的ⅠA和ⅠB期以上的患者行化学药物治疗可杀灭残留病灶、控制复发，对于晚期患者可先行化疗使肿瘤缩小，为手术创造条件。放射治疗可用于锁骨上和腹股沟淋巴结转移灶和部分紧靠盆腔的局限性病灶的治疗。

（七）慢性髓系白血病

［病因］ 其病因尚不完全清楚，可能与生物、物理、化学和遗传等因素有关。

［临床表现］ 慢性髓系白血病：①慢性期，患者可有乏力、低热、多汗或盗汗、体重减轻等。体征为脾大，质地坚实、平滑，无压痛，如有脾梗死则可有明显压痛并有摩擦音。胸骨中下段有压痛。②加速期，发热、衰弱、体重减轻、骨痛、贫血、出血，脾进一步肿大，腹胀加重。③急变期，患者可有贫血、发热、出血、骨痛。

［主要辅助检查］

（1）慢性期：①血常规示患者在慢性期时白细胞明显升高，中性粒细胞显著增多，以中性中幼、晚幼和杆状核粒细胞居多，原始细胞＜10%，嗜酸性粒细胞、嗜碱性粒细胞增多。②中性粒细胞碱性磷酸酶（NAP）活性减低或呈阴性反应。③骨髓增生明显至极度活跃，以粒细胞为主，粒细胞红细胞比例明显增高，中性中幼、晚幼和杆状核粒细胞明显增多，原始细胞＜10%。④95%的患者可出现 Ph 染色体，显带分析为 t（9；22）（q34; q11）。可见 BCR-ABL 融合基因。⑤血清及尿中尿酸浓度升高，血清乳酸脱氢酶增高。

（2）加速期：外周血或骨髓原始细胞≥10%，外周血嗜碱性粒细胞＞20%，血小板可增多或减少。除 Ph 染色体外，可出现其他染色体异常。

（3）急变期：患者外周血或骨髓中原始细胞＞20%或出现髓外原始细胞浸润。

［诊断］ 病因+临床表现+辅助检查。

［鉴别诊断］ 慢粒脾大常可引起患者腹胀，查体时有腹部包块，需与下列疾病相鉴别。①腹腔脓肿：多出现于严重感染的患者，有原发疾病表现。嗜酸性粒细胞、嗜碱性粒细胞不增多；NAP 反应阳性；Ph 染色体及 BCR-ABL 融合基因阴性；白细胞可在原发病控制后恢复正常；超声或 CT 有利于鉴别。②胃癌：患者可有腹痛、腹胀、发热、消瘦，白细胞无明显升高，胃镜可见胃癌表现，经病理学检查可鉴别。

［治疗］ 应于慢性期及早治疗，避免疾病恶化。①慢性期：羟基脲与别嘌醇联用治疗高白细胞血症，必要时行治疗性白细胞单采。酪氨酸激酶抑制剂如伊马替尼、尼洛替尼等为主要治疗药物。干扰素用于不适合酪氨酸激酶抑制剂和异基因造血干细胞移植的患者。单用羟基脲限用于高龄、具有合并症、酪氨酸激酶抑制剂和干扰素不耐受的患者。异基因造血干细胞移植用于移植风险极低且对酪氨酸激酶抑制剂耐药或不耐受及进展期慢性髓系白血病患者。②进展期患者如既往未使用酪氨酸激酶抑制剂，可用加量的酪氨酸激酶抑制剂使患者回到慢性期，然后行异基因造血干细胞移植；也可用加量的酪氨酸激酶抑制剂联合化疗使患者回到慢性期，然后行异基因造血干细胞移植。

五、典型病例

病例一 患者，男，40 岁。

主诉：腹胀 1 月余，黑便 1 周。

现病史：患者约 1 个月前无明显诱因出现上中腹腹胀，进食后加重，伴有恶心，无呕吐，伴嗳气，1 周前出现黑便，伴乏力，病程中体重减轻 10kg，为求进一步诊治而就诊。

既往史：长期饮酒史 20 余年。

查体：T 为 36.2℃，P 为 86 次/分，R 为 20 次/分，BP 为 95/62mmHg，一般状态尚可，

消瘦，神清语明，皮肤、巩膜黄染，结膜苍白，心肺无显著异常。腹部饱满，腹软，上中腹部可触及大小约 3cm×3cm 的包块，移动性差，表面不光滑，有压痛，无反跳痛及肌紧张，肝脾肋下未触及，移动性浊音呈阴性，肠鸣音 3 次/分，双下肢无水肿。

辅助检查：血常规示 HGB 为 87g/L；肝功能示 TBIL 为 78.2μmol/L，DBIL 为 65.2μmol/L；CA199＞1200U/ml；胰腺 CT 示胰头部占位。

［问诊和查体要点］

（1）是否有腹痛、尿色加深、发热等表现？

（2）既往是否有长期饮酒史？是否有胃癌、胰腺癌家族史？

（3）是否伴有呕血、黑便等？是否伴有其他症状？

（4）外院诊治经过，或是否自行口服药物？

（5）查体时是否有腹部包块？如发现腹部包块，需检查腹部包块大小、位置、移动度等。

［临床思路解析］

（1）患者上中腹腹胀伴黑便，不能除外消化性溃疡，需询问患者是否有规律性上腹部疼痛等情况，需行胃镜进一步检查。

（2）长期饮酒是胰腺癌发生的危险因素，查体时发现患者有黄疸并可触及上中腹部包块，CA199 明显升高且胰腺 CT 示胰腺占位。故考虑胰腺癌可能性大。需进一步行胰腺增强 CT 以验证。

（3）患者有黑便，不能除外胰腺癌浸润十二指肠壁，导致上消化道出血。

［处理措施］ 急查血常规+血型、血样、生化系列、肝炎系列、梅毒抗体、HIV 抗体、胰腺增强 CT 等，给予保肝，抗炎，抑酸，补液，对症治疗。择期行超声内镜检查，必要时可行超声引导下细针穿刺活检，根据病理结果给予手术、放化疗或靶向治疗。根据病情及胆红素情况，必要时行 PTCD 或 ERCP 下胆道支架置入进行胆道引流减轻黄疸。

病例二 患者，男，28 岁。

主诉：腹胀 3 月余，加重半个月。

现病史：患者于 3 个多月前无明显诱因出现腹胀，以右上腹为主，伴食欲缺乏、乏力、低热，体温最高达 37.8℃，无呕血及黑便，半个月前患者出现全腹胀，伴尿量减少，约 800ml/24h，病程中体重下降 12kg，为求进一步诊断来而就诊。

家庭史：患者母亲患慢性乙型病毒性肝炎，因肝癌去世。

查体：T 为 37.5℃，P 为 92 次/分，R 为 18 次/分，BP 为 90/60mmHg，一般状态尚可，肝病面容，神清语明，皮肤、巩膜略黄染，结膜略苍白，心肺无显著异常。腹部膨隆，腹软，右上腹有压痛，无反跳痛及肌紧张，肝于右侧锁骨中线肋下 4cm 可触及，表面不光滑，可触及结节样隆起，质硬，脾肋下约 2cm 可触及，移动性浊音呈阳性，肠鸣音 3 次/分，双下肢水肿。

辅助检查：血常规示 WBC 为 3.2×10^9/L，PLT 为 89×10^9/L，HGB 为 98g/L；肝功能示 ALT 为 120U/L，AST 为 85U/L，ALB 为 28g/L，TBIL 为 53.2μmol/L，DBIL 为 27.5μmol/L；凝血象示 PT%为 65%；血浆氨测定示血氨为 35μmol/L；乙型肝炎 DNA 定量为 1.05×10^6IU/ml；AFP＞2000ng/ml。

［问诊和查体要点］

（1）是否有腹痛、恶心、呕吐、发热、尿色深黄等表现？是否合并胆石症？具体尿量为多少？

（2）既往是否确诊为乙肝？是否应用抗乙肝病毒药物？是否行肝相关影像学检查？

（3）是否伴有呕血、黑便等？是否伴有计算力下降、性格改变等症状？

（4）外院诊治经过，或是否自行口服药物？

（5）查体时注意有无黄疸、蜘蛛痣？移动性浊音是否为阳性？有无双下肢水肿？

［临床思路解析］

（1）患者腹胀，最初为右上腹胀，后转为全腹胀伴尿量减少，查体示移动性浊音阳性，故患者全腹胀考虑由腹水所致，但尚需进一步寻找右上腹胀的原因。

（2）患者食欲缺乏、乏力、消瘦，母亲有慢性乙型病毒性肝炎及肝癌病史，查体示肝病面容、皮肤及巩膜黄染、肝脾肿大、肝结节样隆起、移动性浊音呈阳性、双下肢水肿，故考虑患者诊断为肝硬化失代偿期，且可能存在肝占位。

（3）血常规结果提示患者存在脾功能亢进，凝血功能差及白蛋白低提示患者肝功能差，AFP＞2000ng/ml，强烈提示患者患有肝癌。

［处理措施］　急查血常规+血型、生化系列、肝炎系列、梅毒抗体、HIV 抗体、肝胆胰脾超声+门静脉彩超等，必要时行肝增强 CT 或 MRI 检查。给予保肝、补充白蛋白、利尿、抗乙肝病毒、对症治疗。如为肝癌，需要于外科或介入科或肿瘤科治疗。

病例三　患者，男，25 岁。

主诉：腹胀、腹痛、发热 5 日。

现病史：患者 5 日前无明显诱因出现腹胀、腹痛，以下腹部为主，呈持续性，伴有发热，体温最高可达 39.5℃，伴寒战，自行口服安瑞克后体温下降至正常，持续 4 小时后体温再次升高，伴有恶心、呕吐，呕吐物为胃内容物，无呕血、便血，无咳嗽、咳痰，无胸闷、气短，有尿频，无尿急、尿痛，食欲下降，为求明确诊治而就诊。

既往史：1 个月前因急性阑尾炎行阑尾切除术。

查体：T 为 38.8℃，P 为 122 次/分，R 为 20 次/分，BP 为 98/56mmHg，急性病容，神清语明，结膜无苍白，巩膜无黄染。双肺未闻及干湿啰音，心律齐，各瓣膜区未闻及病理性杂音。腹部饱满，全腹部压痛，以下腹部为著，有反跳痛，无肌紧张，右下腹可触及 2 处包块，大小分别约 7cm×7cm、5cm×5cm，活动度可，有压痛，未触及血管搏动。

辅助检查：CT 示右下腹及盆腔可见肿物，肠道积气。WBC 为 23.1×10^9/L；NEU%为 91.2%，C-反应蛋白为 125mg/L。

［问诊和查体要点］

（1）患者腹痛的位置、性质、诱发及缓解因素？

（2）患者发热的特点？是否有其他伴随症状，如咳嗽、咳痰、尿频、尿急、尿痛等？

（3）查体触及肿块时，应详细了解肿块位置、大小、移动度、有无压痛，以及与周围脏器的关系等。

［临床思路解析］

（1）患者腹胀、腹痛，伴有发热，结合患者 1 个月前行阑尾切除术，现查体发现右下腹部包块，故考虑患者可能为腹腔脓肿，腹部 CT 或超声有助于诊断。

（2）患者发热，无咳嗽、咳痰，暂不考虑患者发热由呼吸系统疾病引起。患者有尿频，但无尿急、尿痛，年轻男性出现泌尿系感染的可能性小，但要除外腹腔脓肿累及泌尿系统的可能，故给予患者尿常规、尿培养检查，完善泌尿系超声检查。

［诊治措施］ 完善相关检查，如血常规、凝血象、生化系列、肝炎系列、梅毒抗体、HIV 抗体、尿常规、尿培养，给予抗炎、营养支持，超声或 CT 引导下脓肿穿刺引流，并行穿刺液培养及药物敏感试验，必要时行外科手术治疗。

病例四 患者，女，43 岁。

主诉：腹胀半个月。

现病史：患者半个月前无明显诱因出现腹胀，伴有便秘，便血，无恶心、呕吐、发热，于当地医院就诊，给予补液、抗炎、对症治疗，患者症状无缓解，为求进一步诊治而就诊。

既往史：结肠息肉病史 10 余年。

查体：T 为 36.8℃，P 为 102 次/分，R 为 18 次/分，BP 为 113/75mmHg，神清语明，结膜苍白，巩膜无黄染。心肺无显著异常。腹部饱满，肝脾未触及，下腹部压痛，无反跳痛，无肌紧张，左下腹可触及大小约 6cm×7cm 包块，活动度差，未触及血管搏动，移动性浊音呈阴性，肠鸣音 2 次/分。

辅助检查：CT 示左下腹可见结肠占位性病变；结肠镜示乙状结肠癌。病理（乙状结肠）结果：低分化腺癌。CEA：76ng/ml。

［问诊和查体要点］

（1）患者是否有腹痛？疼痛的位置、性质、诱发及缓解因素？

（2）患者呕吐后腹胀是否可缓解？

（3）患者便血的颜色和量？是否有黏液？

（4）患者是否贫血及是否体重有明显减轻？是否有恶病质表现？

［临床思路解析］

（1）患者出现腹胀伴有便秘、便血，故考虑患者是否存在结肠疾病。

（2）患者有便血、结膜苍白，查体时发现腹部包块，考虑是否有结肠癌。为明确诊断需要行肠镜及病理检查，结肠镜下观察到结肠癌表现，病理结果证实为低分化腺癌，标志物 CEA 明显升高，均支持结肠癌诊断。另外需行 CT 检查，以了解结肠癌是否有毗邻器官的浸润及远处转移。

［诊治措施］ 完善相关检查，如血常规、凝血象、生化系列、肝炎系列、梅毒抗体、HIV 抗体、全腹部+肺部 CT 排除浸润及远处转移，必要时行 PET-CT 检查。外科手术治疗，对症治疗。

病例五 患者，女，73 岁。

主诉：腹胀、恶心、呕吐 1 个月。

现病史：患者 1 个月前无明显诱因出现腹胀，主要为上腹胀，伴有恶心、呕吐，呕吐物为隔夜宿食，呕吐后腹胀可缓解，有排气、反酸、烧心，无排便、发热，自行口服奥美拉唑后症状无明显改善。为求进一步诊治遂就诊。病程中，患者食欲下降，体重下降约 15kg。

既往史：胃溃疡病史 20 年。

查体：P 为 86 次/分，R 为 18 次/分，BP 为 113/75mmHg，神清语明，结膜苍白，巩膜无黄染。心肺无显著异常。腹部凹陷，上腹部可见胃型，肝脾未触及，上腹部压痛，无反跳痛，无肌紧张，振水音呈阳性，移动性浊音呈阴性，肠鸣音 3 次/分。

辅助检查：CT 示胃窦部胃壁增厚，胃扩张，胆囊炎。

[问诊和查体要点]

（1）患者腹胀是否有伴随症状，如恶心、呕吐？恶心、呕吐后腹胀是否可缓解？是否有呕血、便血等?

（2）查体注意患者是否有贫血，是否有胃肠型、振水音？

[临床思路解析]

（1）患者腹胀，伴有恶心、呕吐，且呕吐物为隔夜宿食，故考虑患者存在消化道梗阻。患者查体可见胃型，未见肠型，且振水音呈阳性，考虑患者有幽门梗阻，可行腹部 CT 检查。

（2）患者既往有胃溃疡病史，目前存在幽门梗阻，可能为胃溃疡造成的胃窦幽门部位黏膜水肿导致幽门梗阻，需要抑酸，保护黏膜，若存在幽门螺杆菌感染应根除；如胃溃疡造成的瘢痕狭窄，需要外科手术治疗或内镜下支架置入治疗；另外胃溃疡存在癌变可能，结合患者高龄、消瘦明显、贫血，考虑患者有溃疡恶变可能，应行胃镜及病理检查。

[诊治措施]　完善相关检查如血常规、凝血象、生化系列、肝炎系列、梅毒抗体、HIV 抗体、肿瘤系列、腹部立位 X 线、胃镜等，给予抑酸、补液、胃肠减压、营养支持。必要时行 PET-CT 检查、外科手术治疗或请肿瘤科医师联合诊治。

病例六　患者，女，63 岁。

主诉：腹胀、腹部包块、阴道出血 1 月余。

现病史：患者 1 个月前无明显诱因出现腹胀，以下腹部为著，同时于下腹部发现包块，伴有阴道出血，无明显腹痛，无恶心、呕吐，排气、排便正常，尿量可（具体不详）。未予系统治疗，为求明确诊治遂就诊。病程中患者食欲差，睡眠尚可，体重下降约 10kg。

既往史：母亲因卵巢癌去世。49 岁绝经。

查体：T 为 36.8℃，P 为 78 次/分，R 为 18 次/分，BP 为 145/89mmHg，神清语明，结膜苍白，巩膜无黄染。心肺无显著异常。腹部饱满，肝脾未触及，下腹部压痛，无反跳痛，无肌紧张，左下腹可触及约 8cm×10cm 大小的包块，活动度差，有压痛，未触及血管搏动，移动性浊音呈阳性，肠鸣音 4 次/分。

辅助检查：腹部超声示左侧附件区可见 112mm×98mm 占位（卵巢癌可能），腹水。肿瘤系列：CA125＞1200U/ml。

[问诊和查体要点]

（1）患者腹胀是否呈持续性？是否伴有腹痛、恶心、呕吐、排气、排便停止等？

（2）患者绝经年龄？是否有性交痛？是否有生育史？

（3）查体注意患者是否有贫血？腹部包块位置、大小、活动度等。

[临床思路解析]

（1）患者为老年女性，出现腹胀并有腹部包块，有绝经后阴道出血，考虑患者妇科疾病可能性大。需行腹部超声或 CT 检查及肿瘤系列等进行鉴别。

（2）患者超声示左侧附件区可见占位，结合患者肿瘤标志物明显升高，且患者有消瘦及卵巢癌家族史，考虑患者为卵巢癌，尚需进一步行腹部 CT 检查，以确定是否存在转移等。

（3）患者出现腹水，考虑患者是否存在腹膜转移，可行腹水病理检查。

［诊治措施］ 完善相关检查如血常规+血型、凝血象、生化系列、肝炎系列、梅毒抗体、HIV 抗体、肿瘤系列、胃镜、腹部 CT、腹水常规、腹水病理学、腹水细菌培养及药物敏感试验等，首选手术治疗，辅以放化疗、对症支持治疗。

（吕成倩　李莞盈　王　爽）

第八章　腹　　泻

腹泻（diarrhea）是消化系统疾病的常见临床症状，俗称“拉肚子”，症状较轻时常容易被忽视；而严重的腹泻可引起患者脱水、电解质紊乱及其他潜在的危及生命的情况，或病情迁延不愈和反复，发展成持续性或慢性腹泻。腹泻的病因多种多样，涉及多个系统，因此重点分析腹泻的临床资料，分辨出严重腹泻患者并给予及时的救治，同时积极寻找腹泻的病因，针对病因治疗是腹泻的重要诊疗策略。

一、概述

腹泻是指每日排便次数增多（>3 次/日），粪便总量增加（>200g/d），粪便稀薄（含水量>85%）。腹泻按病程可分为急性腹泻和慢性腹泻。急性腹泻是指病程不超过 4 周的腹泻。常伴发热、恶心、呕吐、腹痛等症状，常见于感染性腹泻，主要通过水、食物或人际接触由粪口途径传播，其致病原因有细菌、病毒、真菌、原虫等感染，常见疾病有细菌性痢疾、病毒性腹泻、抗生素相关性腹泻。慢性腹泻是指病程超过 4 周的腹泻。其病因复杂，可由消化系统疾病、全身性疾病等引起，病程长，临床表现多样，不易鉴别诊断。常见疾病有肠道恶性肿瘤、炎症性肠病、肠易激综合征（IBS）等。虽然感染性腹泻大部分表现为急性腹泻，但也有一部分会迁延成慢性腹泻，如慢性细菌性痢疾等。而通常以慢性腹泻起病的某些非感染性疾病如炎症性肠病、缺血性肠病也可急性发作，表现为急性腹泻。

二、问诊要点

1. 起病及病程　腹泻开始及持续时间：急性腹泻起病多急骤，病程短；慢性腹泻起病缓慢，病程长。

2. 诱因及加重（或缓解）因素　腹泻前是否有不洁饮食史、旅行史、流行病接触史、集体性发病情况等。例如，外出旅行后出现腹泻，尤其是到卫生条件不佳的地区旅行，应怀疑旅行者腹泻。腹泻的加重或缓解因素，如进食辛辣、刺激性食物或饮酒后可导致腹泻加重，注意饮食、休息或用药后可缓解腹泻。

3. 排便情况　排便次数、便量、气味；大便性状，可为水样便、脓便、血便、黏液便。不同病因导致的腹泻，排便情况不同，如霍乱导致的腹泻为大量水样泻，溃疡性结肠炎粪便为黏液脓血便。

4. 伴随症状　如伴恶心、呕吐、腹痛、发热，常提示细菌性食物中毒；如伴喷射样呕吐、明显脱水，要警惕霍乱；如伴里急后重，提示直肠乙状结肠病变可能（如痢疾、直肠癌）；如伴体重明显减轻，提示消化道恶性肿瘤、吸收不良、甲状腺功能亢进症等；如伴发热，提示肠道感染性疾病、肠道恶性淋巴瘤等。

5. 既往史　是否有胃肠道、肝胆、胰腺手术史，如患者既往有胆囊切除史可提示胆汁酸腹泻；既往有胃手术史可提示迷走神经切断术后引起腹泻。是否有甲状腺疾病、糖尿病、结缔组织病等基础疾病，此类疾病常伴有腹泻症状。有无特定食物或某种药物过敏，病程中有无服用过特殊药物等。

三、诊治流程

在临床上接诊腹泻的患者，首先应重点询问病史，包括腹泻的起病缓急及持续时间、腹泻次数、粪便性状、伴随症状如发热等；然后重点查体，尤其注意生命体征、是否有脱水表现及腹部查体等。搜集基本临床资料后，首先分析患者腹泻的病情严重程度、判断是急性腹泻还是慢性腹泻、感染性腹泻还是非感染性腹泻。若为急重症，立即补液治疗，维

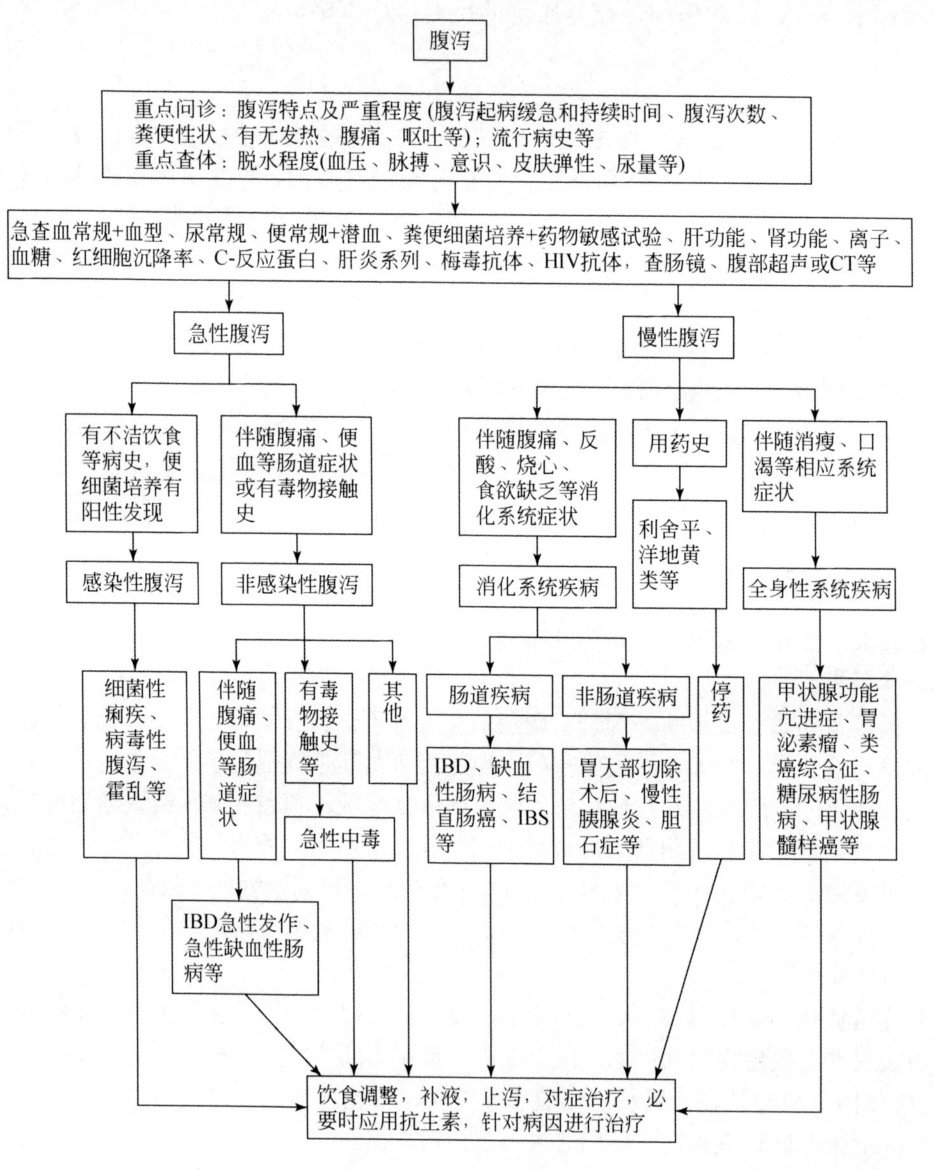

图 8-1　腹泻的诊治流程

持水电解质及酸碱平衡。若为轻症，可继续详细询问病史（包括腹泻与腹痛关系、既往史、家族史等），进行全身查体。重点注意腹部触诊是否有压痛、反跳痛、肌紧张，有无腹部包块，叩诊肺肝界是否存在，听诊肠鸣音有无活跃或亢进，可排查外科急危重症如急性阑尾炎、急性胰腺炎、急性缺血性肠病、消化道穿孔等。完善相关检查、检验，尽可能明确患者腹泻的病因，针对病因进行治疗。诊治流程见图 8-1。

四、知识点

（一）判断腹泻病情严重程度

腹泻病情程度见表 8-1。

表 8-1　腹泻病情程度

	轻度	中度	重度
腹泻次数	较少，＜10 次/日	较多，10～20 次/日	严重，＞20 次/日
日常活动	基本自如	可活动	不能坐立
脱水情况	无或轻度	轻或中度	重度

（二）判断结肠性腹泻与小肠性腹泻

结肠性腹泻与小肠性腹泻的区别见表 8-2。

表 8-2　结肠性腹泻与小肠性腹泻的区别

	结肠性腹泻	小肠性腹泻
腹泻次数	较多	较少
粪便	量少含黏液，可见脓血	量多稀薄，黏液少，可含脂肪，恶臭
里急后重	常见	无
腹痛	下腹或左下腹部	脐周
体重下降	少见	常见

（三）腹泻分型

腹泻按照发病机制可分为渗透性腹泻、分泌性腹泻、渗出性腹泻、动力性腹泻、吸收不良性腹泻。实质上，大多数引起腹泻的疾病发病机制并不仅仅是一个，而是多机制协同所致（表 8-3）。

表 8-3　腹泻分型

	发病机制	临床特点	常见疾病
渗透性腹泻	摄入大量高渗性食物或药物，导致肠内渗透压增高，体液水分大量进入肠腔内	禁食或停药后腹泻减轻或停止	服用高渗性药物如甘露醇、乳糖不耐受症等

续表

	发病机制	临床特点	常见疾病
分泌性腹泻	肠黏膜受刺激后，水电解质分泌过多或吸收受抑制	禁食后仍腹泻；大量水样便，可超过 1L/d，便中无脓血，pH 多为中性或碱性	霍乱弧菌或沙门菌感染、胃泌素瘤、血管活性肠肽瘤（VIP 瘤）、甲状腺髓样癌等
渗出性腹泻	肠黏膜炎症时完整性受损导致渗出大量体液	粪便含有渗出液或血液	IBD、放射性肠炎、细菌或病毒感染、结直肠癌等
动力性腹泻	肠蠕动过快，导致肠黏膜吸收水、电解质减少	便急，大便不成形或水样便，不含渗出物或血液；伴肠鸣音亢进或腹痛	IBS、胃大部切除术后、糖尿病、甲状腺功能亢进症、类癌综合征等
吸收不良性腹泻	由肠黏膜吸收面积减少或吸收障碍所致	禁食可减轻腹泻，肠内容物为未吸收的电解质和食物，粪便中含有未消化的食物成分	小肠大部分切除术后、吸收不良综合征、成人乳糜泻及消化酶分泌减少，如慢性胰腺炎等

（四）判断脱水严重程度

脱水程度分类见表 8-4。

表 8-4 脱水程度

指标	轻度	中度	重度
症状	无或轻微口渴	口渴，乏力	极度口渴，无力
意识	无明显异常	烦躁、嗜睡	昏睡、昏迷
尿量	正常或减少	明显减少	极少或无尿
血压、脉搏	正常	正常或血压轻度降低，脉搏增快	血压明显降低，脉搏细速或无脉，或出现循环衰竭
皮肤黏膜	皮肤弹性尚可，口唇略干	皮肤弹性正常或下降，黏膜干燥	皮肤弹性差，黏膜极度干燥，明显发绀
眼窝	正常或略下陷	下陷	深凹
颈静脉压力	正常	正常或轻度下降	下降

（五）治疗措施

腹泻的一般治疗措施包括调整饮食、补液、止泻、对症治疗及应用抗生素（表 8-5）。

表 8-5 腹泻的一般治疗措施

	轻度	中度	重度
调整饮食	不禁食，少食多餐，进少油腻、易消化食物		可禁食
补液	可正常饮水，适当口服补液盐	积极补液，可口服补液盐	静脉补液林格式乳酸盐或生理盐水，补充电解质，纠正酸中毒

续表

	轻度	中度	重度
止泻	保护黏膜及应用吸附剂：蒙脱石、水合铝镁、活性炭 微生态制剂：双歧杆菌、地衣芽孢杆菌等（避免与抗生素同时使用） 抑制肠道分泌药物：次水杨酸铋、消旋卡多曲 抑制肠道动力药物：洛哌丁胺、地芬诺酯或阿托品		
对症治疗	止吐、解痉、退热等		
应用抗生素	血常规中白细胞增高或便常规中发现白细胞常提示炎症，酌情给予经验性抗菌治疗。喹诺酮类为首选药物，常用环丙沙星、左氧氟沙星、诺氟沙星。待粪便细菌培养和药物敏感试验结果回报后选择敏感药物 抗菌药物应用指征：霍乱、细菌性痢疾、高龄和婴幼儿感染性腹泻、严重的细菌性腹泻、严重慢性消耗性疾病（如免疫抑制、有人造瓣膜、先天性溶血性贫血等） 病毒性腹泻一般不需要抗生素治疗		

［注意］ 在临床诊疗腹泻患者时，经常会遇到不同程度的脱水、水电解质及酸碱平衡紊乱、治疗药物的选择问题，这要求医师能够准确判断患者病情的轻重缓急，根据病情选择积极有效处理措施。

（1）静脉补液适用于频发呕吐、不能进食水、高热、意识障碍、严重脱水、循环衰竭、严重电解质紊乱和酸碱失衡等。

静脉补液原则：先快后慢、先盐后糖、先晶体后胶体、见尿补钾。

（2）阿片类、抗胆碱能药不宜用于感染性腹泻。因为此类药物可导致肠道运动功能减弱，增加感染性病原体和（或）其产生的毒素对肠道黏膜的侵袭性，减缓肠道对病原体的排出。

（六）重要辅助检查

1. 粪便相关检查 是诊断腹泻的必检项目。①便常规可检测粪便外观颜色，寄生虫虫体、虫卵、滋养体，结石。如陶土色便提示胆管阻塞，脓血便提示痢疾、溃疡性结肠炎、直肠癌等，洗肉水样便提示副溶血性弧菌食物中毒等。在显微镜下便常规还可检测粪便中白细胞、红细胞、巨噬细胞、肠黏膜上皮细胞甚至肿瘤细胞，以及脂肪小滴或肌肉纤维等。正常粪便中不见或极少见白细胞，白细胞的数量及种类可提供疾病的诊断线索，如细菌性痢疾可见大量白细胞、脓球或吞噬细胞，肠道寄生虫病可见较多的嗜酸性粒细胞。正常粪便中不可见红细胞，便中发现红细胞可提示消化道出血、溃疡性结肠炎、结直肠癌等。正常粪便中不见肠黏膜上皮细胞，在结肠炎、假膜性肠炎中可见增多。②粪便潜血试验（FOBT）可测定肉眼和显微镜不能证实的出血，其结果阳性可提示消化道恶性肿瘤、肠结核、克罗恩病、溃疡性结肠炎、钩虫病等。③粪便钙卫蛋白比全身性炎症标志物更敏感，其阳性可提示肠道炎症。④粪便细菌学检测主要通过粪便涂片镜检和细菌培养发现引起腹泻的肠道致病菌，还可以行致病菌药物敏感性筛查，指导临床用药。

2. 电子结肠镜 广泛应用于诊断下消化道结直肠及末端回肠黏膜的病变。除普通白光外，还可结合放大型电子结肠镜、窄带成像技术（narrow band imaging，NBI）、电子分光色彩强调技术（flexible spectral imaging color enhancement，FICE）及蓝激光成像技术（blue laser imaging，BLI）等，观察黏膜的腺体结构、腺管开口形态、血管网形态，发现早期病变、显示病变范围，甚至判断病变性质。此外，还可以通过结肠镜钳取病变组织，进行病理学诊断，也可进行结肠镜下治疗，如黏膜剥离术、黏膜切除术等。

第一节　急 性 腹 泻

一、概述

急性腹泻（acute diarrhea）主要包括感染性腹泻和非感染性腹泻，大多可在 2 周内自愈，但也有一些潜在的危及生命的情况发生，如病情迁延不愈、反复，可发展为持续性或慢性腹泻。因此，临床工作中需要重点分析急性腹泻患者的临床特点，分辨出其中的急危重症，维持生命体征平稳，补液止泻，纠正水电解质及酸碱平衡紊乱等；同时积极寻找病因，针对病因治疗。

（一）急性感染性腹泻的病因

1. 细菌感染　①霍乱：是因摄入的水、食物受到霍乱弧菌污染而引起的一种急性腹泻性传染病，患者和携带者都为传染源，此类患者临床特点为有明确接触史，以水泻为主，可出现米泔水样便，可伴呕吐、重度脱水、肌肉痉挛症状。通过粪便或呕吐物镜检、细菌培养、PCR 检测、双份血清抗体效价测定可诊断。②痢疾：志贺菌属（痢疾杆菌）引起的肠道传染病。通过粪口途径传播，食物、水源、日常生活接触均可传播。细菌性痢疾多在夏秋季发病，常表现为黏液脓血便，可伴里急后重，常伴高热。便常规见白细胞或脓球。粪便培养出志贺菌可确诊。③致泻大肠埃希菌：是门诊细菌性腹泻患者的常见致病菌。④沙门菌：被污染的动植物、食品和水都可引起感染，常出现食源性暴发。⑤其他细菌：弯曲菌、气单胞菌、副溶血弧菌、蜡样芽孢杆菌、小肠结肠炎耶尔森菌等。

2. 病毒感染　是急性感染性腹泻的常见病因，常见的有轮状病毒和副轮状病毒，其次还有腺病毒、诺沃克病毒、埃可病毒、冠状病毒等。它们引起腹泻的症状相似，流行环节基本相同。起病较急，可有发热，腹泻程度中等，一般开始时为黏液便，后出现水样便，大便次数多，便量较大，中毒症状轻，有自限性。

3. 寄生虫感染　①贾第鞭毛虫：由不清洁饮用水或不良卫生习惯导致，是旅行者腹泻的主要病原体。②溶组织内阿米巴：是阿米巴痢疾的病原体。阿米巴痢疾患者全身症状轻，腹泻次数较细菌性痢疾少，粪便为暗红色或果酱样，无里急后重，查体示右下腹痛多见，粪便检查有阿米巴滋养体即可确诊。③其他，如隐孢子虫、环孢子虫、血吸虫。

4. 特殊类型的感染性腹泻　①抗菌药物相关性腹泻：指应用抗菌药物后发生的与抗菌药物有关的腹泻。见于接受长期、大量使用广谱抗生素治疗的患者。包括由难辨梭状芽孢杆菌所致的假膜性结肠炎，可导致严重腹泻。②医院获得性腹泻：由于交叉感染或肠道内源性感染，病原菌多为多重耐药菌，主要有大肠埃希菌、金黄色葡萄球菌和铜绿假单胞菌等。③免疫缺陷相关腹泻：注意询问是否使用免疫抑制剂，警惕患者是否有 HIV 感染。

（二）急性非感染性腹泻的病因

1. 消化系统疾病　消化系统疾病中炎症性肠病的急性发作、急性缺血性肠病、嗜酸性粒细胞性胃肠炎等，某些药物如泻药（番泻叶、芦荟、大黄等）、新斯的明、抗生素等。

2. 急性中毒　某些食物如毒蕈、河豚、鱼胆、海鲜等，以及一些化学毒物如砷、铅、锑、汞等可导致急性腹泻。食物中毒者一般有明确的毒物接触史，多数潜伏期短，发病急，可出现集体发病，常伴有呕吐，也可伴神经症状，甚至器官衰竭。除腹泻的一般处理措施如补液、对症治疗，还可根据病情采用特效解毒药、洗胃、血液净化等治疗。

二、诊治流程

在临床上接诊急性腹泻的患者，首先仔细询问病史，包括流行病学史、腹泻次数、持续时间、粪便性状、伴随症状等；重点查体，包括生命体征、脱水情况（如眼窝是否凹陷、皮肤弹性、尿量、意识状态等）及腹部检查（是否有压痛、肠鸣音亢进或减弱等）。通过问诊及查体判断患者病情的轻重缓急。若为急重症，患者可出现口渴、乏力、烦躁、嗜睡，尿量明显减少，甚至无尿、昏睡、昏迷的危重情况，此时应立即给予生命体征监护，吸氧，

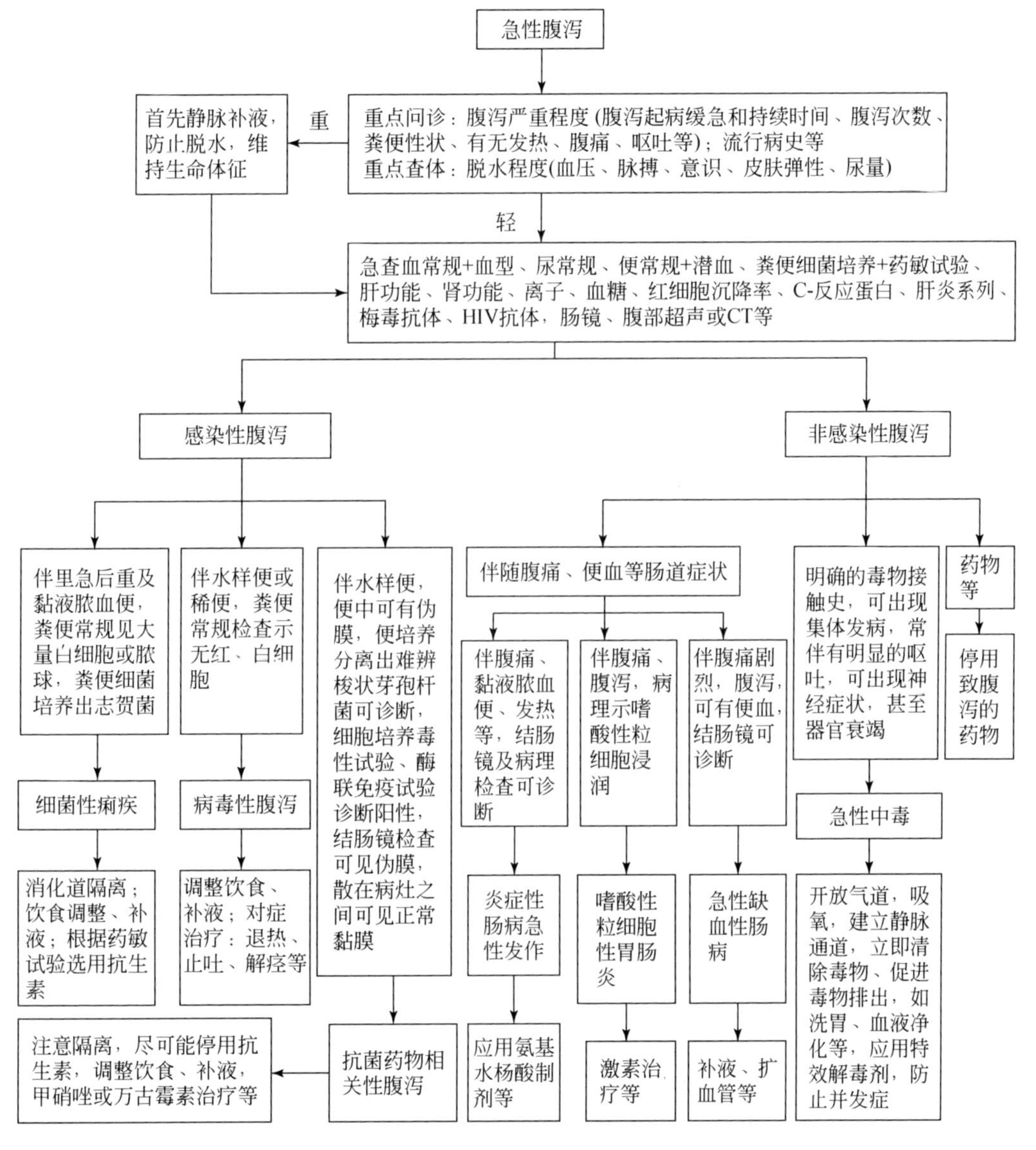

图 8-2 急性腹泻的诊治流程

静脉补液，纠正水电解质及酸碱平衡紊乱，维持生命体征平稳。若为轻症，则可进一步详细询问病史、查体，确定感染性或非感染性腹泻，进行鉴别诊断。可完善便常规+潜血、粪便细菌培养+药物敏感试验、血常规、肝功能、肾功能、离子、血糖、肝炎系列+梅毒抗体+HIV抗体检测，择期行结肠镜等检查以进一步明确腹泻病因，给予针对性治疗。诊治流程见图8-2。

［注意］ 感染性腹泻患者的粪便可为稀便、水样便、黏液便、脓血便、血样便，常可伴随发热、恶心、呕吐、腹痛、里急后重等症状，其中腹痛是除腹泻外的另一个主要症状。引起感染性腹泻的病原体包括细菌、病毒、寄生虫、真菌等。根据《中华人民共和国传染病防治法》规定，霍乱为甲类传染病，细菌性痢疾、阿米巴痢疾、伤寒和副伤寒为乙类传染病，其他感染性腹泻为丙类传染病。一旦发现此类感染性腹泻，需要在临床诊疗的同时注意隔离并联系感染监控科填报传染病卡。

三、临床推荐处理措施

急性腹泻临床推荐处理措施见表8-6。

表8-6 急性腹泻诊治的常用医嘱

消化内科入院常规
一级护理
感染性腹泻需消化道隔离治疗
暂禁食或流食
重症患者需监测血压、脉搏、心率、血氧
急查血常规、尿常规、便常规+潜血、粪便细菌培养+药物敏感试验（尤其针对感染性腹泻患者）、凝血象、肝功能、肾功能、离子、血糖、血气分析、C-反应蛋白、肝炎系列+梅毒抗体+HIV抗体
心电图、腹部超声或CT、结肠镜检查（必要时活体标本病理检查）
补液：口服水，补液盐或静脉补液
止泻：蒙脱石、益生菌等
必要时抗生素治疗：经验性首选喹诺酮类药物，常用环丙沙星、左氧氟沙星、诺氟沙星。待粪便细菌培养和药敏试验结果回报后选择敏感药物
对症治疗：止吐、退热、解痉等

四、常见疾病

（一）细菌性痢疾

［病因及流行病学史］ 多由不洁饮食引起，通过粪口途径传播，常急性起病，多为夏秋季发病。

［临床表现］ 轻型：全身中毒症状和肠道症状均轻，腹泻次数少，稀便，含黏液，无脓血，腹痛轻，无里急后重，3～7日痊愈。普通型：①以全身中毒症状（如高热、寒战）、腹痛、腹泻、里急后重及黏液脓血便为特征。腹痛重，腹泻次数多可达每日10多次甚至数十次，粪便量少，开始为稀便，迅速转为黏液脓血便。②常有左下腹压痛阳性，肠鸣音亢进等。中毒型：合并下列情况之一需警惕中毒型细菌性痢疾，如中枢神经系统中毒症状，可变现为精神萎靡、嗜睡、昏睡、昏迷、躁动、惊厥等；循环系统症状，可表现为面色苍白、四肢发凉、脉弱、血压下降等；呼吸系统症状，可表现为呼吸浅快、叹息样呼吸等。

［主要辅助检查］ 血常规见白细胞总数增高，其中以中性粒细胞比例增高为主。便常规见大量白细胞（≥15 个/高倍视野）或脓球和少量巨噬细胞，可见红细胞。粪便细菌培养出志贺菌可确诊，药敏试验可指导临床抗生素应用。

［诊断］ 病因+临床表现+辅助检查。

［鉴别诊断］ 急性阿米巴痢疾：该疾病的病原体为溶组织阿米巴滋养体；临床上多不发热，腹痛症状较轻，无里急后重；粪便呈暗红色果酱样，有浓重的腥臭味。鉴别主要依赖粪便培养出不同的病原体。

［治疗］ ①消化道隔离：至临床症状消失，粪便细菌培养连续 2 次呈阴性。②一般治疗：饮食调整、补液、纠正水电解质及酸碱平衡紊乱。③轻型可不用抗菌药物，其他型建议根据各地细菌耐药情况选用敏感抗菌药。常用喹诺酮类，如环丙沙星 0.5g，每日 2 次，1 个疗程为 3～5 日。三代头孢菌素如头孢曲松、头孢他啶、头孢噻肟、头孢哌酮等亦可选用。④对症治疗：退热可使用物理降温或退热药；腹痛可使用阿托品；毒血症状重可使用小剂量肾上腺皮质激素。

（二）病毒性腹泻（又称病毒性胃肠炎）

［病因及流行病学史］ 由病毒引起的急性肠道传染病，潜伏期短，起病急，腹泻前可有上呼吸道感染症状，此病有自限性，病程短。

［临床表现］ ①以腹泻、腹痛、腹胀、呕吐为主要症状。腹泻每日数次至十余次不等，为黄色水样便或稀便，无脓血。②腹部可有压痛，腹胀时中下腹叩诊可闻及明显鼓音，肠鸣音亢进。

［主要辅助检查］ 血常规白细胞计数通常不增高，可有淋巴细胞比率增高；便常规检查可无明显异常，少数情况可见少量白细胞；粪便细菌培养无致病菌生长。病原学检查发现病毒颗粒或病毒核酸、抗体阳性。

［诊断］ 病因+临床表现+辅助检查。

［鉴别诊断］ 各种病毒所致腹泻的临床表现基本相似。对病毒性腹泻的诊断首先应排除细菌及寄生虫感染，如急性细菌性痢疾，可有黏液脓血便、腹痛、发热等症状，粪便细菌培养发现志贺菌可进行鉴别。

［治疗］ 无特异性治疗，主要是饮食调整，补液，防止水电解质及酸碱平衡紊乱，保护肠道黏膜、调节肠道菌群，对症治疗。

（三）炎症性肠病急性活动期

［诱因］ 可因精神刺激、过度疲劳、饮食失调、继发感染等诱发。

［临床表现］ 炎症性肠病包括溃疡性结肠炎及克罗恩病。①急性腹泻时可达 10～30 次/日，呈糊状、水样便或黏液脓血便，伴里急后重；腹痛，排便后疼痛可暂时缓解；可有发热，严重者可出现贫血、营养不良。②脐周或下腹部有压痛，肠鸣音亢进。

［主要辅助检查］ 结肠镜下溃疡性结肠炎表现为从直肠开始逆行向近端扩展的连续性、弥漫性黏膜改变，黏膜血管纹理模糊、紊乱或消失，充血，水肿，质脆，出血及脓性分泌物附着，弥漫性和多发浅溃疡；病理检查可见隐窝炎、隐窝脓肿等。结肠镜下克罗恩病表现为节段性、非对称性分布的纵行溃疡，黏膜呈鹅卵石样改变，肠腔狭窄或肠壁僵硬，

炎性息肉等；病理检查结果为非干酪样肉芽肿。两者急性活动期可有血白细胞计数增加，红细胞沉降率加快，C-反应蛋白增高，粪便常规可见大量白细胞及红细胞等。

［诊断］ 诱因+临床表现+辅助检查。

［鉴别诊断］ 肠结核：该病变主要涉及回盲部，有时累及邻近结肠，临床表现为腹痛、大便习惯改变、右下腹部包块等症状，多有低热、盗汗、乏力等结核中毒症状，结核菌素试验阳性，病理示干酪样肉芽肿。

［治疗］ ①去除诱因、注意饮食及休息。②控制炎症：应用氨基水杨酸制剂、激素、免疫抑制剂及生物制剂等。

（四）抗菌药物相关性腹泻（antibiotic-associated diarrhea，AAD）

［病因］ 应用抗生素后发生的与抗生素有关的腹泻。抗生素使用时间越长、联合使用抗生素或高级广谱抗生素种类越多，腹泻发生率越高。少数极其严重者还可发生脱水、电解质紊乱、低蛋白血症、肠穿孔等情况。病原菌多为难辨梭状芽孢杆菌。

［临床表现］ 临床症状最早可出现在开始用药后数小时至 2 日之内，最晚可于停药后 3 周内出现。①以腹泻为主要表现，多为水样便，持续≥3 次/日，粪便中可有片状伪膜，血便少见，可伴有腹痛、呕吐。②腹部可有压痛。严重时可有脓毒血症表现，如发热、谵妄、血压下降、脉搏细速、肠麻痹等。

［主要辅助检查］ 粪便培养分离出难辨梭状芽孢杆菌可诊断。细胞毒性试验是实验室诊断艰难梭菌的金标准，特异性强，敏感度高。细胞毒素免疫检测特异性高，简单快速，但敏感性低，不能单独用于诊断。毒素基因检测敏感性及特异性均高，但是应用受限于成本高。结肠镜检查可见伪膜，散在病灶之间可见正常黏膜，病理活体标本检查可证实本病。血常规检查示白细胞计数升高，以中性粒细胞比例升高为主。便常规可见白细胞，多无红细胞。生化检验可有白蛋白降低、电解质紊乱、酸碱失衡。

［诊断］ 病因+临床表现+辅助检查。

［鉴别诊断］ 溃疡性结肠炎急性发作：常有黏液脓血便、发热、腹痛等症状，结肠镜可发现黏膜弥漫性充血水肿、溃疡，病理检查发现隐窝炎、隐窝脓肿将有助于鉴别。

［治疗］ ①注意消化道隔离，避免应用交叉感染。②避免应用可能的诱发药物，尽量停用一切抗菌药物。③静脉补液、纠正水电解质及酸碱平衡紊乱。④甲硝唑 500mg tid 或万古霉素 125mg qid，10～14 日为 1 个疗程。

五、典型病例

患者，男，25 岁。

主诉：腹泻伴发热 2 日。

现病史：患者 2 日前进食烧烤后出现腹泻，每日 10 余次，初为稀便，后为黏液脓血便，伴发热，体温最高达 38.3℃，伴里急后重、间断性腹痛，伴乏力、口渴，未予以治疗，为明确诊治而就诊。

既往史：体健。

查体：T 为 37.9℃，P 为 72 次/分，R 为 20 次/分，BP 为 120/70mmHg，一般状态尚可，神志清，结膜红润，眼窝无下陷。心肺无显著异常。腹部平、软，左下腹部压痛，无反跳痛，肝脾未触及，移动性浊音呈阴性，肠鸣音 6 次/分。

[问诊和查体要点]

（1）询问流行病学史，有无疫区接触史，有无集体性发病？

（2）腹泻的诱因、起病、次数，大便性状。

（3）询问发病以来的诊治经过。

（4）查体时注意有无脱水，意识、血压、脉搏、眼窝、皮肤弹性及尿量情况，腹部触诊是否有压痛、反跳痛、肌紧张？

[临床思路解析]

（1）患者有不洁饮食史，起病急，病程短，腹泻伴发热，故考虑急性感染性腹泻。

（2）患者无明显脱水症状，不考虑重症，且大便性状为黏液脓血便，故不考虑病毒性腹泻。

（3）患者有黏液脓血便、左下腹压痛，结合诱因，患者为急性细菌性痢疾的可能性大，应进一步行粪便细菌培养、便常规以明确诊断。

[处理措施] 消化道隔离，流食，注意休息，避免劳累，可口服补液；急查血常规、肝功能、肾功能、离子、血糖、便常规+潜血、粪便细菌培养+药物敏感试验；抗感染、保护肠道黏膜、调节肠道菌群、止泻、对症治疗，定期复查粪便细菌培养。

第二节 慢性腹泻

一、概述

慢性腹泻（chronic diarrhea）是一种在各个年龄段均可发病的临床常见疾病，可见于各种病原体感染导致的迁延不愈、胃肠道器质性病变、胃肠道运动功能异常、胰腺疾病、系统性疾病累及胃肠道引起的继发性腹泻等。临床上如腹泻超过 4 周可称为慢性腹泻。慢性腹泻病程长，对患者身心健康影响大，严重影响生活质量，因此，慢性腹泻的治疗在于寻找病因，针对病因治疗、对症治疗及改善生活质量。

1. 消化系统疾病导致的慢性腹泻 消化系统疾病中导致慢性腹泻最主要的原因为肠道疾病，包括结直肠疾病，如炎症性肠病、缺血性肠病、结直肠癌、肠结核、嗜酸性粒细胞性胃肠炎、放射性肠炎、IBS 等，小肠疾病如吸收不良综合征，以及小肠部分切除术后等。其次的原因为非肠道疾病，包括胰腺疾病，如慢性胰腺炎、胰腺癌，以及胰腺切除术后等。胰腺功能受损，患者出现腹泻、腹痛和糖尿病等；胃部疾病，如萎缩性胃炎，以及胃大部分切除术后等，与胃酸缺乏相关；肝胆疾病，如肝硬化、慢性胆囊炎、胆石症、胆汁淤积性黄疸等，与胆汁酸吸收不良、代谢异常等有关。

2. 全身性疾病导致的慢性腹泻 导致慢性腹泻常见的全身性疾病有以下几种。①胃泌素瘤：约 1/3 患者存在腹泻症状，甚至可以出现在溃疡症状前，血清胃泌素水平明显升高。②VIP 瘤：大多数患者腹泻便量很大，每日可超过 3L，可引起严重的水电解质紊乱，导致患者脱水、低血钾、酸中毒等，常表现为低胃酸或无胃酸。③类癌综合征：患者可有水样便、痉挛性腹痛、发作性皮肤潮红等症状，尿中 5-羟吲哚醋酸增高。④糖尿病性肠病：常见于糖尿病血糖控制不佳合并周围神经病变的患者，临床可有便意急迫、水样便的表现。⑤甲状腺髓样癌：此类患者一旦出现水样泻，常提示预后不良。⑥甲状腺功能亢进症、肾上腺皮质功能减退症、系统性红斑狼疮、硬皮病、尿毒症等。

3. 药物导致的慢性腹泻 某些药物如利舍平、洋地黄类、化疗药、某些抗生素等亦可引起慢性腹泻，大多数停药后可缓解。

二、诊治流程

在临床上接诊慢性腹泻的患者，首先通过重点问诊及查体，判断患者病情轻重。若患者病情重，立即建立静脉通路，补液治疗，纠正水电解质及酸碱平衡紊乱，维持生命体征平稳。若病情稳定，进一步仔细询问患者病史，包括腹泻的起病、持续时间、次数、大便性状（如水样便、脓便、血便、黏液便）、便量、腹泻的加重或缓解因素、腹泻与进食及禁食的关系等，询问伴随症状，如有无发热、呕吐、腹痛、尿少、体重减轻、里急后重、食欲减退、睡眠改变等，并且注意问诊患者既往疾病史、用药史、手术史、过敏史、流行病学史、家族史等。查体时，除注意患者营养状态、脱水表现外，也要仔细进行查体，如患者的面容，结膜是否苍白，巩膜是否黄染，是否可触及肿大的浅表淋巴结，腹部触诊有无柔韧感、有无包块，叩诊有无移动性浊音等。通过详细询问病史和全身查体初步判断是消化系统疾病还是其他系统疾病引起的慢性腹泻，除常规进行便常规+潜血、粪便细菌培

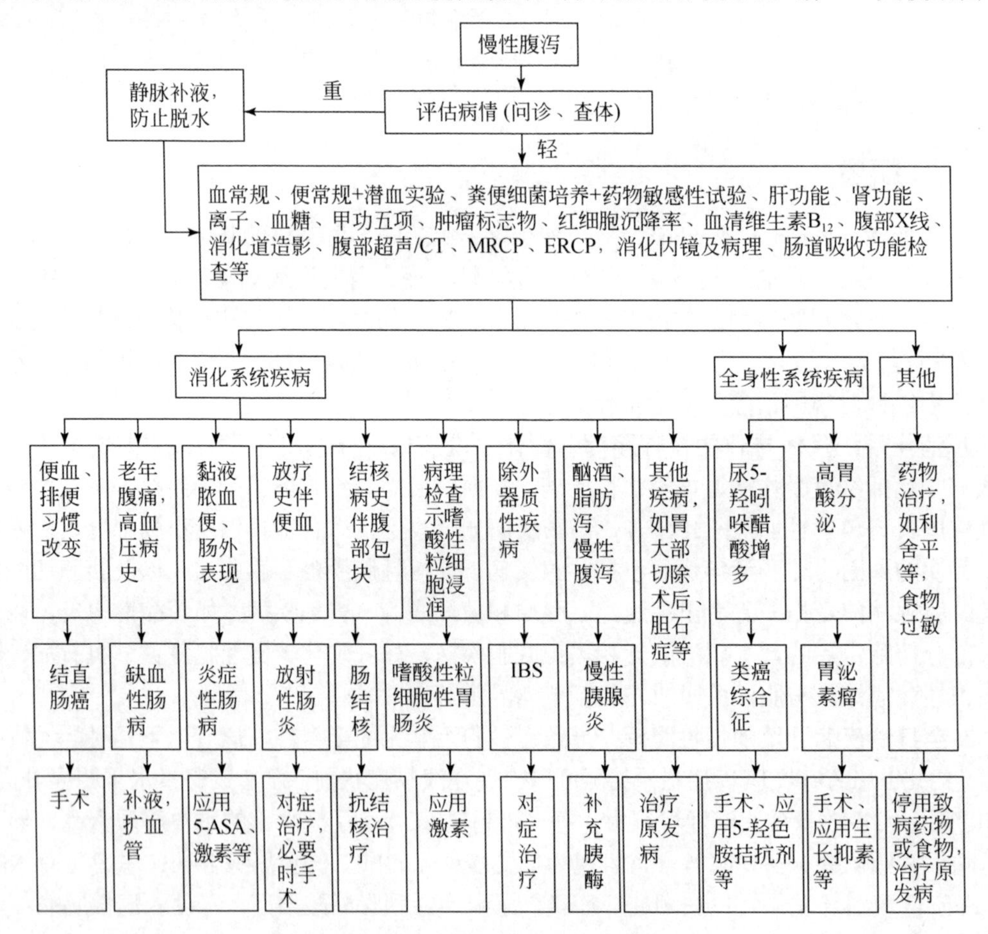

图 8-3 慢性腹泻的诊治流程

养+药物敏感试验、血常规、肝功能、肾功能、离子、血糖、肝炎系列+梅毒抗体+HIV 抗体检测外，还可以通过肿瘤标志物、腹部影像学检查、结肠镜检查及活体标本病理检查等明确腹泻病因，再给予相应处置。诊治流程见图 8-3。

详细询问病史和可为慢性腹泻患者的病因诊断提供线索，如伴甲状腺结节提示甲状腺疾病；伴关节改变提示炎症性肠病、结缔组织病等；伴腹部触及包块提示胃肠道恶性肿瘤、肠结核等；伴肝病病史、移动性浊音呈阳性提示肝硬化、肝癌等。

对于行基础检查后仍不能明确病因的腹泻，则需进一步的检查。例如，怀疑吸收不良或小肠疾病，可行胶囊内镜、小肠镜、肠道细菌培养、D-木糖吸收试验、维生素 B_{12} 吸收试验、血清维生素 B_{12} 测定、叶酸测定、铁水平测定等；怀疑缺血性肠病，可行腹部血管彩超，血管 CTA 检查等；怀疑胰腺疾病，可行胰腺 CT、血 VIP 水平和血清胃泌素检测、MRCP、ERCP 等；怀疑内分泌系统疾病，可行甲状腺功能、血糖、尿常规、糖化血红蛋白、肾上腺皮质功能检测等；怀疑结缔组织疾病，可行自身相关抗体检测等。

三、临床推荐处理措施

慢性腹泻临床推荐处理措施见表 8-7。

表 8-7 慢性腹泻诊治常用医嘱

消化内科入院常规
二级护理
少渣饮食、流食
必要时监测血压、脉搏、心率、血氧
急查血常规、凝血象、肝功能、肾功能、离子、血糖、肝炎系列+梅毒抗体+HIV 抗体、便常规+潜血、尿常规、C-反应蛋白、粪便细菌培养+药敏试验等
心电图
必要时查甲功五项、肿瘤标志物、糖化血红蛋白、血清维生素 B_{12}、叶酸、铁水平、血 VIP 水平、腹部 X 线、消化道造影、腹部超声或 CT、腹部血管彩超或 CTA、MRCP、ERCP、胃镜、结肠镜、胶囊内镜、小肠镜、肠道吸收功能（如 D-木糖吸收试验、维生素 B_{12} 吸收试验）等
补液：口服水或补液盐，必要时静脉补液
止泻：蒙脱石、益生菌、洛哌丁胺、地芬诺酯、生长抑素等
对症治疗：止吐、退热、镇痛等
必要时抗生素治疗：经验性首选喹诺酮类药物，常用药物如环丙沙星、左氧氟沙星、诺氟沙星等
针对病因治疗

四、常见疾病

（一）炎症性肠病（参考第四章第一节“常见疾病”）

炎症性肠病是一种病因尚不明确，由异常免疫介导的肠道炎症性疾病，包括溃疡性结肠炎和克罗恩病。溃疡性结肠炎是病变局限于大肠黏膜与黏膜下层的连续性弥漫性炎症，从直肠逆行向上蔓延。克罗恩病是缓解和复发交替且反复发生的慢性炎症性疾病，病变多见于末端回肠，但消化道的所有部位都可以发病，呈节段性分布。

1. 溃疡性结肠炎

［临床表现］ ①反复发作的腹泻、黏液脓血便是必有症状，伴左下腹或下腹痛、里急后重、便后腹痛缓解，可有发热、消瘦、腹胀、食欲缺乏等，肠外表现为外周关节炎、结节性红斑、口腔溃疡等。②左下腹轻压痛，严重时可有明显压痛、反跳痛、肌紧张、肠鸣音减弱。

［主要辅助检查］ 血常规可见白细胞计数增高、血红蛋白降低。红细胞沉降率和C-反应蛋白升高。便常规可见红细胞和脓细胞。外周血中性粒细胞胞质抗体阳性。结肠镜可见黏膜和血管紊乱、消失，出血、脓性分泌物，弥漫性糜烂和浅溃疡、黏膜粗糙、黏膜桥等，活体标本病理检查示结肠弥漫性慢性淋巴细胞等浸润、黏膜糜烂及隐窝炎、隐窝脓肿、腺体萎缩、杯状细胞减少。

［诊断］ 临床表现+辅助检查。

［鉴别诊断］ ①克罗恩病：可有腹泻、腹痛、腹部包块、瘘管形成及肛周病变等。结肠镜可表现为节段性病变，纵行溃疡，黏膜呈鹅卵石样改变，肠腔狭窄或肠壁僵硬，炎性息肉等。病理检查示非干酪性肉芽肿有助于鉴别。②急性细菌性结肠炎：可有急性腹泻、黏液脓血便、发热等症状，粪便细菌培养出致病菌有助于鉴别。

［治疗］ ①控制炎症：5-氨基水杨酸如美沙拉嗪；糖皮质激素如泼尼松［0.75～1mg/(kg · d)］口服，重症时可静脉注射激素治疗；免疫抑制剂或生物制剂治疗。②对症治疗：慎用地芬诺酯、洛哌丁胺，以免诱发中毒性巨结肠。一般无须应用抗生素，重症伴有感染可选用广谱抗生素。③患者教育。④必要时手术：如有癌变、消化道大出血、肠道穿孔或中毒性巨结肠内科治疗无效等。

2. 克罗恩病

［临床表现］ ①临床特点主要有腹泻、腹痛、腹部包块、瘘管形成、肛周疾病和体重下降。腹痛最常见，多出现在右下腹或脐周，进餐后加重。腹泻物多为糊状，常无黏液和脓血。10%～20%患者可有腹部包块。全身表现为发热、营养不良、体重下降。肠外表现为口腔黏膜溃疡、结节性红斑、关节炎、眼病等。②右下腹或脐周可触及包块，直肠指检可有肛周瘘管、脓肿等。

［主要辅助检查］ 血常规可见白细胞计数增加、血红蛋白降低。血红细胞沉降率和C-反应蛋白升高。便常规少见红细胞和白细胞。外周血酿酒酵母抗体阳性。结肠镜可见病变节段性、纵行溃疡、黏膜呈鹅卵石改变、肠腔狭窄、炎性息肉、病变间黏膜正常。结肠镜活体标本病理检查示非干酪性上皮细胞样肉芽肿有助于诊断。

［诊断］ 临床表现+辅助检查。

［鉴别诊断］ ①肠结核：详见表8-8。②小肠恶性淋巴瘤：病情进展快，可有体重减轻、肠梗阻、发热、吸收不良等表现，小肠镜、CT检查有助于鉴别诊断。

表 8-8 肠结核与克罗恩病的鉴别

	肠结核	克罗恩病
肠外结核	多见	一般无
病程	复发不多	病程长，缓解与复发交替
瘘管、腹腔脓肿、肛周病变	少见	可见

续表

	肠结核	克罗恩病
病变节段性分布	常无	节段性
溃疡形状	环行、不规则	纵行、裂隙状
结核菌素试验	强阳性	阴性或阳性
抗结核治疗	有效	无效
抗酸杆菌染色	可阳性	阴性
肉芽肿	干酪性	非干酪性

［治疗］ ①控制炎症：5-氨基水杨酸（美沙拉嗪），糖皮质激素，免疫抑制剂如硫唑嘌呤［1.5～2.5mg/（kg·d）］，合并感染时应用抗菌药如喹诺酮，生物制剂如英夫利昔单抗，肠内营养。②对症治疗。③患者教育。④必要时手术，如伴瘘管合并腹腔脓肿、消化道大出血、肠道穿孔、内科治疗无效的肠梗阻等。

（二）缺血性肠病

缺血性肠病是一组因小肠、结肠血液供应不足导致的不同程度的肠壁局部组织坏死和一系列症状的疾病。根据病情分为急性肠系膜缺血、慢性肠系膜缺血和缺血性结肠炎。缺血性肠病可发生于任何肠段，多见于左半结肠，以脾曲、降结肠、乙状结肠为主，约占 80%。其中急性肠系膜缺血包括肠系膜上动脉栓塞、肠系膜上动脉血栓形成、非闭塞性肠系膜缺血、急性肠系膜静脉血栓形成、局灶性小肠缺血、结肠缺血。慢性肠系膜缺血包括缺血性肠绞痛、腹动脉压迫综合征。缺血性肠病还可分为一过型、狭窄型和坏疽型。一过型缺血性肠病占 50%以上，坏疽型少见。

［病因］ 因全身循环动力异常，肠系膜血管病变及其他全身性疾病或局部疾病引起肠壁血流量减少，可发生本病。本病常见于老年人，与动脉粥样硬化密切相关，或有易栓塞性疾病（如慢性心房颤动等）、血管炎、系统性红斑狼疮、凝血障碍等基础疾病。根据病因可分为血管阻塞性肠缺血、非血管阻塞性肠缺血、肠腔细菌感染性肠缺血。其中血管阻塞性肠缺血病因又分为动脉粥样硬化、肠系膜上动脉栓塞和血栓形成、肠系膜上静脉血栓形成。

［临床特点］ 症状＞体征，即临床症状重，但体征不明显。

［临床表现］ 急性缺血性肠病的临床特点为三联征表现：器质性心脏病、剧烈上腹痛或脐周痛而无相应体征、胃肠排空障碍。慢性肠系膜动脉缺血典型症状为餐后腹痛、畏食和体重减轻。反复发生与进食有关的腹痛，多于餐后 15～30 分钟出现，1～2 小时达高峰。缺血性结肠炎典型症状为腹痛，多位于左下腹，为突发性绞痛，轻重不一，进食后加重，腹痛时多伴有便意，部分患者可在 24 小时内排出鲜红色或暗红色血便。

［主要辅助检查］ 血常规可见白细胞计数增高。便常规可见红细胞。D-二聚体升高对本病诊断有一定意义。结肠镜检查可见溃疡和糜烂、充血和水肿，病变呈节段性，与正常黏膜界限清晰。重症患者可见黏膜水肿，呈暗红色，溃疡变深。病理

组织学检查结果示，病变肠段从黏膜至黏膜下层可见出血和水肿、炎性细胞浸润和溃疡等，其特征性改变是隐窝萎缩。必要时结合腹部大血管彩超、腹部CTA、血管造影，可发现血管异常等。

[诊断] 病因+临床表现+辅助检查。

[鉴别诊断] 结直肠癌：有腹痛、便血、体重下降等临床症状，结肠镜病理检查可诊断。

[治疗] 给予补液、扩血管、保护肠道黏膜、对症治疗，必要时抗凝、溶栓治疗，合并肠梗阻、肠坏死内科治疗无效时可考虑外科手术。

（三）结直肠癌（参考第七章第三节“常见疾病”）

[病因] 大肠腺瘤性息肉、脂肪摄入过多、膳食纤维摄入过少、慢性溃疡性结肠炎、遗传因素等。

[临床特点] 便血和大便习惯的改变。

[临床表现] ①与肿瘤的位置有关。右侧结肠癌起病隐匿，可表现为腹泻与便秘交替，伴有右腹痛、贫血、低热。左侧结直肠肿瘤可表现为排便习惯和大便性状的改变，如进行性便秘、便血、里急后重或肠梗阻的表现。结直肠癌患者可有明显的体重下降、食欲缺乏，甚至出现恶病质。②腹部触诊可触及包块，直肠癌患者行直肠指检可发现肿块。

[主要辅助检查] 血常规可有血红蛋白下降。粪便潜血试验阳性，是结直肠癌的预警标志。CEA可升高。腹部影像学检查可见腹部包块、肠管狭窄、肠壁增厚、腹水、肝占位等。结肠气钡造影可见肠腔内轮廓不规则的肿物、肠管环行狭窄、肠壁僵硬、龛影。结肠镜检查可见肠道肿物或恶性溃疡表现，活体标本病理检查可确诊。

[诊断] 病因+临床表现+辅助检查，病理活检为金标准。

[鉴别诊断] 溃疡性结肠炎：可有反复发作的腹泻、黏液脓血便、腹痛。结肠镜活体标本病理检查示结肠黏膜糜烂及隐窝炎、隐窝脓肿、腺体萎缩、杯状细胞减少。

[治疗] 对于早期结直肠癌可行肠镜下黏膜剥离术治疗；手术治疗、化疗、放疗、免疫治疗。

（四）肠结核（参考第四章第一节“常见疾病”）

[病因及分型] 常继发于肺结核、使用免疫抑制剂者。肠结核主要位于回盲部。多见于中青年，尤其女性，分为溃疡型、增生型和混合型。

[临床表现] ①腹痛多位于右下腹及脐周，常伴腹鸣。腹泻粪便呈糊状，多无脓血及里急后重，增生型可致便秘。可有不规则低热、盗汗、乏力、消瘦等结核毒血症状。②右下腹可触及包块。

[主要辅助检查] 结肠镜下可见回盲部黏膜充血、溃疡形成、炎性息肉、肠腔狭窄等，组织活体标本病理检查可见干酪性肉芽肿，抗酸杆菌阳性有助于诊断。红细胞沉降率明显增快，便常规可见少量脓细胞和红细胞。T-SPOT阳性，结核菌素试验强阳性，粪便培养检出结核杆菌。溃疡型肠结核钡剂造影可见跳跃征即病变肠管痉挛，钡剂不能停留，立即趋向远侧肠管。增生型肠结核钡剂造影可见末端回肠、盲肠及升结肠狭窄、僵直。CT

可见病变肠壁增厚或有腹腔肿大淋巴结。

［诊断］　病因+临床表现+辅助检查。对高度疑似病例，可行经验性抗结核治疗，若治疗后症状明显改善，复查结肠镜病变明显好转，亦可作出肠结核的临床诊断。

［鉴别诊断］　克罗恩病见表8-8。

［治疗］　①抗结核化学药物治疗。②对症治疗，如腹痛可使用抗胆碱能药物，腹泻可使用蒙脱石等。③手术治疗，如在肠道穿孔、瘘管形成、肠梗阻等经内科治疗无效时。④患者教育。

（五）嗜酸性粒细胞性胃肠炎（参考第七章第一节“常见疾病”）

［病因］　食物过敏或哮喘等变态反应性疾病。

［临床表现］　①30%～60%的患者可有腹泻，伴腹痛，且腹痛使用抑酸药不能缓解，可伴恶心、呕吐、体重减轻、失蛋白肠病等，严重者累及浆膜可出现胸腔积液、腹水。②可有腹部压痛。

［主要辅助检查］　血常规见嗜酸性粒细胞增高。血IgE增高。X线钡餐可见黏膜水肿，皱襞增宽，胃肠壁增厚。内镜可见以弥漫性颗粒状黏膜、白色小结节为主体的病变，以及水肿、红斑、点状出血及糜烂。组织活体标本病理检查可见嗜酸性粒细胞浸润。

［诊断］　病因+临床表现+辅助检查。经典的Talley诊断标准包括：①消化道症状；②胃肠道病理检查发现1个或1个以上部位的嗜酸性粒细胞浸润或外周血嗜酸性粒细胞增多和典型的X线表现；③除外引起嗜酸性粒细胞增多的其他疾病。

［鉴别诊断］　肠道寄生虫感染：可有腹泻、腹痛、消瘦等非特异性消化道症状，血常规示嗜酸性粒细胞增多，粪便检测出虫卵可鉴别。

［治疗］　饮食调整，避免过敏原；治疗以糖皮质激素为主，还可使用孟鲁司特、色甘酸钠、免疫抑制剂等。

（六）放射性肠炎

［病因］　有明确的对盆腔肿瘤、腹腔肿瘤、腹膜后肿瘤的放疗史。

［临床表现］　根据发病时期及病理，分为早期损伤和晚期损伤。①腹泻可为血性，可伴恶心、呕吐、里急后重，严重者可有肠梗阻、腹膜炎表现。②腹部压痛，严重者可有肌紧张、反跳痛。

［主要辅助检查］　血常规可见血红蛋白下降。结肠镜检查见黏膜水肿充血（新生毛细血管扩张和易出血）、黏膜脆弱（苍白黏膜）致溃疡形成、弥漫性血管扩张和肠腔狭窄、穿孔或消化道瘘形成。钡剂灌肠可见黏膜水肿、瘘道形成和狭窄。

［诊断］　病因+临床表现+辅助检查。有明确放疗病史的患者出现腹泻可考虑本病。

［鉴别诊断］　结直肠癌：可有便血、消瘦、大便习惯改变，结肠镜活体标本病理检查可鉴别。

［治疗］　①主要以对症治疗为主，5-氨基水杨酸、激素和非甾体抗炎药物可能有帮助。②如狭窄严重，可考虑扩张或外科手术。脓肿和瘘管可考虑手术治疗。

（七）肠易激综合征腹泻型（IBS-D）

[诱因] 精神因素或食物刺激等。

[临床表现] ①起病隐匿，病程长，自身健康无影响。反复腹泻，大便糊状或稀水样比例≥25%，无脓血便。一般每日 3～5 次，少数严重者可达十余次，可有黏液，但无脓血。腹痛程度不一，但极少从睡眠中痛醒，下腹和左下腹腹痛多见，排便或排气后可缓解，常伴失眠、抑郁等精神症状。②查体时无明显阳性体征。

[主要辅助检查] 便常规无红白细胞，结肠镜检查未见异常。

[诊断] 诱因+临床表现+辅助检查。罗马Ⅳ诊断标准：①病程至少 6 个月，腹痛反复发作，在过去的 3 个月内至少每周 1 次，并至少满足以下两项：a. 腹痛与排便相关；b. 发作伴随排便频率改变；c. 发作伴随大便性状改变。②缺乏可解释症状的形态学改变和生化异常。

[鉴别诊断] 肠道器质性疾病：是否有原发病症状及体征，结肠镜等辅助检查有助于鉴别。

[治疗] ①对症治疗：解痉镇痛、止泻、应用益生菌、抗抑郁、抗焦虑、应用失眠药等。②患者教育：正确认识疾病，改善情绪，缓解精神症状等。

（八）慢性胰腺炎

[病因] 长期酗酒、胆道疾病、甲状旁腺功能亢进症、高脂血症、急性胰腺炎、胰管狭窄或梗阻、先天性胰管分离畸形、自身免疫性疾病、遗传等。

[临床表现] ①反复发作的上腹痛伴不同程度的胰腺内外分泌功能受损。其中腹痛最常见，程度不一，可伴腰背部放射痛，平卧位加重，可伴呕吐。患者出现脂肪泻，大便量多，颜色淡，有恶臭及气泡。约 40%患者出现体重减轻，伴有食欲下降、糖尿病。②上腹部可有压痛，肿大的胰头、胰管结石、胰腺囊肿压迫胆总管时可有皮肤及巩膜黄染。并发胰腺囊肿时腹部可触及包块。

[主要辅助检查] 血清淀粉酶和脂肪酶可正常，血清胰蛋白酶可降低。粪便检查可见脂肪滴。自身免疫性胰腺炎患者血 IgG_4 升高。胰腺 CT 可见胰腺钙化、钙化灶沿胰管分布、胰管扩张、胰腺增大或萎缩、可有囊状低密度区。MRCP 可见胰管串珠样扩张、结石。超声内镜可见胰管不规则扩张、胰管狭窄、结石、假性囊肿等。ERCP 可见胰管不规则扩张、狭窄、结石、钙化。病理检查可见胰腺腺泡萎缩、胰腺间质纤维化、胰管扩张、囊肿形成。

[诊断] 病因+临床表现+辅助检查。胰管显影结果正常可排除慢性胰腺炎。

[鉴别诊断] 胰腺癌：可有腹痛、黄疸、消瘦等症状，胰腺增强 CT、必要时需 EUS 引导下行细针穿刺活体标本病理检查进行鉴别诊断。

[治疗] ①饮食调整：低脂饮食、控制血糖。②抑制胃酸、补充胰酶、营养支持；自身免疫性胰腺炎可使用糖皮质激素治疗，口服泼尼松 30～40mg/d，逐渐减量。③对症治疗：可使用抗胆碱能药物、腹腔神经丛封闭止痛。④ERCP 胰管取石、置入支架或胰管括约肌切开术。⑤手术治疗，如胰管引流术、胰腺切除术。

五、典型病例

病例一　患者，男，32岁。

主诉：黏液脓血便1年。

现病史：患者1年前无明显诱因反复出现黏液脓血便，每日3～8次，伴下腹痛，排便后腹痛可缓解，伴里急后重，有恶心，无呕吐、发热。曾自行口服氧氟沙星治疗无效，为求进一步诊治而就诊，病程中患者食欲尚可，尿量正常，体重无明显下降。

既往史：体健。

查体：T为36.5℃，P为80次/分，R为18次/分，BP为120/70mmHg，一般状态可，神清语明，结膜略苍白，巩膜无黄染，心肺无显著异常。腹部平，未触及包块，下腹部轻压痛，无反跳痛及肌紧张，肠鸣音5次/分，移动性浊音呈阴性，双下肢无水肿。

［问诊和查体要点］

（1）是否有基础疾病史？注意询问流行病学史、过敏史、疫区接触史。

（2）大便的性状，加重和缓解因素，腹痛和腹泻的关系？

（3）病程中的诊治经过，是否使用药物或做过相关检查？

（4）查体时注意是否有贫血，如结膜颜色的改变，腹部有无包块，是否有压痛？

［临床思路解析］

（1）患者既往体健，无基础疾病，病程长，腹泻的大便性状为黏液脓血便，考虑为肠道疾病引起的慢性腹泻。

（2）腹泻无明显诱因如不洁饮食、疫区接触史，病程长，抗生素治疗无效，故不考虑急性感染性腹泻，尤其不考虑细菌性痢疾。腹部查体未触及包块，且患者体重未见明显下降，不考虑肠结核、结直肠癌。

（3）长期腹泻，有典型的黏液脓血便，伴里急后重，排便后下腹痛可缓解，无明显体重下降，考虑可能为溃疡性结肠炎，需进一步行结肠镜及病理检查明确诊断。

［处理措施］　行便常规+潜血、血常规、粪便细菌培养、C-反应蛋白、巨细胞病毒IgM及DNA测定、结肠镜及病理检查。检查结果回报便常规+潜血可见红白细胞，血常规见血红蛋白下降，粪便细菌培养未见细菌，C-反应蛋白升高，巨细胞病毒IgM及DNA测定为阴性，结肠镜检查直肠、乙状结肠黏膜弥漫性充血、粗糙、弥漫性浅溃疡，病理检查回报黏膜糜烂、隐窝脓肿。故诊断为溃疡性结肠炎。给予控制炎症（美沙拉嗪），保护肠道黏膜，调节肠道菌群，对症治疗，并行患者教育。

病例二　患者，女，26岁。

主诉：腹泻、便秘交替2年。

现病史：患者2年前无明显诱因出现腹泻、便秘交替，大便呈糊状，无黏液脓血便，无里急后重，伴低热、盗汗、乏力，食欲下降，体重减轻。未予以治疗，为求进一步诊治而就诊。

既往史：肺结核病史。

查体：T为37.4℃，P为80次/分，R为18次/分，BP为110/60mmHg，一般状态可，神清语明，结膜红润，巩膜无黄染，心肺无显著异常。腹部平软，右下腹可触及包块，大小为3cm×3cm，质地韧，不能移动，有轻度压痛。肠鸣音4次/分，移动性浊音呈阴性，双下肢无水肿。

［问诊和查体要点］

（1）是否有基础疾病史？尤其应注意询问肺结核病史。

（2）是否有排便习惯的改变，是否出现腹泻、便秘，大便性状的改变，是否含有脓血？

（3）是否有伴随症状，有无发热、盗汗、呕吐、体重下降、里急后重？

（4）病程中的诊治经过，是否已使用药物或做过相关检查？

（5）查体时注意有无腹部包块？包块的位置、大小、质地、移动度和压痛。

［临床思路解析］

（1）病程长，排便习惯改变，出现腹泻和便秘交替，考虑肠道疾病引起的慢性腹泻。

（2）患者无黏液脓血便，无里急后重，故不考虑溃疡性结肠炎；患者年轻，腹部包块，但伴随结核中毒症状，故不考虑结直肠癌和克罗恩病。

（3）患者为年轻女性，肺结核既往史，腹泻、便秘交替，大便糊状，查体示右下腹部包块，考虑肠结核可能性大，除常规检验外，需行结肠镜检查。

［处理措施］ 行便常规+潜血、红细胞沉降率、结核菌素试验、T-SPOT、结肠镜及病理检查。检查结果回报便常规+潜血可见红细胞及白细胞，红细胞沉降率增快，结核菌素试验呈阳性，T-SPOT 呈阳性，结肠镜检查示回盲部黏膜充血、溃疡、肠腔变窄，病理检查结果示肉芽肿。故诊断为肠结核，给予抗结核药物治疗。

病例三 患者，男，60 岁。

主诉：腹泻 3 年，间断性便血半年。

现病史：该患者 3 年前无明显诱因出现腹泻，每日 3～4 次，稀便，无黏液及脓血，有排便不尽感，未予以重视。半年前开始出现间断性便血，伴里急后重，伴乏力、食欲下降，无发热、呕吐，体重减轻 5kg。未予以治疗，为求进一步诊治而就诊。

既往史：体健。

查体：T 为 36.2℃，P 为 80 次/分，R 为 20 次/分，BP 为 130/80mmHg，一般状态尚可，神清语明，结膜苍白，巩膜无黄染，心肺无显著异常。腹部平软，肝脾未触及，无压痛及反跳痛，未触及包块，移动性浊音呈阴性，肠鸣音 5 次/分，双下肢无水肿。

［问诊和查体要点］

（1）是否有基础疾病史、结直肠癌家族史？

（2）排便习惯的改变、大便性状的改变，大便是否含黏液、脓、血？

（3）是否有伴随症状，有无发热、呕吐、体重下降、里急后重？

（4）病程中的诊治经过，是否自行应用药物？

（5）查体时注意有无腹部包块，腹部压痛？

［临床思路解析］

（1）病程长，大便性状改变，出现血性便，考虑肠道疾病引起的慢性腹泻。

（2）患者无黏液脓性便，故不考虑溃疡性结肠炎、细菌性痢疾；患者虽有乏力、食欲下降、体重减轻，但大便带血，无低热、盗汗，既往无结核病史，故不考虑肠结核。

（3）患者为老年男性，大便性状改变，出现血便，有明显的消瘦，考虑结直肠癌可能性大，除常规检验外，需要行结肠镜检查。

[处理措施] 行便常规+潜血、血常规、CEA、结肠镜及病理检查。便常规+潜血可见红细胞，血常规见血红蛋白下降，CEA升高，乙状结肠可见溃疡，易出血，病理检查回报腺癌。故诊断为结肠癌，请普外科医师会诊，建议手术治疗。

（徐睿玲 邵 晶 王洪岩）

第九章　便　　秘

便秘（constipation）是一种临床常见的症状，多长期持续存在。在日常生活中大多数人都曾出现过此种症状，但轻重不一。部分轻症便秘通过饮食、运动等调节即可得到缓解，而严重便秘则为病态表现，如果得不到积极有效的治疗，不但影响患者的生活质量，甚至会危及患者生命。各年龄段的人都可有便秘症状，女性多于男性，老年多于青壮年。便秘的病因复杂，尤其要注意短时间内出现便秘或近期有便血、消瘦等报警症状的患者。

一、概述

便秘是指在不用通便剂的情况下，每周自发性排空粪便次数减少（少于 3 次），并伴有下列两项或两项以上症状：粪便质硬或呈团块状；排便费力，排便时需要手法协助排出；排便时肛门有阻塞感；排便后有不尽感。慢性便秘的病程至少为 12 周。

便秘的病因多样，以肠道疾病为主。按病因可分为原发性便秘（即功能性便秘）和继发性便秘（器质性便秘、药物性便秘）。功能性便秘常见原因有精神紧张、工作紧张、压力过大；进食高膳食纤维食物少；结肠运动功能紊乱；滥用泻药；腹肌、盆肌肌张力差等。器质性便秘常见原因有局部病变导致排便无力，结肠梗阻，腹腔、盆腔肿瘤，全身性疾病等。药物性便秘通常因药物的不良反应所致，常见药物：①抗精神病药物，如氯丙嗪、三环类抗抑郁药（阿米替林）、抗帕金森药物（苯扎托品）等；②镇痛药物，如阿片类（吗啡）、非甾体抗炎药（布洛芬）等；③抗胆碱能药物，如抗组胺药物（苯海拉明）、解痉药（双环锥林）等；④抗惊厥药，如卡马西平等；⑤抗心律失常药物，如胺碘酮等；⑥抗高血压药，如钙离子拮抗剂（维拉帕米）、利尿剂（呋塞米）等；⑦拟交感神经药物，如麻黄碱、特布他林等；⑧5-羟色胺受体拮抗剂，如昂丹司琼等。需要注意的是，患者经常多个病因同时存在，而不一定是单一的病因。

急性便秘常见于多种原因导致的肠梗阻。临床表现常有恶心、呕吐、腹痛、腹胀、排气排便减少或停止、消瘦、便血等。查体时可有贫血、胃肠型、腹部包块、腹部压痛、肌紧张、反跳痛等体征。

在以下章节将详细介绍器质性便秘和功能疾病相关性便秘。药物性便秘诊断及治疗相对简单，主要是询问相关药物服用史，停药后观察便秘症状是否有缓解，所以不再赘述。

二、问诊要点

1. 起病经过及诱因　详细了解有关便秘的起病缓急、持续时间、发病过程，有无导致便秘加重的诱因，如询问患者近期是否有生活环境及精神心理压力增大，是否有膳食纤维摄入减少、每天运动量不足或服用了可导致便秘的药物等。

2. 伴随症状 如伴便血、腹部包块、贫血、消瘦等报警症状，需警惕肿瘤。急重症患者多因急性腹痛、呕吐或便血等凶险情况入院，便秘多为伴随症状或早期症状。如果以腹痛为主，问诊侧重明确腹痛的部位、程度、性质、持续时间；如果以呕吐为主，问诊呕吐物是否有粪臭味或呕红褐色血性物质；如果有消化道大出血，询问呕血、便血的量及颜色，有无晕厥。

3. 诊治经过 询问既往有无相关诊治经历。详细询问曾做过何种检查及其结果，避免重复检查，以防浪费医疗资源及加重患者经济负担；并询问曾做过哪些治疗（具体用药成分、剂量）及其效果。

4. 既往病史 询问用药情况、手术史、已婚妇女分娩史，尤其要注意结直肠恶性肿瘤家族史。如患者一般状态良好，正常问诊即可；如患者就诊时表现为急性痛苦面容，则先重点问诊及查体以避免患者及家属出现抵触情绪。需要强调的是重点问诊不代表忽略问诊，只是为了不影响抢救，待患者病情平稳后还需要补充问诊。需要注意的是长期便秘容易使患者合并精神心理疾病，而这样的患者经常不会主动告知其精神心理问题，甚至患者从未因此就诊，所以需要临床医师在问诊时观察患者的情绪变化、精神状态，学会察言观色、随机应变、综合判断。

三、诊治流程

在临床工作中遇到便秘的患者，首先要先辨别患者病情轻重。如果患者病情急重，就诊主诉多数不以便秘为主要症状，应尤其注意以下报警症状，如便血、贫血、发热、消瘦、腹痛和腹部肿块等，追查其原发器质性疾病，尤其是恶性肿瘤。查体时强调轻重缓急，如果患者表现为急性病容，可先检查生命体征。如生命体征不稳定，立即监测生命体征，建立静脉通路，给予补液、通便等治疗，再结合问诊、查体考虑初步的临床诊断并急查腹部立位 X 线、腹部超声或 CT，急采血常规、凝血象、生化指标等。如生命体征稳定，则正常进行，观察营养状态，有无贫血貌，结膜是否苍白等；观察腹部形态，有无腹部不对称增大，有无胃肠型、蠕动波等；听诊肠鸣音是否亢进、有无气过水声或金属音，有无肠鸣音减弱或消失等；触诊腹部有无压痛、肌紧张、反跳痛，是否可触及包块等；叩诊腹部鼓音是否明显，有无移动性浊音等。其中肛门直肠指检对于肛门附近的检查最为重要，有助于了解粪便嵌塞、肛门直肠病变等。肛门指诊时要注意可否触及肿物，肿物的方位、大小、质地、是否活动、有无压痛，指套是否带血等。诊治流程见图 9-1。

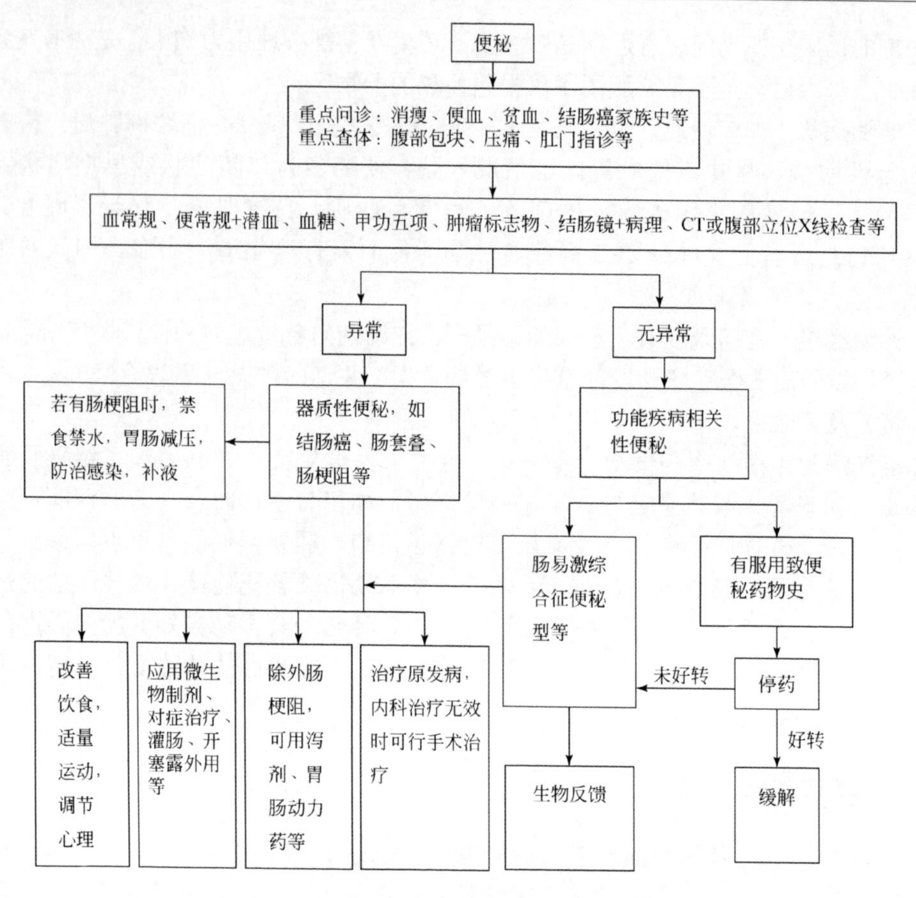

图 9-1　便秘的诊治流程

四、知识点

1. 便秘的分类　便秘按病程分为急性便秘和慢性便秘。急性便秘通常有腹痛、腹胀、恶心、呕吐，多见于各种原因的肠梗阻；慢性便秘的病程大于 12 周。按病因分为原发性便秘（即功能性便秘）和继发性便秘（包括器质性便秘、药物性便秘）。功能性便秘又分为慢性传输型、出口梗阻型和混合型便秘。在本章将功能性便秘及肠易激综合征便秘型（constipation-predominant irritable bowel syndrome，IBS-C）统称为功能疾病相关性便秘。

2. 功能疾病相关性便秘诊断标准　见表 9-1～表 9-3。

表 9-1　功能性便秘诊断标准

1. 必须包括 2 项或 2 项以上：＞25%的排便感觉费力
＞25%的排便为干球便或硬便
＞25%的排便有不尽感
＞25%的排便有肛门直肠梗阻或堵塞感
＞25%的排便需要手法辅助
每周自发排便＜3 次
2. 不用泻药时很少出现稀便
3. 不符合 IBS 的诊断标准

注：所有功能性胃肠病必须符合诊断前症状出现至少 6 个月，且近 3 个月内满足症状要求。

表 9-2　IBS-C 的诊断标准

便秘伴反复发作的腹痛或不适，最近 3 个月内每个月至少有 3 日出现症状，合并以下 2 条或多条
1. 排便后症状缓解
2. 发作时伴有排便频率改变
3. 发作时伴有大便性状改变

表 9-3　Bristol 粪便性状量表

分型	表现
1 型	分个的干球状便，如坚果，很难排出
2 型	腊肠状，但很硬
3 型	腊肠样，表面有裂缝
4 型	腊肠样或蛇状，光滑而柔软
5 型	柔软团块，切缘清楚，易排出
6 型	松散的碎片，边缘破糟，或糊状便
7 型	水样便，没有固形部分

［注意］　结肠传输时间可以通过 Bristol 粪便性状来估测：1 型和 2 型粪便与肠道慢传输相关，6 型和 7 型粪便与肠道传输加快相关。罗马Ⅳ标准中指出，干球粪或硬粪可以参照 Bristol 粪便性状的 1 型或 2 型。

3. 不同类型便秘症状和查体鉴别要点　见表 9-4，表 9-5。

表 9-4　不同类型便秘的问诊鉴别知识点

	器质性便秘	功能疾病相关性便秘	药物性便秘
病程长短	病程较短	病程长	病程长
急性加重	可在短期急性加重	少	少
致便秘药物史	无	无	有
便血	可有便血	无便血	无便血
消瘦	可有消瘦，体重减轻	无体重减轻	无体重减轻
贫血	可有贫血	无	无
发热	可有低热	无	无

表 9-5　不同类型便秘的查体鉴别知识点

	器质性便秘	功能性便秘	药物性便秘
贫血貌	可有贫血貌、结膜苍白	无贫血貌	无贫血貌
腹部视诊	腹部平坦或膨隆，肠梗阻时可见胃肠型、蠕动波	腹部视诊多无异常；肠梗阻体征少见	腹部多无肠梗阻视诊特点
腹部触诊	可有腹部压痛；部分患者可触及腹部包块；少数可有腹膜炎体征	无压痛；腹部包块少见（粪块）；无腹膜炎体征	无压痛；腹部包块少见（粪块）；无腹膜炎体征
腹部叩诊	继发腹膜炎或腹腔转移时可有移动性浊音	无移动性浊音	无移动性浊音
腹部听诊	肠梗阻时可有肠鸣音亢进、气过水声	多无异常；可有肠鸣音减弱	多无异常

4. 常用缓泻剂及泻药的特点　见表9-6。

表 9-6　常用缓泻剂及泻药

纤维素和容积性泻剂：麦麸、欧车前
渗透性泻剂：乳果糖 10～20g/d；聚乙二醇 10g/次，每日 1～2 次口服
促动力泻剂：5-羟色胺 4 受体拮抗剂，如普芦卡必利 2mg/次，1 次/日
刺激性泻剂：比沙可啶 5～10mg/d，匹克硫酸钠 5mg/d（不常用，慎用）
促分泌剂：利那洛肽 290μg/d（不常用，慎用）

（1）容积性泻剂：通过滞留粪便中的水分，增加粪便含水量和体积起到通便作用，常用药物包括麦麸、欧车前等。容积性泻剂常见的不良反应包括腹胀、结肠梗阻、铁吸收不良等。

（2）渗透性泻剂：在肠内形成高渗状态，吸收水分，增加粪便体积，刺激肠道蠕动，包括聚乙二醇和不被吸收的糖类（如乳果糖）。聚乙二醇在改善粪便性状、排便频率、便秘相关症状等方面的疗效显著，而且不良反应少，耐受性好。乳果糖还可以被代谢为乳酸和乙酸，促进生理性细菌的生长，便秘患者的排便频率和粪便性状，且耐受性良好。

（3）刺激性泻剂：比沙可啶、酚酞、蒽醌类药物和蓖麻油等，作用于肠神经系统，可增强肠道动力和刺激肠道分泌。需要注意应用刺激性泻剂的患者发生严重不良反应的危险度升高。长期使用可出现药物依赖、吸收不良和电解质紊乱，损害患者的肠神经系统，致结肠动力减弱，引起结肠黑变病。刺激性泻剂需遵循短期、间断使用原则。

（4）促分泌剂：利那洛肽通过促进小肠腔内氯化物和碳酸氢盐的分泌，使小肠液分泌增多和结肠转运速度增快，从而增加排便次数，改善患者排便费力、腹痛、腹胀等不适症状。其常见的不良反应有轻、中度腹泻。

（5）促动力剂：普芦卡必利通过增加胆碱能神经递质的释放，刺激结肠产生高幅推进性收缩波，对不伴有肛门直肠功能障碍的便秘患者可以加快胃肠传输，推荐用于常规泻药无法改善便秘症状的患者，每日剂量2mg。其主要不良反应有恶心、腹泻、腹痛和头痛等。

5. 重要的辅助检查

（1）电子结肠镜及病理：用于直接观察结直肠有无器质性病变及有无狭窄，可通过活体标本病理检查，鉴别病变良恶性。

（2）血常规：根据血红蛋白水平、白细胞计数判断便秘患者有无致贫血疾病（如结肠癌等），有无感染性疾病（如结肠炎等）。

（3）便常规+潜血：粪便镜检可见红细胞及粪便潜血呈阳性多见于结直肠恶性肿瘤、炎症性肠病、肠结核、急性胃肠黏膜病变等。粪便潜血呈阳性有助于缩小便秘相关疾病范围。

（4）CEA：是一种广谱性肿瘤标志物，结直肠恶性肿瘤患者可有 CEA 升高，可用于鉴别致便秘疾病的良恶性。

（5）CT：肠梗阻患者CT检查可见液气平面，肠管扩张及原发病等；结肠恶性肿瘤患者可见肠壁增厚或肿块。

（6）腹部立位X线检查：可见液气平面等肠梗阻征象。

（7）结肠传输试验：是利用不透X线的标记物，口服后定时拍摄腹部X线片，追踪观察标记物在结肠内运行的时间、部位，判断结肠内容物运行速度及受阻部位的一种诊断方法，有利于评估是慢传输型还是出口梗阻型便秘。

（8）排便造影：在模拟排便过程中，通过钡剂灌肠，了解肛门、直肠、盆底在排便时动态及静态变化，用于诊断出口梗阻型便秘，如直肠前凸、盆底失弛缓症等。

（9）直肠压力测定：利用压力测定装置置入直肠内，令肛门收缩和放松，检查肛门内、外括约肌，以及盆底、直肠的功能及协调情况，帮助分辨出口梗阻型便秘。

第一节　器质性便秘

一、概述

器质性便秘指由于脏器的器质性病变所致的便秘。器质性便秘患者的治疗一定要重视对原发病的治疗，特别是某些肿瘤引起的便秘。结直肠恶性肿瘤的患者常有便秘伴随报警症状，所以当临床发现报警症状时应予以高度重视。

器质性便秘的病因包括结肠原发疾病，如结肠癌等；肠神经系统疾病，如先天性巨结肠等；肛门直肠疾病，如肛门狭窄、直肠膨出、直肠脱垂、孤立性直肠溃疡等。还可因栓塞性内痔、肛裂、肛周脓肿、肛瘘等引起排便疼痛，使患者排便恐惧而导致便秘。除了消化系统疾病外，其他系统疾病也可引起便秘，如糖尿病、甲状腺功能减退、甲状旁腺功能亢进等内分泌代谢性疾病；慢性肾病、尿毒症等泌尿系统疾病；脊髓损伤或肿瘤、腰间盘疾病、脊柱结核等中枢神经疾病；自主神经疾病、神经纤维瘤、神经节瘤等周围神经疾病；系统性硬化病、硬皮病、淀粉样变性等遗传或免疫系统疾病。

二、诊治流程

临床上接诊便秘患者，应详细问诊便秘的持续时间、大便性状及排便习惯、加重缓解因素、伴随症状，尤其是报警症状。询问患者工作环境、生活习惯、饮食情况，精神心理状态、用药情况、手术史及已婚妇女分娩史等。查体时注意患者营养状态，有无贫血及消瘦，腹部外形及有无胃肠型、蠕动波、手术瘢痕，腹部触诊有无压痛、腹部包块，听诊肠鸣音有无亢进、减弱或消失等。重视直肠指诊对肛门直肠疾病的诊断价值。根据病史、体格检查大致推断出便秘的病因，进而选择辅助检查，如常规检查：血常规、便常规+隐血试验、生化、血糖及糖化血红蛋白、甲状腺功能、肿瘤标志物、结肠镜、CT、腹部立位X线等；特殊检查：肛门测压、排便造影、结肠传输试验等。通过这些结果确定诊断，并进行相应治疗。器质性便秘的诊治流程见图9-2。

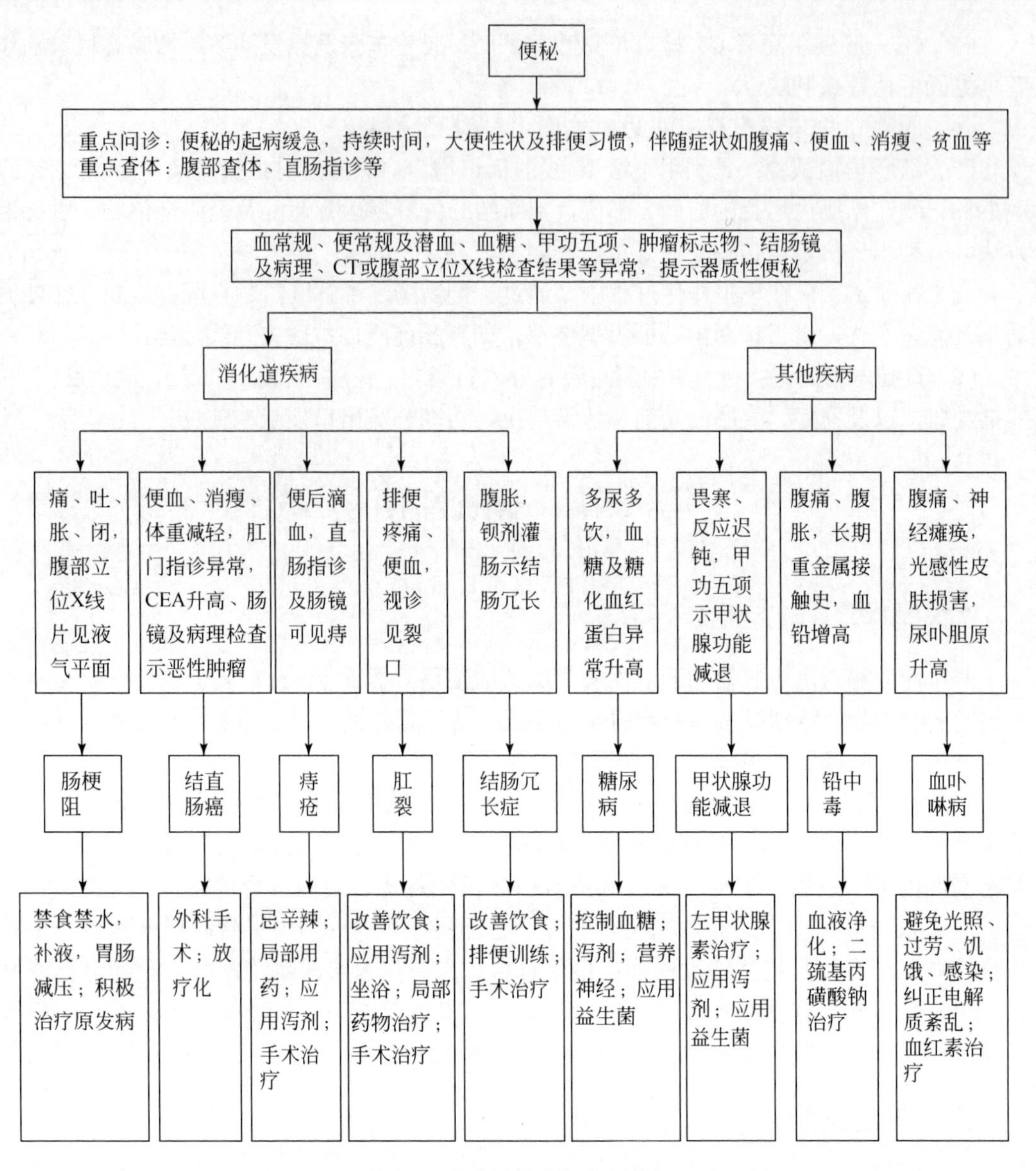

图 9-2　器质性便秘的诊治流程

三、临床推荐处理措施

器质性便秘的临床推荐处理措施见表 9-7。

表 9-7　器质性便秘的常用医嘱

消化内科入院常规
根据病情一级或二级护理
根据病情禁食禁水或高膳食纤维饮食
必要时胃肠减压：适用于有肠梗阻表现患者
血常规、便常规及潜血、尿常规、肝功能、肾功能、离子、血糖、肿瘤系列等

续表

心电图
必要时结肠镜+病理检查、腹部立位 X 线、钡剂灌肠、腹部 CT 检查等
必要时纠正水电解质及酸碱平衡紊乱，必要时补充血浆、全血
治疗原发病，如肠梗阻严重时可用生长抑素，如奥曲肽 0.3mg+0.9%氯化钠 250ml 或 500ml，每 12 小时持续静脉滴注
对症治疗： 灌肠（必要时可应用大承气汤灌肠） 促动力剂：5-羟色胺 4 受体拮抗剂，如普芦卡必利每次 2mg，1 次/日 泻剂：乳果糖 10～20g/d；聚乙二醇电解质 10g+50ml 水，1～2 次/日；芦荟、番泻叶等 益生菌制剂：双歧杆菌活菌制剂 2～3 粒/次，2～3 次/日等
必要时手术治疗

［注意］ 芦荟、番泻叶等二苯基甲烷衍生物不能长期服用，因为此类药物可造成结肠上皮细胞凋亡和巨噬细胞内色素沉着，即结肠黑变病。

四、常见疾病

（一）肠梗阻

［病因］ 肠梗阻病因涉及较广泛，不同类型肠梗阻临床表现差异显著，预后差别大。按梗阻病因，可分为机械性肠梗阻，如肠道肿瘤、肠套叠、肠扭转；动力性肠梗阻，如麻痹性肠梗阻、慢性铅中毒；血运性肠梗阻，如肠系膜血管栓塞、假性肠梗阻。按肠壁血运有无障碍，可分为单纯性肠梗阻，绞窄性肠梗阻。

［临床表现］ ①腹痛：多呈阵发性绞痛，如果发展成为剧烈的持续性绞痛，应该警惕可能发生绞窄性肠梗阻。②呕吐：高位梗阻呕吐物主要为胃十二指肠内容物；低位小肠梗阻多为具有粪臭味肠内容物；呕吐棕褐色或血性物质是肠管血运障碍的表现。③腹胀：低位梗阻或麻痹性肠梗阻呈全腹胀；结肠梗阻，如果回盲瓣关闭良好，梗阻以上肠袢可成闭袢。腹部隆起不均匀对称，是闭袢肠梗阻的特点。④排气、排便停止：见于完全性肠梗阻患者。⑤查体可见腹部膨隆、胃肠型、蠕动波，肠鸣音亢进或减弱，腹部可能触及包块。

［主要辅助检查］ ①实验室检查：血液浓缩时血常规示白细胞、血红蛋白、血细胞比容增高；生化系列、血气分析可见酸碱失衡和离子紊乱；CEA 在部分恶性肿瘤所致肠梗阻患者中可见升高。②影像学检查：X 线检查可见肠袢，液气平面；CT 检查可见肠管积气、积液，液气平面，肠壁可有增厚，闭袢肠梗阻可见鸟嘴征、漩涡征。

［诊断］ 病因+临床表现+辅助检查。

［鉴别诊断］ ①急性阑尾炎：出现急性腹痛的患者其症状有时与肠梗阻类似，体征上主要以右下腹部麦氏点压痛为标志，超声、CT 检查有助于鉴别诊断。②胃十二指肠溃疡急性穿孔：腹痛、腹胀的临床表现与绞窄性肠梗阻较相似，但消化道穿孔患者常有长期消化性溃疡病史，腹部立位 X 线检查及内镜检查有助于鉴别诊断。

［治疗］ ①禁食禁水。②胃肠减压。③纠正水电解质及酸碱平衡紊乱：先补充平

衡盐液，必要时补充血浆、全血。④奥曲肽 0.3mg+0.9%氯化钠 250ml q12h 持续静脉滴注。⑤灌肠：注意手法轻柔，操作前观察有无痔脱出。⑥泻剂缓解症状：乳果糖 10～20g/d；聚乙二醇电解质每次 10g，1～2 次/日。⑦某些保守治疗无效或结直肠肿瘤患者在必要时行外科手术治疗。

（二）结肠癌

［病因］　主要与高脂肪和低纤维素饮食有关；结肠慢性炎症、结肠息肉及遗传因素也可能参与结肠癌的发病。

［临床表现］　①排便习惯与粪便性状改变：多有血便、里急后重，有时表现为顽固性便秘，大便形状变细，也可表现为腹泻与便秘交替。②腹痛：多见于右侧结直肠癌，呈钝痛，可涉及右上腹、中上腹。并发肠梗阻时腹痛加重，呈绞痛。③腹部包块。④直肠肿块。⑤全身情况：贫血、低热、消瘦、恶病质、腹水。

［主要辅助检查］　①结肠镜检查：可表现为结肠占位、溃疡或狭窄性病变等，有助于判断病变部位、大小、范围，结合活体标本病理检查可确诊。②影像学检查：超声肠镜有助于判断病变的浸润深度，有助于分期；X 线钡剂灌肠可见充盈缺损、龛影、黏膜皱襞破坏、肠腔狭窄；CT 可见肠壁增厚，直肠癌位置固定，CT 对决定能否手术及术式选择起重要作用。③实验室检查：粪便隐血试验可呈阳性；结直肠恶性肿瘤患者可能存在 CEA 升高，可用于监测术后复发情况。

［诊断］　病因+临床表现+辅助检查。

［鉴别诊断］　①结肠良性肿瘤：病程长，症状轻，X 线检查见局部充盈缺损，形态规则，结肠镜及病理检查可确诊。②右半结肠癌与肠结核都可以出现腹泻、便秘等排便习惯改变，也可有腹胀、腹痛、消瘦、贫血、发热等症状，结肠镜及病理检查可区分两种疾病。

［治疗］　①泻剂缓解便秘症状：乳果糖 10～20g/d，聚乙二醇电解质每次 10g，1～2 次/日。②结肠镜治疗：早期结肠癌可经黏膜切除术、黏膜剥离术治疗，如果病理结果提示标本基底、边缘阳性可追加外科手术。③外科治疗。④化疗：氟尿嘧啶、希罗达等。⑤放疗：术前放疗提高手术切除率，降低复发率，术后放疗用于手术未根治、局部复发等。

（三）先天性巨结肠

［病因］　先天性巨结肠又称希尔施普龙病，因结肠缺乏神经节细胞或功能异常导致肠管持续痉挛，粪便瘀滞于近端结肠，近端结肠代偿性增大。

［临床表现］　①顽固性便秘腹胀：可出现肠梗阻症状，呕吐、腹胀、排便减少或消失，直肠指检刺激排便反射后可排出大量气体及粪便。②营养不良、发育迟缓：患者消瘦、贫血，发育较同龄儿童差。③巨结肠伴发小肠结肠炎：可出现呕吐、腹泻，严重脱水、酸中毒，病死率高，是常见、严重并发症。

［主要辅助检查］　①活体标本病理检查（金标准）可见异常增生的神经节纤维束，无神经节细胞。②影像学：腹部立位 X 线片示肠腔胀气，直肠不充气，甚至低位肠梗阻；钡剂灌肠示远端肠管细窄、近端肠管扩张，此外 24 小时后有钡剂存留现象。

［诊断］ 病因+临床表现+辅助检查。

［鉴别诊断］ ①胎粪阻塞综合征：主要是因为胎粪黏稠，导致肠道梗阻，只要将胎粪排出即可，临床上比较好鉴别。②先天肠闭锁：是胚胎发育异常所致回肠末端或结肠闭锁，表现为低位肠梗阻。此疾病经灌肠不能排出胎粪，X线可见液气平面，下腹部空白无气。

［治疗］ ①保守治疗：灌肠（注意：灌肠出入量要相等，应用等渗盐水，禁用高渗、低渗盐水、肥皂水）。②结肠造瘘。③根治手术。

（四）结肠冗长症

［病因］ 结肠冗长症是一种先天性结肠畸形，结肠在发育中生长过长所致，多发生在乙状结肠。

［临床表现］ 临床症状表现为便秘、腹痛、腹胀、恶心、呕吐等，如果发生肠管扭转，则出现剧烈腹痛。

［主要辅助检查］ X线钡剂灌肠示结肠盘曲冗长。

［诊断］ 病因+临床表现+辅助检查。

［鉴别诊断］ 结肠冗长症症状上与先天性巨结肠相似，但程度完全不同。乙状结肠冗长症的临床表现较缓和，发病较晚，常有便秘与自发排便交替。X线钡剂灌肠造影有助于鉴别诊断。

［治疗］ ①无症状者不需要治疗。②有便秘症状者先行保守药物治疗缓解症状，乳果糖10～20g/d；聚乙二醇电解质10g/次，1～2次/日；双歧杆菌制剂2～3粒/次，2～3次/日；莫沙必利每次5mg，3次/日。③保守治疗不缓解可考虑外科手术治疗。

（五）糖尿病

糖尿病是以高血糖为特征的慢性代谢性疾病，由胰岛素分泌和（或）利用缺陷引起的。糖尿病患者可有迷走神经功能异常及代谢紊乱，从而使胃肠蠕动减慢、腹肌和会阴肌张力不足、排便无力而出现便秘症状。

［病因］ 糖尿病是由遗传和环境等复合因素引起的临床综合征，但其病因和发病机制仍未完全阐明。目前，1型糖尿病被认为与遗传因素、环境因素、自身免疫及其自然史有关；2型糖尿病被认为与遗传因素、环境因素、胰岛素抵抗、B细胞功能缺陷、A细胞功能异常和肠促胰素分泌缺陷、肠道菌群异常及其自然史有关。

［临床表现］ 糖尿病的临床表现常被描述为“三多一少”，即多尿、多饮、多食和体重减轻。部分糖尿病患者可引起胃肠功能紊乱，常表现为腹痛、腹胀、腹泻、便秘等。

［主要辅助检查］ 空腹血糖、餐后2小时血糖、糖化血红蛋白、糖化白蛋白等异常。

［诊断］ 病因+临床表现+辅助检查。

［鉴别诊断］ 慢性铅中毒：患者有职业接触史，从事含铅，尤其是燃料蓄电池及铅字排版等工作。病史及血铅测定有助于鉴别诊断。

［治疗］ ①调节饮食结构，控制血糖水平，摄取高纤维食物；适量运动。②辅助按摩腹部，帮助胃肠道蠕动。③营养神经，如甲钴胺每次0.5g，3次/日。④调节肠道菌群，双歧杆菌活菌制剂2～3粒/次，2～3次/日。⑤应用泻剂，聚乙二醇每次10g，1～2次/日。

（六）甲状腺功能减退

［病因］　甲状腺功能减退与自身免疫损伤、甲状腺破坏、碘及抗甲状腺药物的过量应用有关。部分患者由于机体处于低代谢状态，肠蠕动能力减弱，大便在肠道内聚集，水分被重吸收导致大便干结从而出现便秘。

［临床表现］　甲状腺功能减退患者伴便秘，其症状如畏寒肢冷、毛发稀疏、嗜睡、反应迟钝，伴随大便干结、排便次数减少等。

［主要辅助检查］　血清 TSH 增高，TT_4 和 FT_4 均降低。

［诊断］　病因+临床表现+辅助检查。

［鉴别诊断］　结肠冗长症：多发生在乙状结肠，临床症状表现为肠功能失调、腹胀、呕吐、便秘等，X 线钡剂灌肠检查有助于鉴别诊断。

［治疗］　①左甲状腺素治疗：50～200μg/d，按体重计算剂量为 1.6～1.8μg/（kg · d），小剂量开始，逐渐增加。②泻剂：乳果糖 10～20g/d 或聚乙二醇每次 10g，1～2 次/日。③双歧杆菌活菌制剂：2～3 粒/次，2～3 次/日。

五、典型病例

病例一　患者，男，65 岁。

主诉：便秘 2 个月，便血 5 日。

现病史：患者无明显诱因于 2 个月前出现便秘，每周 2 次，粪便干结，伴排便困难，伴腹胀，以下腹部为著，进食后加重，近日偶有下腹部隐痛，呈阵发性。患者无呕吐，无发热，5 日前出现便血，呈暗红色，每次约 100ml，无便后滴血，排便时肛门无疼痛感，伴头晕、心悸。门诊以“便秘、消化道出血”收入院。病程中患者体重减轻约 10kg。

既往史：否认相关致便秘药物服用史；无手术史；有结肠癌家族史。

查体：BP 为 110/70mmHg，P 为 112 次/分。贫血貌，结膜略苍白。腹部平坦，右下腹可触及一包块，大小约为 4cm×4cm，质硬，无移动性，右下腹轻压痛，无肌紧张、反跳痛。

［问诊和查体要点］

（1）患者便秘的具体情况，大便形态、排便次数、是否有便意减少、排便费力。

（2）询问患者有无报警症状，如便血、发热、消瘦等，以区别器质性便秘中的结肠肿瘤。询问是否有便后滴血、排便后疼痛，以区别器质性病变中良性疾病如痔疮、肛裂等。询问手术史，以区别手术导致的器质性便秘。

（3）询问致便秘药物服用史，以区别药物性便秘。

（4）查体注意视诊腹部形态，有无腹部不对称，有无胃肠型，听诊肠鸣音有无亢进或减弱，触诊腹部有无包块及压痛，肛门指诊可否触及肿块、指套是否带血？

［临床思路解析］

（1）患者无致便秘药物服用史，便秘可见于器质性、功能性疾病。高龄患者是结直肠恶性肿瘤高发人群，询问病史要重点询问相关报警症状。

（2）患者主诉便秘伴便血。常见疾病有结直肠恶性肿瘤、痔疮、肛裂，肿瘤症状为便中带血，痔疮症状为便后滴血，肛裂症状也为鲜血便但便后疼痛。该患者无便后滴血及便后肛门疼痛感，除外痔疮、肛裂。该患者有结肠癌家族史，且存在消瘦报警症状，故考虑结直肠肿瘤可能性大。

（3）根据上述分析结果，查体注意患者有无贫血，如结膜苍白，腹部是否有压痛及包块。重视直肠指检，以排除直肠占位性病变可能，并可查看肛门有无狭窄。

（4）查体发现患者贫血，腹部有压痛及包块，结肠恶性肿瘤可能性进一步加大。需行血常规、肿瘤系列、结肠镜检查以进一步诊断。

［诊治措施］　①急查血常规+血型，采血查生化系列、凝血象、肿瘤标志物、肝炎系列+梅毒抗体+HIV 抗体等；腹部 CT；结肠镜检查，必要时行病理检查。②禁食禁水、补液营养支持。③止血：云南白药口服；如出血量大，可给矛头蝮蛇血凝酶肌内注射或静脉推注。④当血红蛋白＜60g/L，则需输血，纠正贫血。⑤如果出血量少，则需缓解便秘症状，乳果糖 10～20g/d 或聚乙二醇每次 10g，每日 1～2 次；双歧杆菌活菌制剂，2～3 粒/次，2～3 次/日。若病理检查结果提示恶性肿瘤，可选择外科手术治疗。

病例二　患者，男，70 岁。

主诉：间断性便秘 1 年，腹胀 3 日。

现病史：患者 1 年前出现间断性排便干结，粪便呈腊肠状，质硬，伴便次减少，每周 2 次，无便血，近 3 日患者出现腹胀，呈全腹胀，无恶心、呕吐，无发热、寒战，诉有排气、排便减少，门诊以“腹胀、肠梗阻？”收入院。病程中患者体重无减轻。

既往史：结肠肿瘤术后 2 年；否认致便秘药物服用史。

查体：BP 为 110/70mmHg，P 为 112 次/分。无贫血貌。腹部可见陈旧手术瘢痕，腹部饱满，听诊肠鸣音亢进，叩诊可闻及明显鼓音，右下腹可触及包块，无移动性，腹部无压痛，无肌紧张、反跳痛。

［问诊和查体要点］

（1）详细问诊便秘具体情况，如大便形态、排便次数、排便是否费力。

（2）问诊患者是否有伴随报警症状，如便血、消瘦、发热等，以除外结直肠恶性肿瘤。患者有无其他伴随症状，如腹痛、腹痛、呕吐、排气排便消失等。

（3）询问便秘的既往诊治经历及效果。

（4）询问患者是否有手术史以除外术后肠梗阻致器质性便秘；询问有无致便秘药物服用史，以除外药物性便秘。

（5）查体视诊关注腹部形态及有无胃肠型；听诊肠鸣音有无亢进或消失；触诊有无腹部包块，包块形状，有无腹部压痛；叩诊有无明显鼓音及移动性浊音。

［临床思路解析］

（1）患者既往有结肠癌手术史，且高龄，需排除恶性肿瘤复发，问诊和查体需注意报警症状，如消瘦、便血、发热等，查体需注意有无贫血貌、体重减轻等。

（2）患者无报警症状，但腹部可触及肿块，考虑结肠癌复发可能或外科手术后肠粘连。结合患者腹胀，排气、排便减少，腹部饱满，鼓音明显，患者初步诊断为不完全性肠梗阻，结肠癌复发或术后肠粘连可能。

（3）为进一步鉴别肠梗阻的病因，需行血常规、CEA、腹部 CT、结肠镜+病理检查。

［诊治措施］ ①急查血常规+血型、血样、生化系列、肿瘤标志物、肝炎系列+梅毒抗体+HIV 抗体。②腹部 CT。③结肠镜+病理检查。④禁食禁水。⑤补液。⑥胃肠减压。⑦灌肠。⑧如果肠梗阻解除，缓解便秘症状：乳果糖 10～20g/d 或聚乙二醇电解质每次 10g，每日 1～2 次；双歧杆菌活菌制剂，2～3 粒/次，2～3 次/日。

病例三 患者，女，50 岁。

主诉：顽固性便秘 5 年。

现病史：患者 5 年前出现排便困难，伴大便干结，排便次数减少，每周 2 次，大便呈腊肠状，质硬，无脓血便。患者有畏寒、乏力，无发热，诉记忆力减退。患者无腹痛、腹胀，门诊以“便秘”收入院，病程中患者体重增加 10kg。

既往史：甲状腺功能减退症病史 20 年，口服优甲乐 100μg/d。

查体：表情呆滞、反应迟钝、颜面及眼睑水肿，毛发稀疏。结膜无苍白，腹部平坦，未触及包块，无压痛。

［问诊和查体要点］

（1）询问患者便秘的具体情况，大便形态、每周排便次数、是否有排便困难、便意减少或无便意？

（2）是否有报警症状，如便血、消瘦、发热、贫血等？是否有其他伴随症状？

（3）询问既往诊疗经过。

（4）是否有致便秘药物服用史？

（5）查体注意有无毛发稀疏、反应迟钝、颜面及眼睑水肿？结膜有无苍白？

（6）查体注意腹部有无包块，有无腹部压痛、反跳痛？

［临床思路解析］

（1）患者排便次数减少，大便干结，符合便秘诊断。

（2）患者无相关报警症状，不符合结直肠恶性肿瘤特点。患者伴随畏寒、乏力、记忆力减退等甲状腺功能减退临床表现，并有甲状腺功能减退病史。所以考虑甲状腺功能减退致器质性便秘可能。

（3）查体有甲状腺功能减退症典型体征，如反应迟钝、表情呆滞、毛发稀疏等。并且患者无结肠恶性肿瘤典型体征，如结膜苍白、贫血貌、腹部包块、压痛等。

（4）临床初步诊断甲状腺功能减退致器质性便秘，需进一步完善相关检查，以除外其他器质性便秘可能。需查血常规、甲功五项、肿瘤标志物、结肠镜、甲状腺超声+弹性成像。

［诊治措施］ ①甲功五项、肿瘤系列、甲状腺超声+弹性成像、结肠镜检查。②积极治疗甲状腺功能减退原发病，如左甲状腺素治疗，调整剂量。③泻剂：乳果糖 10～20g/d 或聚乙二醇电解质 10g+水每次 50ml，1～2 次/日。④双歧杆菌制剂：2～3 粒/次，2～3 次/日。⑤莫沙必利每次 5mg，3 次/日；⑥必要时开塞露外用。

病例四 患者，女，70 岁。

主诉：间断性便秘 4 年，腹胀 2 日。

现病史：患者 4 年前出现间断性便秘，大便呈干球状、质硬，伴排便次数减少，每周 2 次。2 日前患者出现腹胀，诉可于左下腹触及“肿块”，患者无恶心、呕吐，无便血、发热。门诊以“便秘”收入院，病程患者无体重减轻。

既往史：既往糖尿病病史10年，曾应用胰岛素治疗，患者未规范治疗，常自行停药。血糖控制差，空腹血糖12mmol/L。

查体：体型偏胖，无结膜苍白，腹部饱满，左下腹可触及类圆形肿块，无压痛。

［问诊和查体要点］

（1）首先询问患者便秘具体情况，如大便性状、每周排便次数。

（2）询问是否伴随报警症状，如体重减轻、便血、消瘦、发热等？是否有服用致便秘药物史？是否有其他伴随症状，如腹痛，腹胀，排气、排便减少或消失等？

（3）询问既往疾病史及家族史，有无致便秘药物服用史，既往便秘诊治经过？

（4）查体注意腹部包块位置、形状、大小、是否有压痛，腹部形态，有无胃肠型、蠕动波，腹部有无压痛、反跳痛？

［临床思路解析］

（1）患者大便呈干球状，伴排便次数减少，2次/周，符合便秘诊断。

（2）患者腹胀，但无恶心、呕吐，无排气排便消失，不符合完全性肠梗阻诊断。

（3）查体患者左下腹可触及类圆形肿块，无压痛。该肿块可能为干结粪块或乙状结肠肿瘤。结合患者问诊特点，无报警症状，考虑该肿块为肿瘤可能性不大，可能为粪块。可通过观察灌肠或排便后肿块能否消失进行初步鉴别。

（4）患者既往糖尿病病史，可能出现糖尿病性便秘。初步诊断为糖尿病性便秘。

（5）患者高龄，需进一步排除结肠肿瘤等器质性占位的可能性，需查血常规、肿瘤标志物、结肠镜。

［诊治措施］ ①血常规、肿瘤系列、结肠镜检查；②调节血糖；③改善饮食，高膳食纤维饮食；④灌肠/开塞露外用；⑤泻剂，乳果糖10～20g/d或聚乙二醇电解质每次10g，1～2次/日；⑥双歧杆菌制剂2～3粒/次，2～3次/日；⑦营养神经，如甲钴胺每次0.5g，3次/日。

第二节　功能疾病相关性便秘

一、概述

功能性便秘（functional constipation，FC）是常见的功能性胃肠病（functional gastrointestinal disorder，FGID）。FC属于功能性肠病，罗马Ⅳ标准将FC定义为排便困难、排便次数减少或排便不尽感，且不符合肠易激综合征的诊断标准，尽管患者可能存在腹痛和（或）腹胀症状，但不是主要症状。罗马Ⅲ认为FC和便秘型肠易激综合征（constipation-predominant irritable bowel syndrome，IBS-C）为两类疾病，两者的主要区别是IBS-C有腹痛且排便后缓解，而FC无此症状。罗马Ⅳ虽然仍认为两者为两类疾病，但是研究表明FC与IBS-C不但症状重叠，而且两者可以互相转换。因此，罗马Ⅳ认为，当考虑患者的便秘属于功能性疾病时，FC和IBS-C不再作为独立疾病看待，两者仅在病理生理机制上有关联的症状数目、频率和严重度方面有差别。

排便过程主要依赖肠道动力、分泌、内脏感觉、盆底肌群和肠神经系统等协调完成。功能性便秘是在多种病理生理机制共同作用下发生的，包括肠道动力障碍、肠道分泌紊乱、内脏敏感性改变、盆底肌群功能障碍和肠神经系统功能紊乱等。根据结肠传输时间、肛门直肠测压（anorectal manometry）和排便造影（defecography，DFG）等检查结果，可将功能性便秘进一步分为慢传输型便秘、出口梗阻型便秘和混合型便秘。

功能疾病相关性便秘的特殊检查如下。①钡剂灌肠：指从肛门注入稀释钡剂然后再注入少量气体，使直肠、全部结肠及盲肠显影。该方法用于检查结肠各种占位性病变。②结肠传输试验：通过口服的方法向胃肠道中投入标记物，然后定时观察和计算标记物在结肠中的运行、分布情况，观察结肠的传输情况。常用的方法为 8：00 一次性吞服含不透 X 线的标记物 20 粒，再于服用标记物后 24 小时、48 小时、72 小时、96 小时拍摄腹部 X 线片。依据标记物剩余数诊断（诊断标准见表 9-8）。③排便造影：通过向患者直肠注入造影剂，对患者排便时直肠肛管部位进行动、静态结合观察。排便造影是诊断出口梗阻型便秘的重要检查方法。④肛管直肠测压：利用压力测定装置，置入直肠内，检查内外括约肌、盆底、直肠功能与协调情况，是用于诊断出口梗阻型便秘的辅助检查方法。⑤盆底肌电图：用于了解盆底肌肉功能状态和神经支配情况。⑥球囊逼出试验：用于判断直肠感觉是否正常、肛门括约肌功能、直肠及盆底的功能是否异常。用于鉴别出口梗阻型便秘和排便失禁。

表 9-8　结肠传输试验诊断标准

正常：72 小时≤4 粒
结肠慢传输：96 小时≥4 粒，且运输指数≤0.4
慢传输倾向：72 小时≥5 粒至 96 小时≤3 粒
出口梗阻型：72 小时≥10 粒，且连续 2 日运输指数＞0.6，最后 1 日运输指数≥0.75
混合型：运输指数*＝0.5

*运输指数＝乙状结肠直肠区标记物数/标记物存留的总数。

二、诊治流程

功能疾病相关性便秘的诊断需要首先除外器质性便秘。遵循器质性便秘诊治流程，首先询问便秘相关情况、报警症状，再结合既往病史选择辅助检查以明确有无器质性便秘。如果除外器质性病变，再根据是否服用致便秘药物史、停药后便秘症状是否好转进一步除外药物性便秘，就可以初步诊断为功能疾病相关性便秘。功能疾病相关性便秘根据有无腹痛、腹痛-便意-排便后缓解分为功能性便秘及肠易激综合征便秘型，根据分型进一步选择治疗方案。功能疾病相关性便秘的诊治流程见图 9-3。

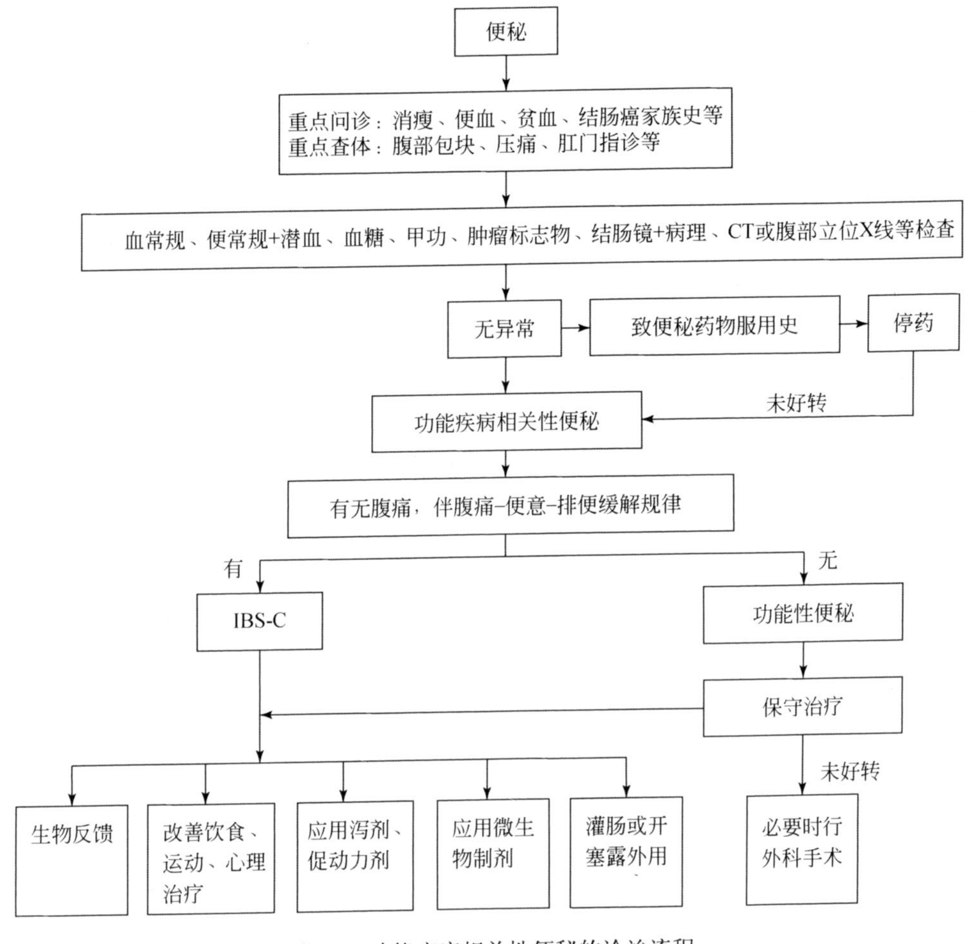

图 9-3　功能疾病相关性便秘的诊治流程

三、临床推荐处理措施

1. 功能性便秘治疗

（1）从基础治疗开始。调整饮食结构，适量运动，高膳食纤维饮食，多饮水。增加膳食纤维可以改善便秘症状谱，如粪便性状、排便频率、排便疼痛感和结肠转运时间等。推荐水的摄入量为 1.5～2.0L/d；推荐膳食纤维摄入量为 20～35g/d。规律运动可缩短肠道传输时间，有利于通便。

（2）基础治疗无效后筛选药物治疗或非药物治疗。

1）非药物治疗。①生物反馈：患者教育；训练患者用力排便时放松盆底肌肉；训练患者用力排便；模拟排便训练，练习排出充盈的球囊。②灌肠和直肠清洗：灌肠刺激排便反射，适用于治疗排便障碍或巨结肠导致的便秘；直肠清洗对难治性便秘有一定效果，常用于神经受损的患者。③手术：仅用于少数严重便秘患者。

2）药物治疗。①强调整体治疗原则，从饮食结构、生活方式、心理状态多方位综合评估影响。②分析功能性便秘的病理机制，根据症状的不同作用机制选择对应的药物。③强调联合、交替用药，不长期单一用药，以防耐药。④了解药物安全性及不良反应。

2. IBS-C 治疗原则 心理治疗；饮食调整，如高膳食纤维饮食；运动；药物治疗。

功能疾病相关性便秘的临床推荐处理措施见表 9-9。

表 9-9 功能疾病相关性便秘的常用医嘱

消化内科入院常规
二级护理
饮食调整：高纤维素饮食，避免过度饮酒、高脂饮食
对症应用泻剂（表 9-6）
必要时心理治疗：认知疗法、催眠疗法
胆汁调节剂
补充替代剂：西梅干、李子、益生菌制剂，如双歧杆菌制剂 2～3 粒/次，2～3 次/日
必要时生物反馈疗法，如排便训练
必要时灌肠治疗
必要时手术治疗

［注意］ 刺激性泻剂、促分泌剂临床不良反应较多，应用时要注意不良反应、安全性。

四、功能性便秘常见疾病

（一）慢传输型便秘

［病因］ 结肠动力障碍使内容物滞留于结肠或结肠通过缓慢，结肠内容物推进速度慢、排空迟缓。

［临床表现］ 患者表现为无便意，排便次数减少，1～2 次/周，粪便干燥，排便费力等严重症状，但不存在排便协调障碍。

［主要辅助检查］ 结肠传输试验示结肠传输减慢，肛肠测压、排便造影无显著异常。

［诊断］ 症状+查体+辅助检查。

［鉴别诊断］ ①结肠癌：可有腹痛、便血、消瘦等报警症状，结肠镜检查可见占位，病理提示恶性肿瘤细胞，肿瘤标志物 CEA 升高有助于鉴别。②出口梗阻型便秘：多表现为排便困难、排便不尽，结肠传输功能检查、排便造影、肛管测压有助于鉴别。

［治疗］ ①基础治疗：多运动、多饮水、增加富含纤维素类食物。②药物治疗：渗透性泻剂：乳果糖 10～20g/d；聚乙二醇电解质每次 10g，每日 1～2 次。③促动力泻剂：5-羟色胺 4 受体拮抗剂，如普芦卡必利每次 2mg，1 次/日，尽量避免使用刺激性泻剂，注意药物的交替使用。④必要时手术治疗。

（二）出口梗阻型便秘

［病因］ 肛肠、直肠的功能异常（非器质性病变）如排便反射缺如，盆底肌痉挛综

合征或排便时肛门括约肌不协调所致。

［临床表现］ 便意频繁，排便费力、无力感，排便不尽感，肛门阻塞感。部分患者因长期排便不畅导致直肠粪便堵塞，表现为大便失禁。出口梗阻型便秘分为直肠无力型或弛缓型、痉挛型、肠外梗阻型。

［主要辅助检查］ 肛门指诊：直肠可触及巨大粪块、肛门部充血、水肿。排便造影示排便异常、肌肉收缩异常、粪便不易排出；肛肠测压异常。

［诊断］ 症状+查体+辅助检查。

［鉴别诊断］ 直肠癌：可有便秘、排便费力、肛门阻塞感，常伴便血症状，肛门指诊可触及质硬肿块，指套带血，辅助检查 CEA 可有升高，结肠镜检查可见直肠占位病变，病理提示恶性肿瘤细胞有助于鉴别。

［治疗］ ①基础治疗：改善饮食结构、运动。②药物治疗：如渗透性泻剂乳果糖 10～20g/d；聚乙二醇电解质每次 10g，每日 1～2 次。③非药物治疗：生物反馈治疗，进行盆底肌肉训练。④必要时外科手术治疗。

（三）混合型便秘

［病因］ 同时存在结肠动力障碍及肛直肠功能异常。结肠动力障碍使内容物滞留于结肠或在结肠中通过缓慢，结肠内容物推进速度慢、排空迟缓；肛肠、直肠的功能异常（非器质性病变），如排便反射缺如、盆底肌痉挛综合征或排便时肛门括约肌不协调所致。

［临床表现］ 混合型便秘患者同时有慢性传输型和出口梗阻型便秘存在，临床表现具有两种类型的特点：无便意，排便次数减少，伴排便费力、肛门阻塞感等。

［主要辅助检查］ 肛门指诊、排便造影、肛肠测压异常。结肠传输试验结肠传输减慢。

［诊断］ 症状+查体+辅助检查。

［鉴别诊断］ ①肠易激综合征便秘型：腹痛或腹部不适，伴排便习惯改变，可有腹痛-便意-便后缓解，结肠镜检查无异常，排便造影、肛门测压有助于鉴别。②结肠癌：可有腹痛、便血、消瘦等报警症状，结肠镜检查可见结肠占位、病理检查提示恶性肿瘤细胞及肿瘤标志物 CEA 升高将有助于鉴别。

［治疗］ 兼顾慢传输型便秘和出口梗阻型便秘的治疗。

（四）肠易激综合征便秘型

［病因］ ①胃肠动力学异常，胃肠蠕动减弱；②内脏高敏感；③神经系统异常，中枢神经系统感觉异常和调节异常；④肠道感染；⑤肠道微生态失衡；⑥精神心理障碍。

［临床表现］ 便秘伴随腹痛、腹部不适症状，有腹痛-便意-便后缓解特点。

［主要辅助检查］ 结肠镜、CT、X 线、肿瘤系列等检查用于排除器质性病变。

［诊断］ 症状+查体+辅助检查。

［鉴别诊断］ ①功能性便秘：可无便意，可伴排便困难，结肠镜、CT 等检查未见器质性病变，特殊检查如排便造影、结肠测压试验、结肠传输试验异常将有助于鉴别。②肠梗阻：可有腹痛、腹胀、恶心呕吐、排气排便消失，CT 及腹部立位 X 线片可见液气平面，

有助于鉴别。

［治疗］ ①心理治疗；②高膳食纤维饮食；③药物治疗，如乳果糖 10～20g/d 或聚乙二醇电解质每次 10g，每日 1～2 次。

五、典型病例

病例一 患者，女，67 岁。

主诉：排便困难 4 年，便血 2 日。

现病史：4 年前患者无明显诱因出现排便困难，大便费力，且粪便干结，呈单个球状，患者便意减少，每周排便 1～2 次，患者无腹痛、腹胀，无恶心、呕吐，无发热。2 日前患者出现排干结粪便后便血，鲜血便，量约为 20ml。患者病程中食欲欠佳，体重减轻 2kg，小便正常。

既往史：否认肝炎病史。孕产史：孕 2 产 2，自然分娩。家族史：妹妹有结肠癌病史。

查体：T 为 36.5℃，BP 为 130/80mmHg，P 为 65 次/分，R 为 18 次/分。皮肤、黏膜无苍白，心肺查体未见异常。腹平坦，质软，未触及包块，无压痛、肌紧张、反跳痛，肝脾肋下未触及。肛门指诊：未触及肿块，指套带血。

［问诊和查体要点］

（1）是否有胃肠肿瘤家族史？是否应用致便秘药物？有无腹部盆腔手术史？女性孕产史如何？

（2）排便困难时间长短，是否短期内加重？排便性状、次数，便意有无减退？

（3）有无报警症状，如便血、消瘦、发热？

（4）查体时注意有无贫血貌、营养状态，腹部有无包块、压痛、肌紧张、反跳痛？肛门指诊可否触及肿物，是否指套带血？

［临床思路解析］

（1）便秘时间长，无近期加重，考虑慢性便秘。按 Bristol 粪便性状量表分型，粪便属 1 型，功能性便秘慢传输型可见此类粪便性状。患者为老年女性，有分娩史，可表现为随年龄增长肌力下降，盆底松弛综合征多见于老年、有分娩史、盆腔手术史的女性，所以不除外出口梗阻型功能性便秘。

（2）患者高龄且有报警症状，便血、消瘦，要与结直肠恶性肿瘤鉴别。进一步问诊，为便后滴血，属痔疮便血特点。需与结直肠肛门恶性肿瘤相鉴别，要特别注意腹部触诊有无包块及肛门指诊有无鲜血等。此外因患者高龄伴报警症状，符合结肠镜检查适应证。

（3）患者便秘，不伴腹痛等腹部不适症状，无腹痛-便意-便后缓解规律，无肠易激综合征诊断特点。

（4）患者慢性便秘，初步诊断为功能性便秘，需行结肠镜检查、肿瘤标志物检测以明确步除外器质性便秘。如有条件可进一步行排便造影、直肠肛门测压等，以进行功能性便秘的分型。

［处理措施］ ①查血常规+血型、血样、凝血象、肝功能、肾功能、离子、血糖、肿瘤标志物 CEA 等。②嘱患者适量增加运动，改善生活、饮食习惯，食用富含纤维素食物。③药物治疗：乳果糖 10～20g/d 或聚乙二醇电解质每次 10g，1～2 次/日。④开塞露外用或灌肠。⑤调节肠道菌群，如双歧杆菌活菌制剂口服，2～3 粒/次，2～3 次/日。⑥必

要时行外科手术治疗（慎用）。

病例二 患者，女，30岁。

主诉：间断性腹痛伴便秘5年，加重5个月。

现病史：患者5年前间断性出现腹痛，呈隐痛，疼痛每2周发作1次，每次持续数日，疼痛位于中下腹，有腹痛-便意-排便后缓解规律，伴便秘，每周2次，粪便呈腊肠状，无便血。患者无发热。5个月前患者上述症状加重，病程中体重无减轻，睡眠欠佳。

既往史：无家族性胃肠肿瘤病史。无致便秘药物服用史。无外科手术史。

查体：T为36.5℃，BP为130/80mmHg，P为65次/分，R为18次/分。皮肤、黏膜无苍白，心肺查体未见异常。腹平坦，质软，未触及包块，无压痛、肌紧张、反跳痛，肝脾肋下未触及。肛门指诊：未触及肿块、指套无带血。

［问诊和查体要点］

（1）是否有胃肠肿瘤家族史？是否应用致便秘药物？有无腹部盆腔手术史？孕产史如何？

（2）排便困难时间长短，是否短期内加重？排便性状、次数，便意有无减退？

（3）有无报警症状，如便血、消瘦、发热？

（4）查体注意有无贫血貌、营养状态，腹部有无包块、压痛、肌紧张、反跳痛？肛门指诊可否触及肿物，是否指套带血？

［临床思路解析］

（1）虽然患者为年轻女性，但便秘时间长，有近期加重，需鉴别有无结肠恶性肿瘤。着重问诊肿瘤家族史，报警症状。

（2）患者无便血、消瘦，无结肠肿瘤家族史。且患者有腹痛-便意-排便缓解，更倾向于肠易激综合征诊断。

（3）患者初步诊断为肠易激综合征便秘型，查体示腹部无阳性体征，肛门指诊未触及肿块、指套无带血。以上结果印证初步诊断。若条件允许，可行结肠镜、CT、肿瘤标志物等检查以进一步除外器质性便秘。

［处理措施］ ①采血：血常规+血型、血样、凝血象、肝功能、肾功能、离子、血糖、肿瘤标志物CEA。行心电图、结肠镜检查。②改善睡眠，调节情绪，适量增加运动，改善生活、饮食习惯，食用富含纤维素食物。③针对便秘给予药物治疗：乳果糖10～20g/d或聚乙二醇电解质每次10g，1～2次/日。④开塞露外用或灌肠。⑤调节肠道菌群，如双歧杆菌制剂2～3粒/次，2～3次/日。

（邵 晶 徐睿玲 王洪岩）

参 考 文 献

曹钰，柴艳芬，邓颖，等，2019. 中国脓毒症/脓毒性休克急诊治疗指南. 感染、炎症、修复，20（1）：3-22.
陈灏珠，钟南山，陆再英，2018. 内科学. 第9版. 北京：人民卫生出版社.
杜奕奇，李维勤，毛恩强，2015. 中国急性胰腺炎多学科诊治（MDT）共识意见（草案）. 中国实用内科杂志，35（12）：1004-1010.
贾波，2020. 非传染性输血不良反应与用血量、输血人次、输血品种的关系探讨. 临床研究，28（5）：9-11.
贾建平，崔丽英，王伟，2008. 神经病学. 第6版. 人民卫生出版社.
李鹏，王拥军，王文海，2018. 中国ERCP指南（2018版）. 中华消化内镜杂志，35（11）：777-813.
缪晓辉，冉陆，张文宏，等，2013. 成人急性感染性腹泻诊疗专家共识. 中华消化杂志，33（12）：793-802.
万学红，卢雪峰，2018. 诊断学. 第9版. 北京：人民卫生出版社.
王辰，高占成，2016. 内科学呼吸与危重症医学分册. 北京：人民卫生出版社.
吴孟超，李梦东，2011. 实用肝病学. 北京：人民卫生出版社.
于学忠，黄子通，2015. 急诊医学. 北京：人民卫生出版社.
赵欢，胡雪君，2017. 老年人肿瘤相关性发热的诊治进展. 实用老年医学，31（2）：111-113.
中国抗癌协会胰腺癌专业委员会，2018. 胰腺癌综合诊治指南（2018版）. 中国抗癌协会胰腺癌专业委员会. 中华外科杂志， 56（7）：481-494.
中国临床肿瘤学会，2018. 原发性肝癌诊疗指南. 北京：人民卫生出版社.
中国研究型医院学会消化道肿瘤专业委员会，2017. 胰腺癌多学科综合治疗协作组诊疗模式专家共识. 中国实用外科杂志，37（1）：35-36.
中国医师协会急诊医师分会，2016. 急性中毒诊断与治疗中国专家共识. 中华急诊医学杂志，25（11）：1361-1375.
中国医师协会急诊医师分会，2016. 中国急性感染性休克临床实践指南. 中华急诊医学杂志，25（3）：274-287.
中华人民共和国国家卫生健康委员会，2020. 原发性肝癌诊疗规范（2019年版）. 中国实用外科杂志，40（2）：121-138.
中华消化外科杂志编辑委员，2019. 急性非静脉曲张性上消化道出血多学科防治专家共识（2019版）. 中华消化外科杂志，18（12）：1094-1100.
中华医学会妇产科学分会，2019. 盆腔炎症性疾病诊治规范（2019修订版）. 中华妇产科杂志，7：433-437.
中华医学会肝病学会，2017. 肝硬化腹水及相关并发症的诊疗指南. 临床肝胆病杂志，33（10）：158-174.
中华医学会肝病学分会，2018. 酒精性肝病防治指南. 中华肝脏病杂志，26（3）：188-194.
中华医学会肝病学会，2019. 肝硬化诊治指南. 临床肝胆病杂志，35（11）：2408-2425.
中华医学会感染病学分会，2019. 慢性乙型肝炎防治指南. 临床肝胆病杂志，35（12）：2648-2669.
中华医学会神经病学分会神经重症协作组，2018. 呼吸泵衰竭监测与治疗中国专家共识. 中华医学杂志，9（43）：3467-3472.

中华医学会外科学分会脾及门静脉高压外科学组，2019. 肝硬化门静脉高压症食管、胃底静脉曲张破裂出血诊治专家共识（2019 版）. 中华外科杂志，57（12）：885-892.

中华医学会消化病学分会胰腺疾病学组，2019. 中国急性胰腺炎诊治指南（2019，沈阳）. 中华胰腺病杂志，19（5）：321-331.

Leppäniemi A，Tolonen M，Tarasconi A，et al，2019. 2019 WSES guidelines for the management of severe acute pancreatitis. World J Emerg Surg，14（1）：27.

Di Saverio S，Podda M，De Simone B，et al，2020. Diagnosis and treatment of acute appendicitis：2020 update of the WSES Jerusalem guidelines. World J Emerg Surg，15（1）：27.

Expert Panel on Gastrointestinal Imaging，Scheirey CD，Fowler KJ，et al，2018. ACR appropriateness criteria acute nonlocalized abdominal pain. J Am Coll Radiol，15（11s）：S217-S231.

Fabio C，Roberta A，Teo V，et al，2019. Diagnosis and treatment of acute alcohol intoxication and alcohol withdrawal syndrome：position paper of the Italian society on alcohol. Intern Emerg Med，14（1）：143-160.

Gans SL，Pols MA，Stoker J，et al，2015. Guideline for the diagnostic pathway in patients with acute abdominal pain. Dig Surg，3（1）2：23-31.

JBDS-IP，2020. The hospital management of hypoglycaemia in adults with diabetes mellitus . 4th edition. https://abcd. care/ joint- british- diabetes-societies-jbds-inpatient-care-group.

Stefano B，Filippo A，Luca DN，et al，2019. Management of Hyperkalemia in patients with kidney disease：a position paper endorsed by the Italian society of nephrology. Journal of Nephrology，32（4）：499-516.

附录　消化系统常用药物的用法及用量

质子泵抑制剂（PPI）

药物	剂量	用药须知
埃索美拉唑（Esomeprazole）	40mg/次（加入NS 100ml中），每日1～2次静脉点滴	适应证：消化性溃疡出血、吻合口溃疡出血；应激状态时并发的急性胃黏膜损害、非甾体抗炎药引起的急性胃黏膜损伤；预防重症疾病应激状态及胃手术后引起的上消化道出血等 禁忌证：对本品过敏者禁用；对苯并咪唑类化合物过敏者禁用埃索美拉唑；奥美拉唑不应与阿扎那韦合用；重度肝肾功能障碍者禁用泮托拉唑；严重肾功能不全者慎用 注意事项：严重肝病患者应减量使用；可能出现胃肠道反应，头痛、头晕，皮肤过敏反应，口干，转氨酶升高，外周水肿，感觉异常、嗜睡或失眠
奥美拉唑（Omeprazole）	首剂80mg（加入NS 20ml中），静脉推注；以后8mg/h，持续静脉点滴72h	
泮托拉唑（Pantoprazole）	20～40mg/次，每日1～2次口服	

H_2受体拮抗剂

药物	剂量	用药须知
西咪替丁（Cimetidine）	1. 200～600mg/次（加入NS或5% GS 250～500ml中），每日1～2次静脉点滴 2. 200mg/次（加入NS或5% GS 20ml中），每6小时缓慢静脉推进1次 3. 200～400mg/次，每日1～2次口服	适应证：消化性溃疡出血并发上消化道出血或胃及十二指肠黏膜糜烂出血者必须减少胃酸分泌，不宜经口服给药时给予静脉点滴 禁忌证：对本品过敏者禁用；妊娠妇女及哺乳期妇女禁用西咪替丁；严重肾功能不全者禁用法莫替丁 注意事项：可能出现胃肠道反应（如腹泻或便秘、胃肠道不适），中枢神经系统反应（如头晕、头痛、疲劳），皮疹。一旦病情许可，应尽快改为口服给药
法莫替丁（Famotidine）	1. 20mg/次（5% GS 250～500ml中），每日2次静脉点滴，间隔12小时，1个疗程为5日 2. 20mg/次（加入NS 20ml中），每12小时缓慢静脉推进1次，1个疗程为5日 3. 20mg/次，每日2次口服	

生长抑素及其类似物

药物	剂量	用药须知
奥曲肽（Octreotide）	首剂量50μg（加入NS 20ml中）静脉推进，之后持续静脉点滴25～50μg/h（0.3～0.6mg/次，加入NS 250ml中维持12小时静脉点滴，每日2次），1个疗程为5日	适应证：肝硬化患者胃-食管静脉曲张所致出血的紧急治疗止血和预防再出血，醋酸奥曲肽注射液（善宁）应与内镜硬化剂等特殊治疗联用；控制手术治疗或放射治疗不能充分控制病情的肢端肥大症患者的症状；缓解与功能性胃肠胰腺（GEP）内分泌肿瘤有关的症状；预防胰腺手术后并发症；胰腺炎；肠梗阻 禁忌证：对本品过敏者、妊娠妇女、哺乳期妇女和儿童禁用；严重肾功能不全者禁用法莫替丁；肾、胰腺功能异常者和胆石症患者慎用 注意事项：可能出现胃肠道反应（如腹泻或便秘、胃肠道不适），中枢神经系统反应（如头晕、头痛、疲劳），皮疹。一旦病情许可，应尽快改为口服给药。胰岛素依赖型糖尿病或糖尿病患者，应密切监测血糖水平

续表

生长抑素及其类似物

药物	剂量	用药须知
生长抑素 （Somatostatin）	250 μg（加入NS 20ml中）在3～5min内静脉推进，之后持续静脉点滴250～500 μg/h（3～6mg/次，加入NS 250ml中维持12小时静脉点滴，每日2次），1个疗程为3～5日	适应证：严重急性食管静脉曲张出血；严重急性胃或十二指肠出血，或并发急性糜烂性胃炎或出血性胃炎；胰、胆和肠瘘的辅助治疗；胰腺术后并发症的预防和治疗；胰腺炎；糖尿病酮症酸中毒的辅助治疗 禁忌证：对本品过敏及妊娠妇女禁用 注意事项：可能出现恶心、眩晕、面部潮红

血管加压素及其衍生物

药物	剂量	用药须知
特利加压素 （Terlipressin）	开始剂量 2mg/次（加入 NS 100ml 中），每 4～6 小时静脉点滴 1 次，出血停止给予 1mg/次（加入 NS 100ml 中），每日 2 次静脉点滴，1 个疗程为 5 日	适应证：特利加压素适用于食管静脉曲张出血；终末期肝病患者中肝肾综合征的治疗。垂体后叶素适用于肺、支气管出血及消化道出血，并适用于产科催产及产后收缩子宫、止血等 禁忌证：对本品过敏者；败血症休克患者禁用特利加压素；妊娠妇女和儿童禁用特利加压素；患有肾炎、心肌炎、血管硬化、骨盆过窄、双胎、羊水过多、子宫膨胀过度的患者禁用垂体后叶素 注意事项：高血压患者、冠状动脉心脏病患者、肾功能不全患者慎用。可能出现面色苍白、出汗、心悸、胸闷、腹痛、血压增高；罕见支气管痉挛，如出现需立即停药
垂体后叶素 （Pituitrin）	0.2～0.4U/min（加入 NS 中稀释），最大剂量为 0.8U/min，持续静脉点滴，止血后每 12 小时减少 0.1U/min	

止血药物

药物	剂量	用药须知
氨甲苯酸 （Aminomethyl-benzoic Acid）	0.1～0.3g（加入 NS 或 5% GS 250ml 中），稀释后缓慢静脉点滴，最大剂量为 0.6g/d	适应证：用于因原发性纤维蛋白溶解过度所引起的出血，包括急性和慢性、局限性或全身性的高纤溶出血，后者常见于癌肿、白血病、妇产科意外、严重肝病出血等 禁忌证：血尿或肾功能不全者、有血栓形成倾向或血栓栓塞病史者慎用 注意事项：可能出现头晕、头痛，腹部不适
血凝酶 （Hemocoagulase）	1～2 单位/次（加入 NS 2ml 中稀释），肌内注射或静脉推注，每日 1～2 次	适应证：用于需减少出血或止血的各种医疗情况，也可用来预防出血，如术前用药可避免或减少手术部位及手术后出血 禁忌证：对本品过敏者禁用；除非紧急情况，妊娠妇女不宜应用。虽无关于血栓报道，为安全起见有血栓病史者禁用 注意事项：播散性血管内凝血（DIC）及血液病所致的出血不宜使用本品。血中缺乏血小板或某些凝血因子（如凝血酶原）时，本品没有代偿作用，宜在补充血小板或缺乏的凝血因子，或输注新鲜血液的基础上应用本品。应防止用药过量，否则其止血作用会降低
维生素 K （Vitamin K）	10mg/次，每日 1～2 次肌内注射或缓慢静脉点滴（加入 NS 或 5% GS 100ml 中，4～5mg/min）	适应证：用于维生素 K 缺乏引起的出血，如梗阻性黄疸、胆瘘、慢性腹泻等所致出血，香豆素类、水杨酸钠等所致的低凝血酶原血症，新生儿出血及长期应用广谱抗生素所致的体内维生素 K 缺乏 禁忌证：严重肝病或肝功能不良者禁用 注意事项：静脉推注可能引起面部潮红、出汗、胸闷

续表

止血药物		
药物	剂量	用药须知
云南白药 （Yunnan Baiyao）	0.25～0.5g/次，每日 3～4 次，口服	适应证：用于跌打损伤，淤血肿痛，吐血、咯血、便血、痔血、崩漏下血、手术出血，支气管扩张及肺结核咯血，溃疡病出血 禁忌证：对本品过敏及妊娠妇女禁用 注意事项：极少数患者服药后导致过敏性药疹；外用前务必清洁创面；运动员慎用
蛋白酶抑制剂		
药物	剂量	用药须知
加贝酯 （Gabexate）	100mg/次（加入 5% GS 或林格液 500ml 中），每日 3 次静脉点滴，3 日后如症状减轻，改为 1 次/日，1 个疗程为 6～10 日	适应证：用于急性轻型（水肿型）胰腺炎的治疗，也可用于急性出血坏死型胰腺炎的辅助治疗 禁忌证：对本品过敏者禁用；妊娠妇女及儿童禁用 注意事项：少见注射血管局部疼痛，皮肤发红等刺激症状及轻度表浅静脉炎
乌司他丁 （Ulinastatin）	10 万单位/次(加入 NS 或 5% GS 500ml 中)，每次静脉点滴 1～2 小时，每日静脉点滴 1～3 次，以后随症状消退而减量	适应证：用于急性胰腺炎、慢性复发性胰腺炎，急性循环衰竭的抢救辅助用药 禁忌证：对本品过敏者禁用；避免与加贝酯混合使用；妊娠妇女慎用 注意事项：偶见白细胞减少或嗜酸性粒细胞增多；胃肠反应、转氨酶升高；注射部位血管痛、发红、瘙痒感、皮疹等过敏反应
保肝利胆药物		
药物	剂量	用药须知
还原型谷胱甘肽 （Reduced Glutathione）	1. 0.6～1.8g/次（加入 NS 或 5% GS 100～250ml 中），每日静脉点滴 1 次。1 个疗程为 14～30 日 2. 400mg/次，每日 3 次，口服	适应证：肝脏疾病，包括病毒性、药物毒性、酒精毒性及其他化学物质毒性引起的肝损害。用于放化疗患者；各种低氧血症；亦可用于有机磷、胺基或硝基化合物中毒的辅助治疗；解药物毒性 禁忌证：对本品过敏者禁用；老年人、妊娠妇女慎用 注意事项：偶见恶心、呕吐、腹痛、注射部位疼痛、心悸、皮疹等
多烯磷脂酰胆碱 （Polyene Phosphatidyl Choline）	1. 465mg/次（加入 5% GS 250ml 中），每日静脉点滴 1 次 2. 456mg/次，每日 3 次，口服；维持剂量为 228mg/次，每日 3 次，口服	适应证：各种类型的肝病，如肝炎、肝硬化、肝性脑病、脂肪肝、胆汁淤积，中毒；预防胆结石复发；肝胆手术前后的治疗；妊娠中毒，包括呕吐；银屑病，神经性皮炎，放射综合征 禁忌证：对本品过敏者禁用。由于含有苯甲醇，新生儿和早产儿禁用 注意事项：大剂量应用偶尔会出现腹泻
甘草酸/甘草酸苷 （Glycyrrihizinate）	1. 40～60ml/次（加入 5% GS 250ml 中），每日缓慢静脉点滴 1 次 2. 50～150mg（2～3 片）/次，每日 3 次，口服	适应证：治疗慢性肝病，改善肝功能异常；治疗湿疹、皮肤炎、荨麻疹 禁忌证：对本品过敏者禁用；醛固酮症患者、肌病患者、低钾血症、高钠血症、高血压、心力衰竭、肾衰竭患者禁用；新生儿、婴幼儿、妊娠妇女不宜使用 注意事项：可能出现胃肠道反应，皮肤瘙痒、荨麻疹，口干和水肿，头痛、头晕、胸闷、心悸及血压升高

续表

保肝利胆药物		
药物	剂量	用药须知
复方二氯醋酸二异丙胺 （Diisopropylamine Dichloroacetate）	80mg/次（加入NS或5% GS 100ml中），每日静脉点滴1次	适应证：用于脂肪肝、肝内胆汁淤积、一般肝功能障碍及早期肝硬化 禁忌证：对本品过敏者禁用 注意事项：妊娠期未见不良影响，但建议慎用。哺乳期不受影响
腺苷蛋氨酸 （Ademetionine）	1. 500～1000mg/次（加入5% GS 250ml中），每日静脉点滴1次，共2周 2. 1～2g/d，口服	适应证：用于肝硬化前和肝硬化所致肝内胆汁淤积及妊娠期肝内胆汁淤积 禁忌证：对本品过敏者禁用；腺苷蛋氨酸禁用于有影响蛋氨酸循环和（或）引起高胱氨酸尿和（或）高同型半胱氨酸血症的遗传缺陷患者 注意事项：对有血氨升高的肝硬化前期和肝硬化患者应注意监测血氨水平。偶可引起昼夜节奏紊乱
脱氧核苷酸钠 （Sodium Deoxyribonucleotide）	50～150mg/次（加入5% GS 250ml中），每日缓慢静脉点滴1次，1个疗程为30日	适应证：用于急、慢性肝炎，白细胞减少症，血小板减少症及再生障碍性贫血等的辅助治疗 禁忌证：对本品过敏者禁用 注意事项：偶有一过性血压下降
水飞蓟宾 （Silymarin）	140mg/次，每日3次，口服；维持剂量：140mg/次，每日2次，口服	适应证：慢性肝炎及肝硬化的支持治疗 禁忌证：对本品过敏者禁用 注意事项：偶可引起轻度腹泻；出现黄疸者及妊娠妇女慎用
熊去氧胆酸 （Ursodeoxycholic Acid）	250mg/次，每日1～3次，口服	适应证：用于胆囊胆固醇结石；胆汁淤积性肝病；胆汁反流性胃炎 禁忌证：急性胆囊炎和胆管炎；胆道阻塞（胆总管和胆囊管）；经常性的胆绞痛发作；射线穿不透的胆结石钙化；胆囊功能受损；胆囊不能在X线下被看到时；对胆汁酸或本品任一成分过敏 注意事项：该药品必须在医师的监督下使用并监测肝功能
茴三硫 （Anethol trithione）	25mg/次，每日3次，口服	适应证：用于胆囊炎、胆结石及消化不适，并用于急、慢性肝炎的辅助治疗 禁忌证：对本品过敏者禁用；胆道完全梗阻者禁用 注意事项：偶有过敏反应，可发生腹胀、腹泻、腹痛、恶心等；偶有转氨酶升高，可引起尿液变色；长期服用可致甲状腺功能亢进
解痉镇痛药物		
药物	剂量	用药须知
山莨菪碱 （Hyoscyamine）	5～10mg/次，每日肌内注射1～3次	适应证：抗M胆碱药，用于解除平滑肌痉挛，胃肠绞痛，胆道痉挛及急性微循环障碍及有机磷中毒等 禁忌证：颅内压增高、脑出血急性期、重症肌无力、青光眼、幽门梗阻、肠梗阻、中毒性巨结肠及前列腺肥大者禁用；反流性食管炎、重症溃疡性结肠炎患者慎用 注意事项：可能出现口干、面红、尿潴留、视物模糊、心动过速、头痛、头晕、紧张、性功能障碍、恶心、便秘、腹胀等

续表

解痉镇痛药物		
药物	剂量	用药须知
哌替啶（Pethidine）	25～100mg/次，肌内注射，每日100～400mg；极量：150mg/次，每日600mg	适应证：用于各种剧痛，如创伤性疼痛、手术后疼痛、麻醉前用药，或局部麻醉与静吸复合麻醉辅助用药等；可用于分娩镇痛；用于心源性哮喘有利于肺水肿的消除 禁忌证：室上性心动过速、颅脑损伤、颅内占位性病变、慢性阻塞性肺疾病、支气管哮喘、严重肺功能不全者禁用；严禁与单胺氧化酶抑制剂同用 注意事项：慢性重度疼痛的晚期癌症患者不宜长期使用本品
盐酸布桂嗪（Bucinnazine Hydrochloride）	50～100mg/次，每日1～2次皮下注射或肌内注射；疼痛剧烈时用量可酌增	适应证：中等强度的镇痛药；适用于偏头痛、三叉神经痛、牙痛、炎症性疼痛、神经痛、月经痛、关节痛、外伤性疼痛、手术后疼痛及癌性疼痛（属二阶梯镇痛药）等 禁忌证：本品引起依赖性的倾向比吗啡类药物低，但连续使用本品可耐受和成瘾，故不可滥用 注意事项：少数患者可见恶心、眩晕或困倦、黄视、全身发麻感等，停药后可消失
吗啡（Morphine）	5～15mg/次，皮下注射，10～40mg/d；极量：20mg/次，60mg/d	适应证：强效镇痛药；适用于其他镇痛药无效的急性锐痛，如严重创伤、战伤、烧伤、晚期癌性疼痛；心肌梗死而血压尚正常者，应用本品可使患者镇静，并减轻心脏负担；应用于心源性哮喘 禁忌证：呼吸抑制已显示发绀、颅内压增高和颅脑损伤、支气管哮喘、肺心病代偿失调、甲状腺功能减退、皮质功能不全、前列腺肥大、排尿困难及严重肝功能不全、休克尚未纠正控制前、炎性或梗阻性肠病患者禁用 注意事项：可能出现恶心、呕吐、便秘、低血压、心动过缓、呼吸抑制、嗜睡、情绪改变

降血氨药物		
药物	剂量	用药须知
门冬氨酸鸟氨酸（L-Ornithine-L-Aspartate）	10～20g/次（加入5% GS 250ml中），每日缓慢静脉点滴1次 3g/次，每日1～3次，餐后口服	适应证：用于急、慢性肝病引发的血氨升高及治疗肝性脑病，尤其适用于治疗肝性脑病早期或肝性脑病期的意识模糊 禁忌证：对本品过敏者禁用；严重肾功能不全患者（诊断标准是血清中肌酐水平超过3mg/100ml）禁用 注意事项：本品与维生素K_1存在配伍禁忌
精氨酸（Arginine）	15～20g/次（加入5% GS 1000ml中），每日缓慢静脉点滴1次（4小时内滴完）	适应证：用于肝性脑病，适用于忌钠的患者，也适用于其他原因引起血氨增高所致的精神症状治疗 禁忌证：高氯性酸中毒、肾功能不全及无尿患者禁用 注意事项：可引起高氯性酸中毒，以及血中尿素、肌酸、肌酐浓度升高；静脉滴注速度过快会引起呕吐、流涎、皮肤潮红等
六合氨基酸（Compound Amino Acid）	250ml/次，每日缓慢静脉点滴1次，严重者可增加至每日2次	适应证：用于慢性肝性脑病、慢性迁延性肝炎、慢性活动性肝炎、亚急性及慢性重型肝炎引起的氨基酸代谢紊乱 禁忌证及注意事项：对本品过敏者禁用；注射速度过快可引起恶心、呕吐、头痛和发热

续表

抗生素		
药物	剂量	用药须知
哌拉西林/他唑巴坦（Piperacillin/Tazobactam）	2.25～4.5g/次（加入NS 100～250ml中），每6～8小时静脉点滴1次	适应证：用于对哌拉西林耐药，但对哌拉西林/他唑巴坦敏感的产β-内酰胺酶的细菌引起的中、重度感染，如阑尾炎、腹膜炎、肺炎、蜂窝织炎、皮肤脓肿、缺血性或糖尿病性足部感染、盆腔炎 禁忌证：本品禁用于对青霉素、头孢类抗生素或β-内酰胺酶抑制剂过敏者 注意事项：本品在碱性溶液中易失活
头孢替安（Cefotiam）	0.5～2g/次（加入NS 100ml中），每日静脉点滴2次	适应证：用于对本品敏感的葡萄球菌属、链球菌属、肺炎球菌、流感杆菌、大肠杆菌、克雷伯杆菌属等感染，如败血症、术后感染、烧伤感染、皮下脓肿、疖肿、骨髓炎、化脓性关节炎、扁桃体炎、肺炎、胆管炎、胆囊炎、腹膜炎、肾盂肾炎、盆腔炎等 禁忌证：对本品或头孢类抗生素过敏者禁用 注意事项：严重肾功能障碍者慎用
头孢西丁（Cefoxitin）	1～2g/次（加入NS 100ml中），每6～8小时静脉点滴1次。最大剂量为12g/d	适应证：用于上下呼吸道感染、泌尿道感染、腹膜炎、腹盆腔感染、败血症、妇科感染、骨关节软组织感染、心内膜炎 禁忌证：对本品或头孢类抗生素过敏者禁用 注意事项：青霉素过敏者慎用；肾损伤及有胃肠疾病史者慎用
头孢哌酮/舒巴坦（Cefoperazone/Sulbactam）	1∶1规格：2～8g/d；2∶1规格：1.5～12g/d（单次剂量加入NS 100ml中），每12小时静脉点滴1次	适应证：用于上下呼吸道感染、上下泌尿道感染、腹膜炎、胆囊炎、胆管炎及其他腹腔感染、败血症、脑膜炎、骨关节软组织感染、盆腔炎、淋病等 禁忌证：对青霉素、舒巴坦、头孢哌酮及其他头孢菌素抗生素过敏者禁用 注意事项：头孢哌酮可导致低凝血酶原血症或出血，合用维生素K可预防出血；本药可引起双硫仑样反应，用药期间及治疗结束后5日内应避免摄入含酒精的饮料
厄他培南（Etapenem）	1g/d加入NS 100ml中静脉点滴	适应证：用于治疗中重度感染 禁忌证：对本品过敏者禁用 注意事项：原有癫痫病等中枢神经系统疾病患者应避免应用该药物；肾功能不全者及老年患者应用本类药物时应根据肾功能减退程度减量用药
亚胺培南/西司他丁（Imipenem/Cilastatin）	250mg/次（加入NS 100ml中），每6h静脉点滴1次。或500mg/次（加入NS 100ml中），每6～8小时静脉点滴1次	
氨曲南（Aztreonam）	1～2g/次（加入NS 100ml中），每8～12小时静脉点滴1次。最大剂量为8g/d	适应证：用于治疗敏感需氧革兰氏阴性菌所致的各种感染 禁忌证：对本品过敏者禁用 注意事项：可能出现胃肠道反应、抗生素相关性腹泻/肠炎；对青霉素、头孢菌素过敏及肾损害者慎用
左氧氟沙星（Levofloxacin）	200mg/次，每12小时静脉点滴或口服1次	适应证：用于敏感细菌所引起的中、重度感染，如呼吸系统、泌尿系统、生殖系统、肠道感染、皮肤软组织感染等 禁忌证：对本品过敏者禁用；妊娠妇女及哺乳期妇女、18岁以下患者禁用 注意事项：本品不宜用于有癫痫或其他中枢神经系统疾病患者；肾功能减退患者应用时，需减量用药
莫西沙星（Moxifloxacin）	400mg/次，每日1次静脉点滴或口服	

续表

抗生素		
药物	剂量	用药须知
甲硝唑 （Metronidazole）	1. 首剂量 15mg/kg（70kg 成人为 1g），以后剂量减半，每 6～8 小时静脉点滴 1 次；最大剂量 2g/d 2. 500mg/次，每日 3 次，口服	适应证：用于厌氧菌感染的治疗 禁忌证：对本品过敏者禁用；神经系统基础疾病及血液病患者禁用；妊娠妇女及哺乳期妇女禁用 注意事项：可能引起消化道反应；头痛、眩晕，偶有感觉异常、肢体麻木、共济失调、多发性神经炎，大剂量可致抽搐。甲硝唑的代谢产物可使尿液呈深红色
抗酸及黏膜保护剂		
药物	剂量	用药须知
磷酸铝 （Aluminium Phosphate）	1 袋/次（相当于 20g 凝胶），每日 2～3 次，口服	适应证：缓解胃酸过多引起的反酸等症状，用于胃十二指肠溃疡及反流性食管炎等酸相关性疾病的抗酸治疗 禁忌证：慢性肾衰竭及高磷血症者禁用 注意事项：偶可引起便秘，可给予足量的水加以避免
铝碳酸镁 （Hydrotalcite）	500mg/次，每日 3 次，嚼服	适应证：用于胆酸相关性疾病、急慢性胃炎、反流性食管炎、胃十二指肠溃疡；与胃酸有关的胃部不适症状，如胃痛、烧心、酸性嗳气、饱胀等；预防非甾体类药物造成的胃黏膜损伤 禁忌证：对本品过敏者禁用；严重肾损伤、低磷血症者禁用 注意事项：大剂量服用可能导致糊状便和大便次数增多，偶见便秘、口干和食欲缺乏。长期服用可导致血电解质变化
L-谷氨酰胺呱仑酸钠 （L-Glutamine and Sodium Gualenate）	0.67g/次，每日 3 次，口服	适应证：胃炎、胃溃疡和十二指肠溃疡 禁忌证：对本品过敏者禁用 注意事项：建议直接吞服，避免用水冲服
复方谷氨酰胺 （Compound Glutamine Entersoluble）	2～4 粒/次，每日 3 次，餐前口服	适应证：用于各种原因所致的急、慢性肠道疾病和肠道功能紊乱；也可促进创伤或术后肠道功能的恢复 禁忌证：对本品过敏者禁用 注意事项：妊娠妇女及哺乳期妇女慎用
枸橼酸铋钾 （Bismuth Potassium Citrate）	有多种规格和剂型，参见产品说明书	适应证：用于慢性胃炎及缓解胃酸过多引起的胃痛、烧心感（烧心）和反酸 禁忌证：严重肾病患者及妊娠妇女禁用 注意事项：服药期间口内可能带有氨味，并可使舌苔及大便呈灰黑色，停药后即自行消失；偶见恶心、便秘
消化酶、肠道（微生态制剂、抗炎、免疫抑制）用药		
药物	剂量	用药须知
阿嗪米特消化酶复方制剂 （Azintamide Digestive enzymes）	1～2 片/次，每日 3 次，餐后口服	适应证：用于因胆汁分泌不足或消化酶缺乏而引起的症状 禁忌证：对本品过敏者禁用；肝功能障碍；因胆石症引起胆绞痛；胆管阻塞；急性肝炎患者禁用

续表

消化酶、肠道（微生态制剂、抗炎、免疫抑制）用药		
药物	剂量	用药须知
复方消化酶 （Compound Digestive Enzyme）	1～2 粒/次，每日 3 次，餐后口服	适应证：用于食欲缺乏、消化不良，包括腹部不适、嗳气、早饱、餐后腹胀、恶心、排气过多、脂肪便，也可用于胆囊炎、胆结石及胆囊切除患者的消化不良 禁忌证：急性肝炎和胆道完全闭锁患者禁用 注意事项：大剂量服用可能引起胃肠道反应；可能发生口内不快感
双歧杆菌 （Bifidobacteria） 双歧杆菌/嗜酸乳杆菌/粪肠球菌/蜡样芽孢杆菌	2～3 粒/次，每日 2～3 次，口服	适应证：用于各种原因所致的急、慢性肠道疾病和肠道功能紊乱；亦可促进创伤或术后肠道功能的恢复 禁忌证：对本品过敏者禁用 注意事项：此类药物为活菌制剂，不宜与抗菌药物同时服用
美沙拉嗪 （5-氨基水杨酸） （Mesalazine，5-Amino-salicylic acid）	活动期：2～4g/d，分次口服 维持治疗：1.5～2g/d，分 3～4 次服用	适应证：用于溃疡性结肠炎、克罗恩病 禁忌证：对本品过敏者禁用；妊娠妇女及哺乳期妇女禁用；严重肝肾功能损伤者禁用 注意事项：治疗开始时可能出现头痛、恶心、呕吐等症状
柳氮磺吡啶 （Sulfasalazine）	活动期：3～4g/d，分次口服 维持治疗：2g/d，分次口服	适应证：用于溃疡性结肠炎、克罗恩病、类风湿关节炎 禁忌证：对磺胺及水杨酸盐过敏者禁用；肠梗阻或泌尿系梗阻患者、急性间歇性卟啉症患者禁用 注意事项：用药前及用药期间应测定红细胞计数，肝肾功能；可能出现头痛、肝功能异常、自身免疫性贫血、精子减少、黄疸
英利西单抗 （Infliximab）	诱导缓解和维持治疗： 首剂量 5mg/kg，静脉滴注，然后在给药后第 2、6 周及以后每隔 8 周给予 1 次相同剂量；对于疗效不佳的患者，可考虑将剂量调整至每次 10mg/kg，或保持原剂量但用药间隔时间缩短至 4～7 周	适应证：用于类风湿关节炎、成人及 6 岁以上儿童克罗恩病、强直性脊柱炎、银屑病、成人溃疡性结肠炎 禁忌证：对英利西单抗及其他鼠源蛋白成分过敏者禁用；患有结核病或其他活动性感染（脓毒症、脓肿、机会性感染等）患者禁用。患有恶性肿瘤、中重度心力衰竭患者禁用 注意事项：可能出现输液反应，头痛、眩晕，胃肠道反应，血压异常，失眠或嗜睡，肝功能异常，血象异常。妊娠妇女慎用，哺乳妇女用药期间应停止哺乳
促胃肠动力、止泻、缓泻剂		
药物	剂量	用药须知
多潘立酮 （Domperidone）	10mg/次，每日 3～4 次餐前 15～30 分钟及睡前口服	适应证：用于胃排空延缓、胃食管反流、食管炎引起的消化不良；上腹部胀闷感、腹胀、上腹疼痛；嗳气、肠胃胀气；恶心、呕吐；口中带有或不带有反流胃内容物的胃烧灼感 禁忌证：对本品成分过敏者禁用；机械性消化道梗阻，消化道出血、穿孔者禁用；分泌催乳素的垂体肿瘤、嗜铬细胞瘤、乳腺癌患者禁用；禁止与酮康唑口服制剂、红霉素等药物合用；中重度肝功能不全患者禁用 注意事项：可能出现腹泻、腹痛；升高血中催乳素水平，从而引起溢乳

续表

促胃肠动力、止泻、缓泻剂		
药物	剂量	用药须知
甲氧氯普胺 （Metoclopramide）	1. 10～20mg/次，肌内注射，每日剂量不超过0.5mg/kg 2. 5～10mg/次，每日3次，餐前服用	适应证：镇吐药，用于放化疗、手术颅脑损伤、脑外伤后遗症、海空作业及药物引起的呕吐；用于急性胃肠炎、胆道胰腺、尿毒症等各种疾病所致的恶心、呕吐症状；用于诊断性十二指肠插管前、胃肠钡剂X线检查前 禁忌证：对本品过敏者禁用；胃肠道出血、机械性肠梗阻或穿孔患者禁用；禁用于嗜铬细胞瘤、因放化疗而呕吐的乳腺癌患者；肝肾功能不全者慎用 注意事项：可能出现中枢神经系统反应，如镇静、困倦、胃肠道反应；大剂量或长期使用可引起椎体外系症状
莫沙必利 （Mosapride）	5mg/次，每日3次，餐前口服	适应证：消化道促动力剂，用于功能性消化不良伴有烧心、嗳气、恶心、呕吐、早饱、上腹胀等；也可用于胃食管反流性疾病、糖尿病性胃轻瘫及部分胃切除患者的胃功能障碍 禁忌证：对本品过敏者禁用 注意事项：可能出现腹泻、腹痛、口干、皮疹及倦怠、头晕
比沙可啶 （Bisacodyl）	5～10mg/次，每日1次，睡前口服	适应证：用于急、慢性便秘和习惯性便秘 禁忌证：6岁以下儿童及妊娠妇女禁用；急腹症、炎症性肠病患者禁用 注意事项：必须整片吞服，服药前后2小时不得服用牛奶或抗酸药；哺乳期妇女不宜使用；可能出现胃肠道反应，如腹痛
曲美布汀 （Trimebutine）	0.1～0.2g/次，每日3次，口服	适应证：胃肠道运动功能紊乱引起的食欲缺乏、恶心、呕吐、嗳气、腹胀、腹鸣、腹痛、腹泻、便秘等症状；肠易激综合征 禁忌证：对本品过敏者禁用；妊娠妇女、哺乳期妇女慎用 注意事项：出现肝损害、黄疸需停药并做适当处理；偶有口渴、口内麻木、困倦、眩晕、头痛、皮疹、排尿困难、无尿等
蒙脱石 （Montmorillonite）	3g/次，每日3次，口服	适应证：用于成人及儿童急、慢性腹泻。用于食管、胃、十二指肠疾病引起的相关性疼痛症状的辅助治疗 禁忌证：对本品过敏者禁用 注意事项：极少数可能出现便秘，如需同时服用其他药物，建议与本药间隔一段时间
聚乙二醇4000 [Macrogol 4000（PEG）]	10g/次，每日1～2次（加水至少50ml）于上、下午餐间口服。儿童最长疗程不应超过3个月	适应证：用于成人及≥8岁儿童便秘 禁忌证：对本品成分过敏者禁用；严重的炎症性肠病或中毒性巨结肠患者禁用；消化道穿孔或有穿孔危险者禁用；肠梗阻或疑似肠梗阻，或症状性狭窄者禁用 注意事项：可能出现腹部不适、腹胀
乳果糖 （Lactulose）	15～45ml/d，每日1次或分次口服。肝性脑病及昏迷前期：30～50ml/次，每日3次，口服	适应证：用于慢性便秘或习惯性便秘、肝性脑病 禁忌证：对本品成分过敏者禁用；胃肠道梗阻，急腹痛患者禁用；半乳糖血症患者禁用 注意事项：长时间或大剂量使用可能导致伴有水、电解质丢失的腹泻

续表

利尿剂		
药物	剂量	用药须知
呋塞米 （Furosemide）	1. 开始剂量 20～40mg/次（可加入 NS 20ml 中）静脉推进，必要时可用 200～400mg（可加入 NS 100ml 中）缓慢静脉点滴 2. 20～100mg/d，分次口服，最大剂量每日 600mg	适应证：水肿性疾病包括充血性心力衰竭、肝硬化、肾病、急性肺水肿或急性脑水肿等；高血压；高钾血症及高钙血症；稀释性低钠血症；抗利尿激素分泌过多；急性药物、毒物中毒 禁忌证：对本品及磺胺药、噻嗪类利尿药过敏者禁用；妊娠 3 个月以内妊娠妇女禁用 注意事项：大剂量或长期应用可致水电解质紊乱，出现直立性低血压、低钾、低氯、低钠、低钙、休克；少见过敏反应、视物模糊、黄视、光敏感、头晕、头痛、食欲缺乏、恶心、呕吐、腹痛、腹泻、胰腺炎、肌强直等；骨髓抑制；肝损伤；指（趾）感觉异常；高糖血症；耳鸣、听力障碍多见于大剂量静脉注射时；在高钙血症时，可引起肾结石
氢氯噻嗪 （Hydrochlorothiazide）	25～50mg/次，每日 1～2 次，口服	适应证：水肿性疾病包括充血性心力衰竭、肝硬化腹水、肾病综合征、水钠潴留等，高血压 禁忌证：妊娠妇女慎用，哺乳期妇女不宜服用 注意事项：可能出现交叉过敏：与磺胺类药物、呋塞米、布美他尼、碳酸酐酶抑制剂有交叉过敏反应；干扰诊断，可致糖耐量降低，血糖、尿糖、血胆红素、血钙、血尿酸升高，血镁、钾、钠降低，干扰血脂；应从最小有效剂量开始用药；有低钾血症倾向的患者，应酌情补钾或与保钾利尿药合用；下列情况慎用：无尿或严重肾功能减退者，糖尿病、高尿酸血症者，严重肝损害、高钙、低钠、SLE、胰腺炎、交感神经切除者，有黄疸的婴儿
螺内酯 （Spironolactone）	40～120mg/d，分次口服，于进食时或餐后服用	适应证：水肿性疾病包括充血性水肿、肝硬化腹水、肾性水肿等；高血压；原发性醛固酮增多症；与噻嗪类利尿药合用，预防低钾血症 禁忌证：高钾血症患者禁用 注意事项：下列情况慎用：无尿，肾功能不全，肝功能不全（因本药引起电解质紊乱可诱发肝性脑病），低钠血症，酸中毒，乳房增大或月经失调者；从最小有效剂量开始使用；本药起效慢，而维持时间较长，故首日剂量可增加至常规剂量的 2～3 倍；干扰诊断：致血浆皮质醇浓度升高（故采血前 4～7 日停药），致肌酐及尿素氮、镁、钾含量升高

注：NS（normal saline）. 0.9%氯化钠注射液；5% GS（glucose injection）. 5%葡萄糖注射液；本表仅为各类药物临床常用剂型，其他同类药物还有很多，具体用法、用量详见产品说明书。